PRECISION

OS SEGREDOS DA ODONTOLOGIA ESTÉTICA MINIMAMENTE INVASIVA

Fragmentos parciais e lentes de contato

ateliê oral

LUIS CALICCHIO
MARCELO KYRILLOS
MARCELO MOREIRA
WAGNER NHONCANCE

www.atelieoral.com.br

PRECISION

OS SEGREDOS DA ODONTOLOGIA ESTÉTICA MINIMAMENTE INVASIVA

Fragmentos parciais e lentes de contato

quintessence editora

Quintessence Editora
São Paulo, Berlim, Chicago, Tóquio, Barcelona, Bucareste, Istambul, Londres, Milão, Moscou, Nova Délhi, Paris, Pequim, Praga, Riad, Seoul, Cingapura e Varsóvia e Zagreb

QUINTESSENCE INTERNATIONAL PUBLISHING GROUP

PRECISION. OS SEGREDOS DA ODONTOLOGIA ESTÉTICA MINIMAMENTE INVASIVA.
Quintessenz Verlags-GmbH, Berlin
Quintessez Publishing Co. Inc

Ateliê Oral
www.atelieoral.com.br
atelieoral@atelieoral.com.br

Dados Internacionais de Catalogação na Publicação (CIP)
(Câmara Brasileira do Livro, SP, Brasil)

Precision : os segredos da odontologia estética minimamente invasiva : fragmentos parciais e lentes de contato / Luis Calicchio...[et al.] . -- São Paulo : Quintessence Editora, 2014.

Outros autores: Marcelo Kyrillos, Marcelo Moreira, Wagner Nhoncance
Bibliografia.
ISBN 978-85-7889-045-2

1. Odontologia - Aspectos estéticos
I. Calicchio, Luis. II. Kyrillos, Marcelo.
III. Moreira, Marcelo. IV. Nhoncance, Wagner.

14-07103 CDD-617.69
NLM-WU 500

Índices para catálogo sistemático:
1. Estética odontológica 617.69
2. Odontologia estética 617.69

quintessence editora

Rua Apeninos, 664 – Paraíso
Cep 01533-000 – São Paulo
Tel.: (11) 5574-1200

www.quintessenceditora.com.br

QUINTESSENCE INTERNATIONAL PUBLISHING GROUP

DEDICATÓRIAS

Às mulheres da minha vida: Gabriela, minha esposa, que me trouxe a tranquilidade e me fez enxergar a vida de uma maneira diferente, e Catherine, minha filha que acabou de nascer e já roubou meu coração. Aos meus pais, Salvio e Cristina, por estarem sempre ao meu lado e acreditarem em mim. Aos meus grandes amigos e mestres Marcelo Moreira e Marcelo Kyrillos por me acolherem quando iniciante e me ensinarem tudo que sei sobre odontologia estética.

Luis Calicchio

Ao amor da minha vida, Silvia Cristina, e aos meus três filhos: o "grandão" João Vitor, o "loiro" Pedro Henrique e o "moreno", Lucas. Minha família é a minha base e a razão de tudo o que faço. Aos meus pais Alberto e Odila, dos quais sinto imensa falta todos os dias, pelo exemplo, apoio e formação do meu caráter. Sem eles, nada em minha vida seria como é hoje. À minha querida irmã Daniela e ao meu sobrinho Danilo, pelo amor, companheirismo e amizade.

Marcelo Kyrillos

À minha querida esposa Gabriela, pelo apoio incondicional em todos esses anos de vida em comum, e nossos filhos Rafinha e Brunoca, pelo estímulo que me dão ao vê-los todas as manhãs, no início de mais uma jornada. Aos meus pais, Maria e José, responsáveis pela minha formação e que sempre me incentivaram nos momentos mais difíceis. Ao meu irmão César e sua família, pelo carinho e cumplicidade. Aos meus tios, primos e amigos, com quem compartilhei e quero continuar compartilhando muitas alegrias. Ao Alberto Kyrillos (in memorian), a quem carrego na memória como um pai que a vida me deu.

Marcelo Moreira

À minha esposa Michelle, pelo amor e compreensão; aos meus pais, Roberto e Maria Luiza, pela determinação em proporcionar todas as ferramentas possíveis em minha formação de vida e profissional; e à minha irmã Vivian, pelo carinho. Vocês são e sempre serão o alicerce disso tudo.

Wagner Nhoncance

CRÉDITOS

IDEIA ORIGINAL E CONCEPÇÃO
Luis Calicchio
Marcelo Kyrillos
Marcelo Moreira
Wagner Nhoncance

EDITOR
Rui Santos

TEXTOS
Maurício Oliveira

REVISÃO DE TEXTOS
Marilda Ivanov

CAPA
Daniel Massih

DIREÇÃO DE ARTE
Luciana Molisani . Irmãs de Criação

PROJETO GRÁFICO E FINALIZAÇÃO
Patricia Buglian . Irmãs de Criação

FOTOGRAFIA
André Schiliró
Arquivo Ateliê Oral

MODELO CAPA
Izabel Goulart

MAQUIADOR
Rodrigo Costa

TRATAMENTO DE IMAGEM
Rogério Ciceroni

PRODUÇÃO GRÁFICA
Irmãs de Criação

AGRADECIMENTOS

Queremos registrar nosso reconhecimento a familiares, amigos, colegas, clientes, fornecedores, enfim, a todos que cruzaram o nosso caminho nesses mais de 20 anos de trabalho – certamente há um pedacinho de cada um de vocês neste livro.

Um obrigado todo especial à equipe do Ateliê Oral, um time composto por pessoas que acreditam no trabalho, no empenho, na dedicação, no aperfeiçoamento, na convicção de que sempre é possível fazer melhor e aprender no dia a dia.

Gostaríamos de mencionar cada uma das pessoas que participaram ou participam de alguma forma da evolução da nossa trajetória profissional. Gente que nos abriu portas, valorizou acertos e compreendeu equívocos. Gente que nos ensinou, mostrou caminhos, reconheceu nossos esforços. Gente que nos corrigiu quando necessário e nos deu apoio quando estávamos a ponto de desistir. Gente que fez toda a diferença na nossa vida.

Felizmente, nossa trajetória está repleta de pessoas generosas, a quem devemos um sentimento muito grande de gratidão. Seria impossível citar todas nominalmente.

Claro que não podemos deixar de agradecer com muito carinho também aos nossos clientes, por terem apostado no nosso trabalho. Desejamos que vocês continuem oferecendo seus lindos sorrisos ao mundo – essa é, e sempre será, a nossa maior motivação.

PREFÁCIO

Entrei na "Odontologia estética" para valer no final da década de 1990. Era um época em que um grupo seleto de profissionais discutia como seria a prótese dental dali para frente com os novos materiais cerâmicos que surgiam e com a certeza que a Odontologia adesiva era uma realidade sem volta. Foi nesta época que conheci os dois primeiros membros deste time que hoje se chama Ateliê Oral. Encontrava os "Marcelos" com frequência em eventos e cursos, pois tínhamos uma paixão comum, a Odontologia. E de repente alguns anos mais tarde, eles surgem com um livro que na minha opinião mexeu com os profissionais da área. "Sorriso Modelo" era diferente, elegante, charmoso, de extremo bom gosto, mostrava a Odontologia com sacadas inteligentes, design gráfico ousado, posso dizer que foi uma obra de vanguarda. Eu me surpreendi positivamente, e me senti valorizado como profissional. O tempo passou e nossa afinidade profissional nos trouxe mais próximos, e dois novos membros surgiram o Luis e o Wagner. O primeiro trouxe o gás da juventude, com bom senso e técnica, e outro o toque artístico que só os grandes ceramistas têm. Então com uma nova "sacada" surge a obra de arte "A Arquitetura do Sorriso" e o convite de ser colaborador no capítulo sobre longevidade, a sinergia que sempre existiu fez com que publicássemos juntos uma nova forma de avaliar laminados cerâmicos. Publicado na QDT (Quintessence of Dental Technology 2013), o artigo sobre "Área de Continuidade Adesiva" selou nossa amizade, aproximação profissional e respeito mútuo.

Mas quem é de vanguarda nunca sossega!! E eles me ligam um dia e dizem que têm um novo projeto. Me explicam, e me surpreendem mais uma vez. Desta vez contam os segredos das restaurações minimamente invasivas detalhados em um criterioso passo-a-passo. Casos clínicos maravilhosos e selecionados de lentes de contato e fragmentos serão expostos mostrando o que eles fazem de melhor...construir sorrisos !

Curti *Precision*, como me surpreendi com "Sorriso Modelo", como fiquei impressionado com "A Arquitetura do Sorriso". Mais uma vez eles não escondem os segredos de como fazer Odontologia estética de altíssimo nível como poucos no mundo!!!

Aproveitem este maravilhoso guia de alta performance em Odontologia estética minimamente invasiva.

Oswaldo Scopin de Andrade

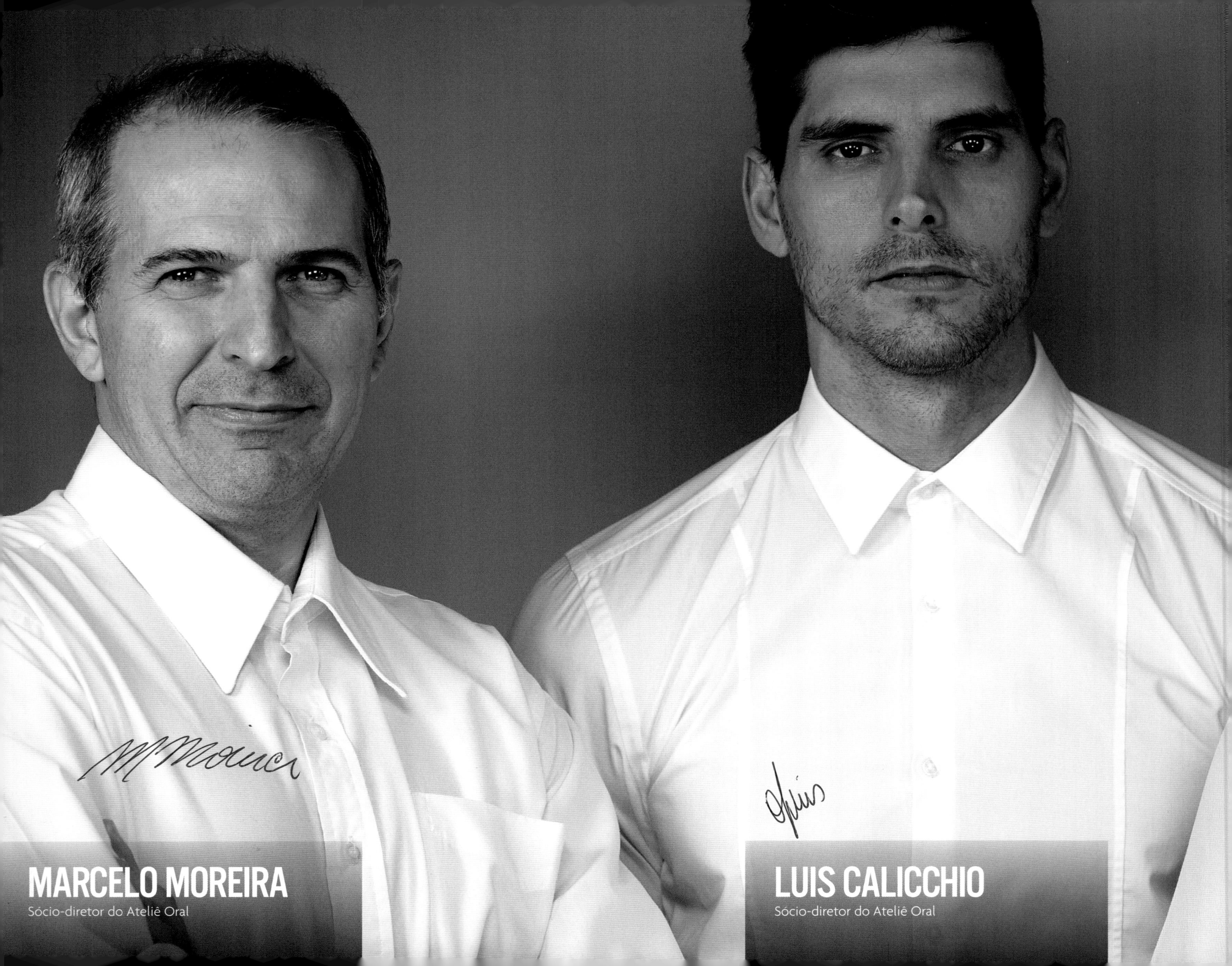

MARCELO MOREIRA
Sócio-diretor do Ateliê Oral

LUIS CALICCHIO
Sócio-diretor do Ateliê Oral

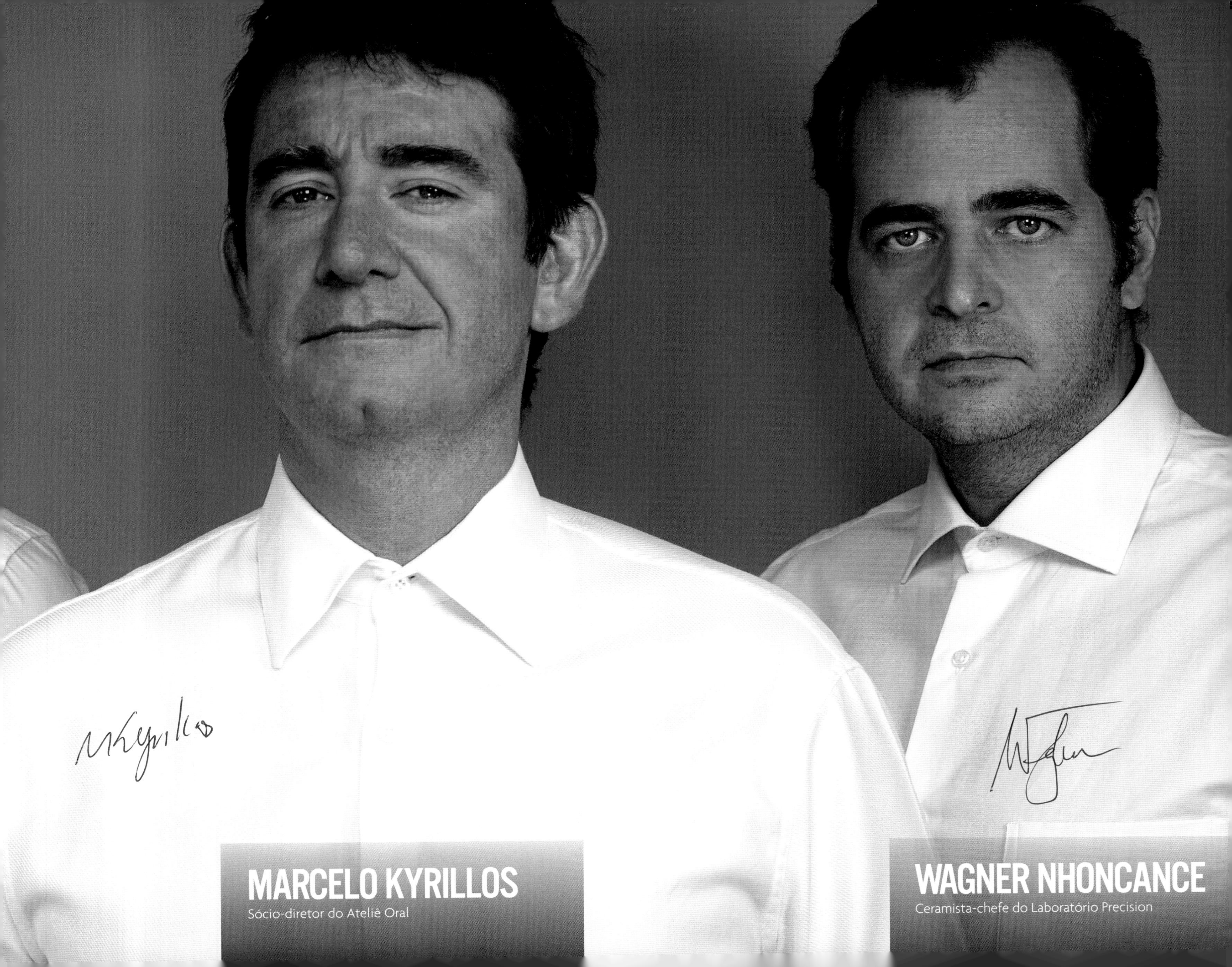

MARCELO KYRILLOS
Sócio-diretor do Ateliê Oral

WAGNER NHONCANCE
Ceramista-chefe do Laboratório Precision

COAUTORES

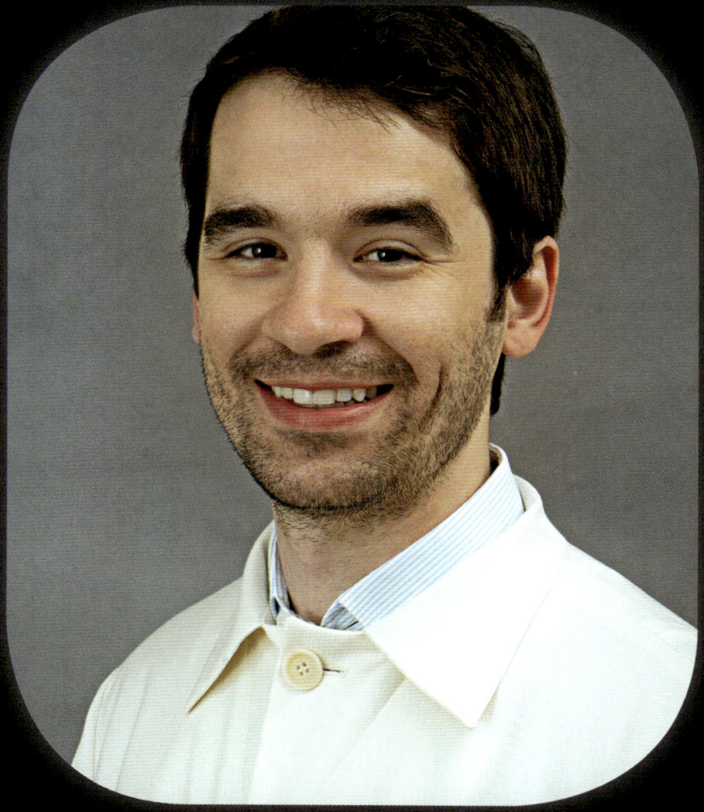

FABIO CABRAL

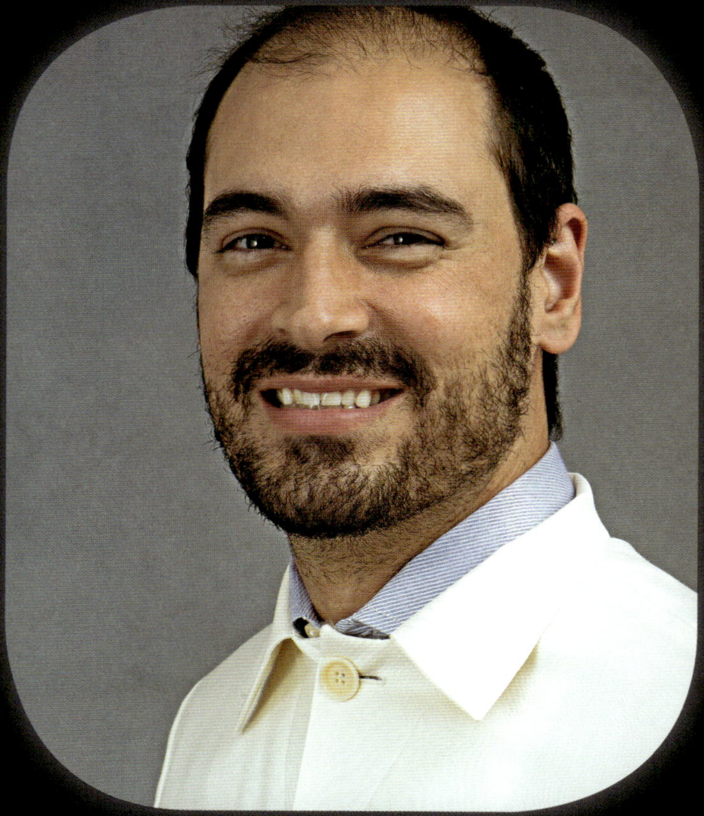

FREDERICO MARQUES

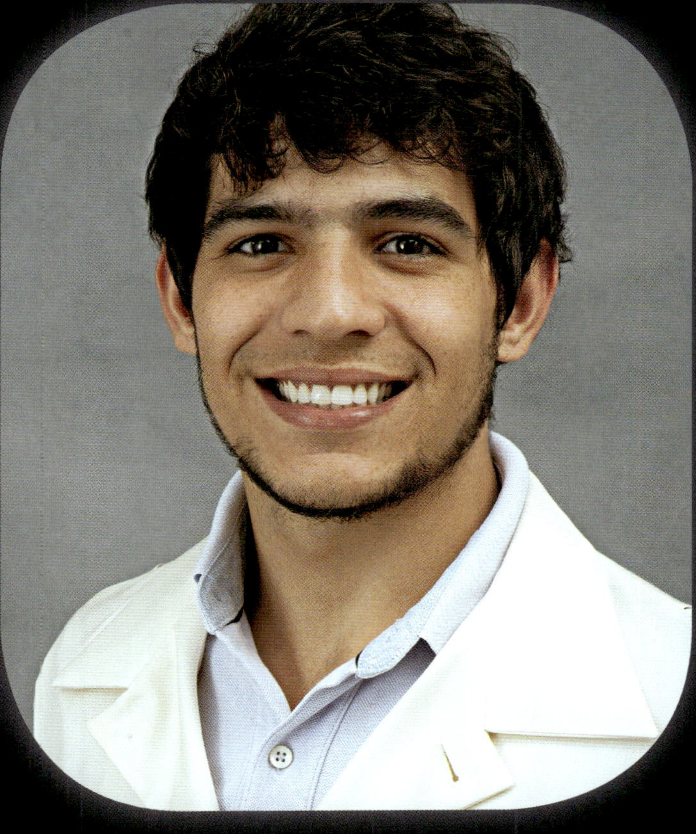

JOSÉ LEONARDO SARAGOCA

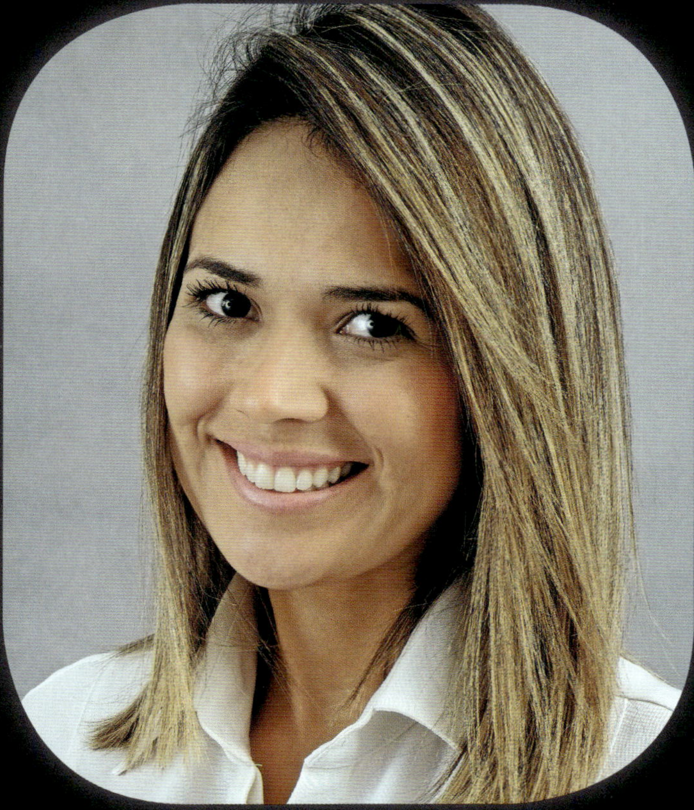

LIDIANE MOURA

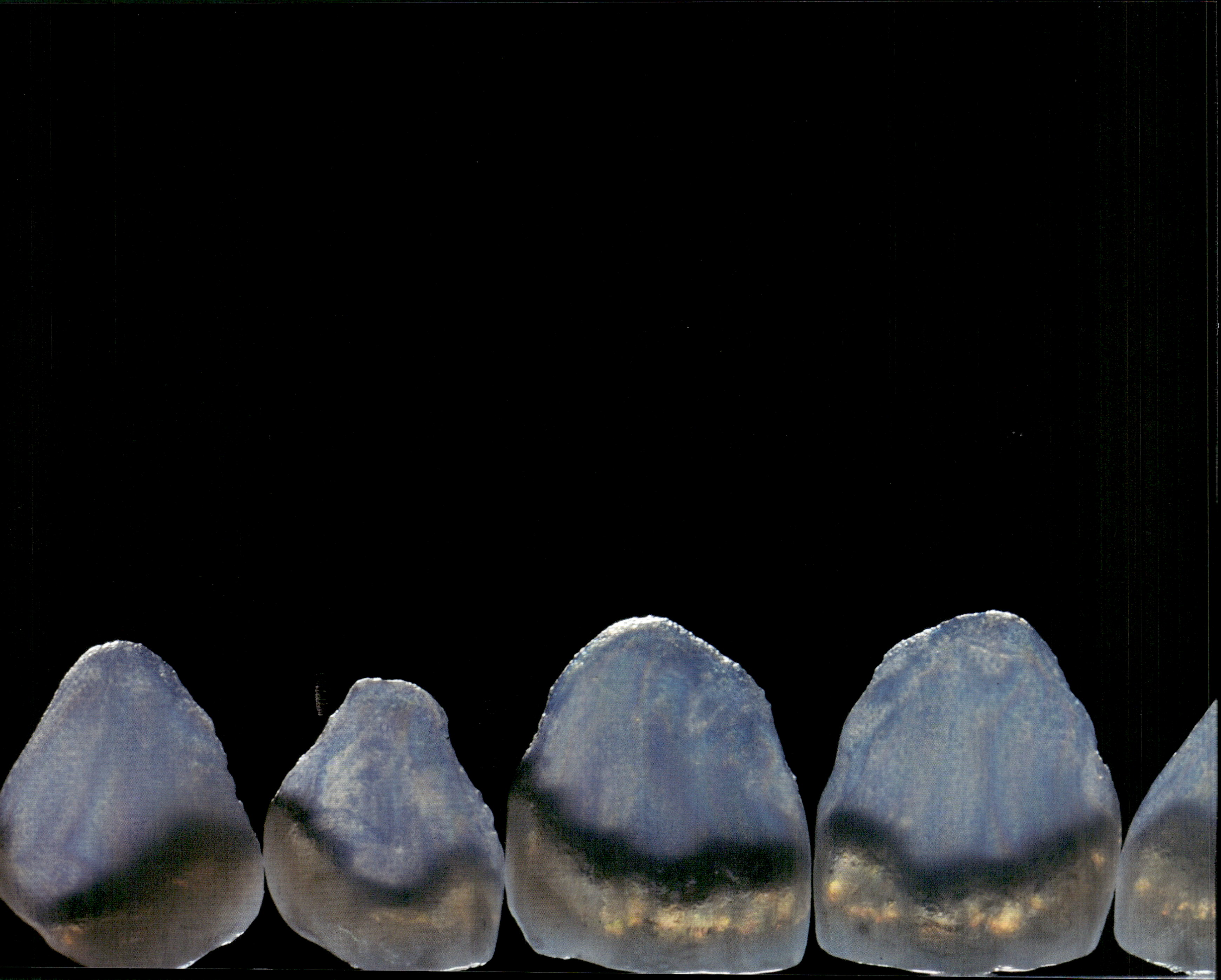

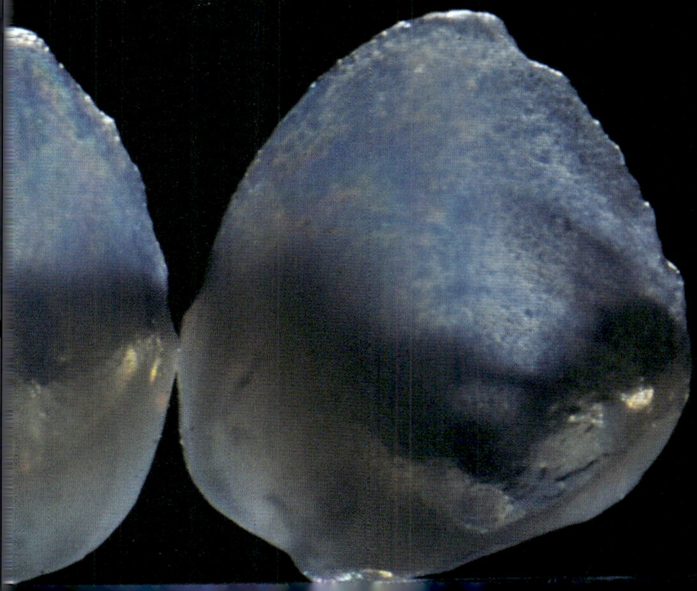

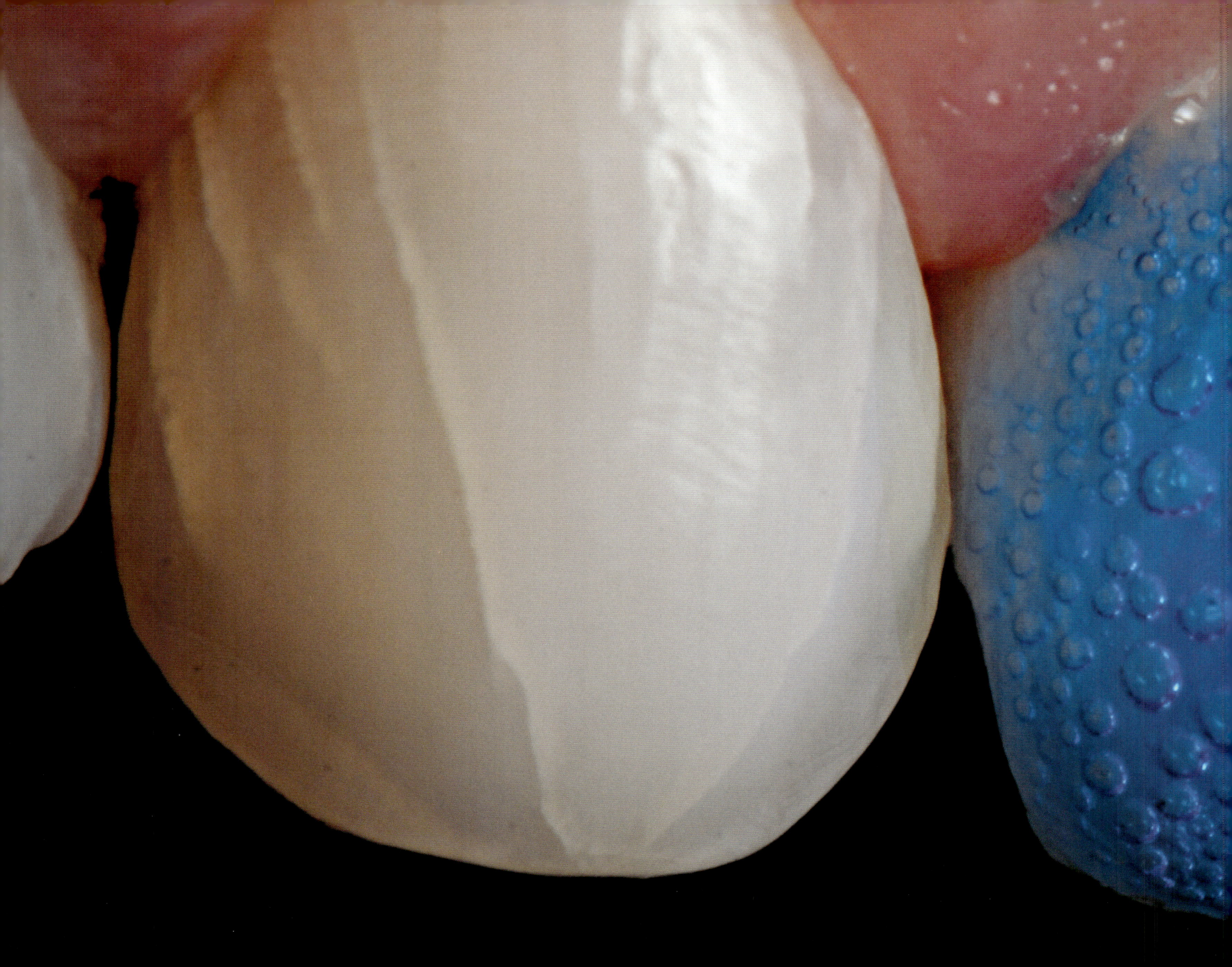

1 INTRODUÇÃO

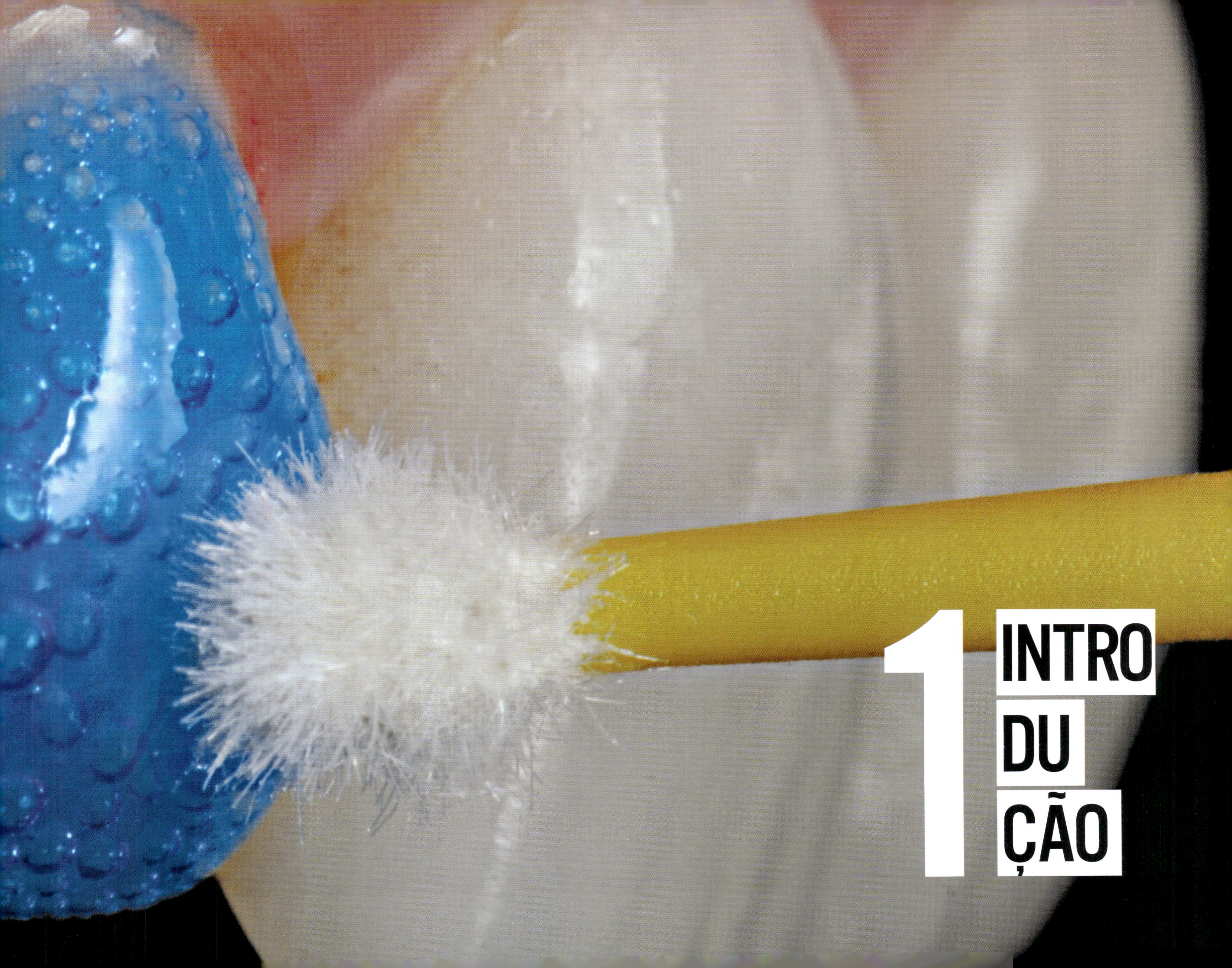

A RESTAURAÇÃO MAIS UTILIZADA EM ODONTOLOGIA

A restauração metalocerâmica tem sido o tipo de restauração mais difundido na Odontologia, por conta da combinação eficiente entre estética e resistência.

Os atributos estéticos sempre foram um atrativo significativo da cerâmica, que permite a reprodução quase perfeita de diversas características ópticas da estrutura dental.

Já a resistência foi uma conquista gradual. Inicialmente, a cerâmica tinha como característica negativa a friabilidade – ou seja, quebrava facilmente. Os danos ao material foram minimizados a partir do desenvolvimento de um agente químico de união que permitiu a cerâmica aderir-se ao coping metálico.

Embora tenha possibilitado a resolução de diversos casos, essa solução também trouxe dificuldades aos dentistas.

O acompanhamento das restaurações ao longo dos anos frustrava muitos profissionais por conta da incidência de problemas gengivais – inflamação, retração, escurecimento, exposição do término metálico da restauração e em algumas situações a invasão do espaço biológico.

QUAIS ERAM AS CAUSAS DESSES PROBLEMAS? TRATAVA-SE, ACIMA DE TUDO, DE UMA QUESTÃO DE LÓGICA.

A opção restauradora utilizando coroa metalocerâmica exigia espessura mínima para a confecção da estrutura metálica e também para a aplicação da cerâmica.

ESSES VALORES DE ESPESSURA, EM MÉDIA, GIRAVAM EM TORNO DE 2MM.

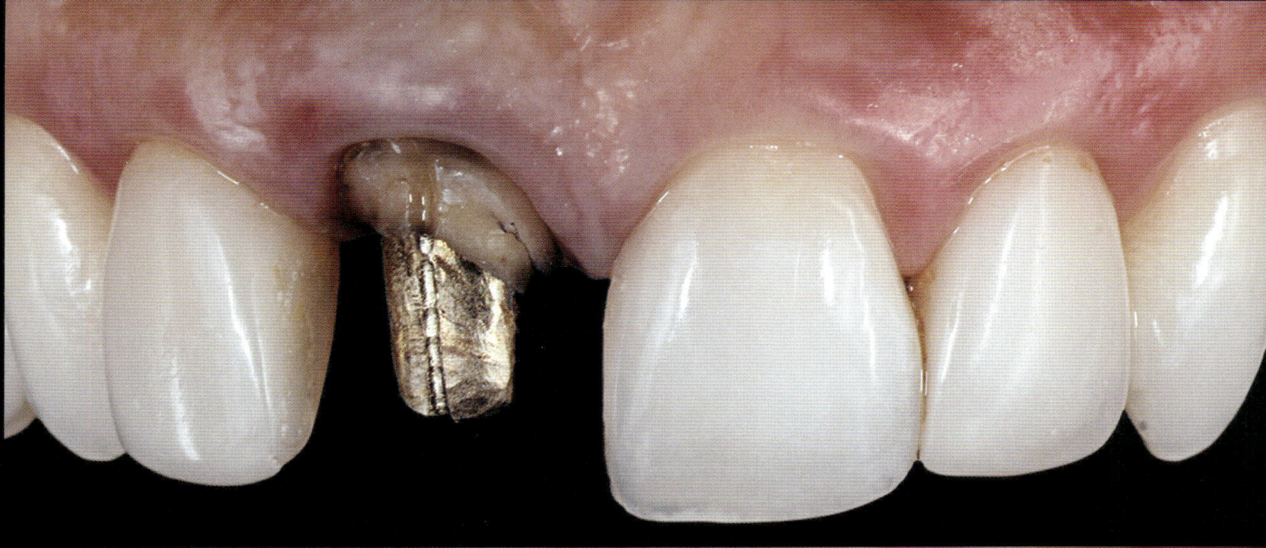

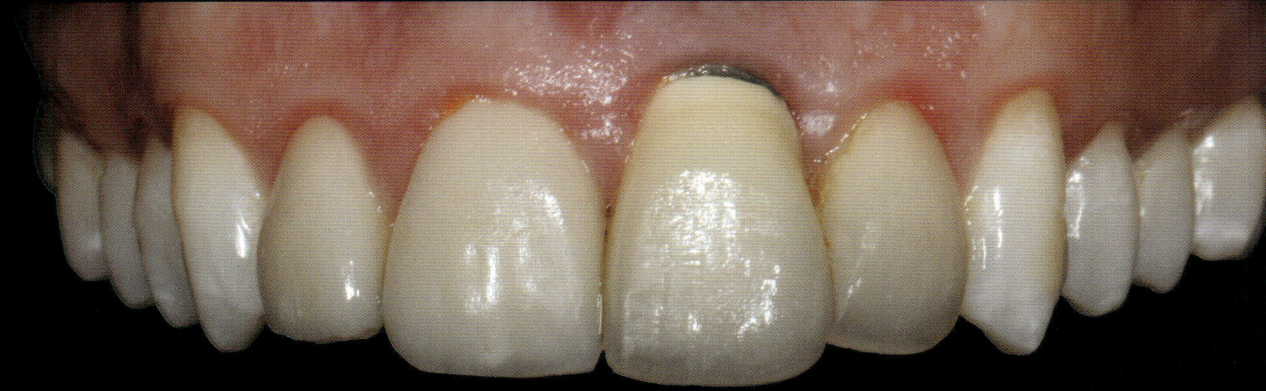

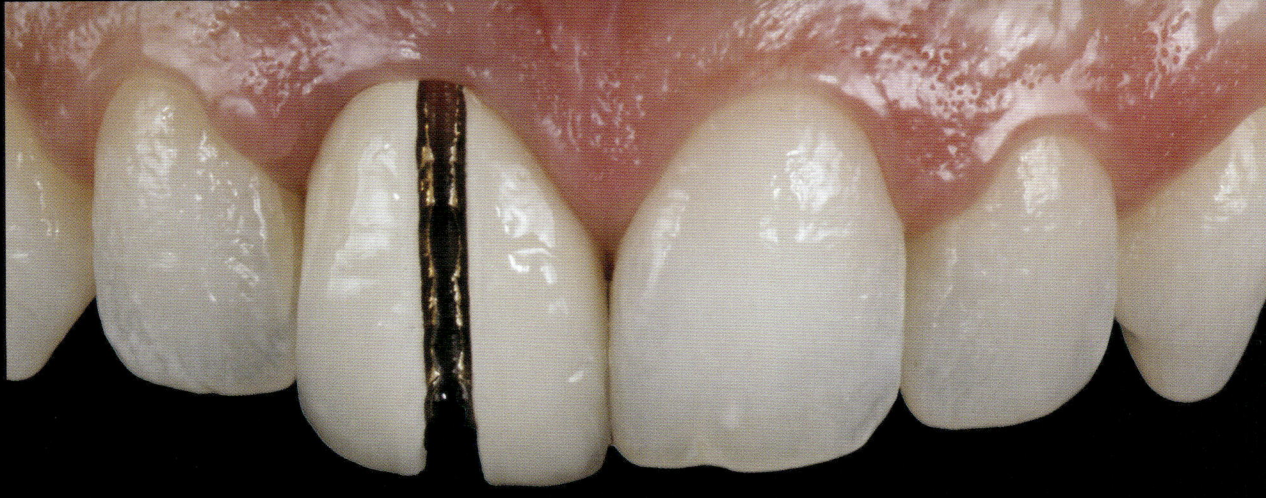

O QUE SIGNIFICAVA ESSA PERDA PARA A ESTRUTURA DENTAL? SE OBSERVAMOS UM DENTE NATURAL, CONSTATAMOS QUE EM MÉDIA POSSUI, NA FACE VESTIBULAR, **0,69mm** DE ESPESSURA DE ESMALTE + **1,55mm** DE ESPESSURA DE DENTINA, TOTALIZANDO UMA ESPESSURA DE **2,24mm.**[1]

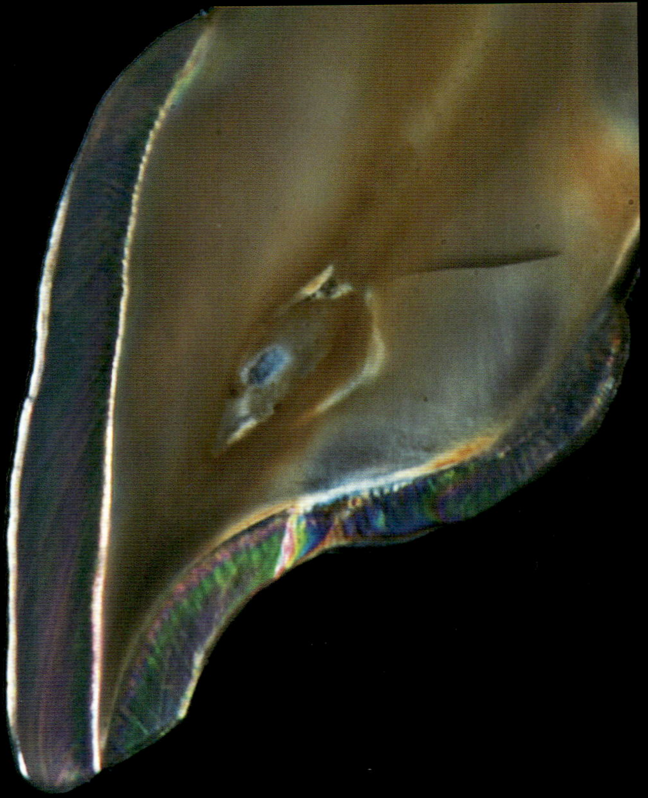

0,69mm
de esmalte

+

1,55mm
de dentina

=

2,24mm
espessura total

OU SEJA: AO REALIZAR UM PREPARO DENTAL PARA UMA RESTAURAÇÃO METALOCERÂMICA, ESTÁVAMOS COMPROMETENDO A ESTRUTURA DENTAL POR MEIO DA REMOÇÃO EXCESSIVA DE ESMALTE.

O ponto mais crítico das restaurações metalocerâmicas sempre foi a terminação cervical, pois qualquer diferença de margem gengival provocava a exposição da linha metálica da restauração. Para evitar esse inconveniente, os profissionais levavam as terminações cervicais dos preparos para a região intrassulcular – dessa forma, o término da restauração estaria “escondido”.

Na maioria das vezes, o espaço biológico era invadido nesse processo. Como consequência, o paciente apresentava inflamação gengival – que, quando não controlada, evoluía para retrações gengivais. Era um ciclo vicioso de problemas!

Como a Odontologia poderia evoluir para acabar com tais inconvenientes e não ser tão agressiva com a estrutura dental? **A NECESSIDADE DE MUDANÇA ERA EVIDENTE!**

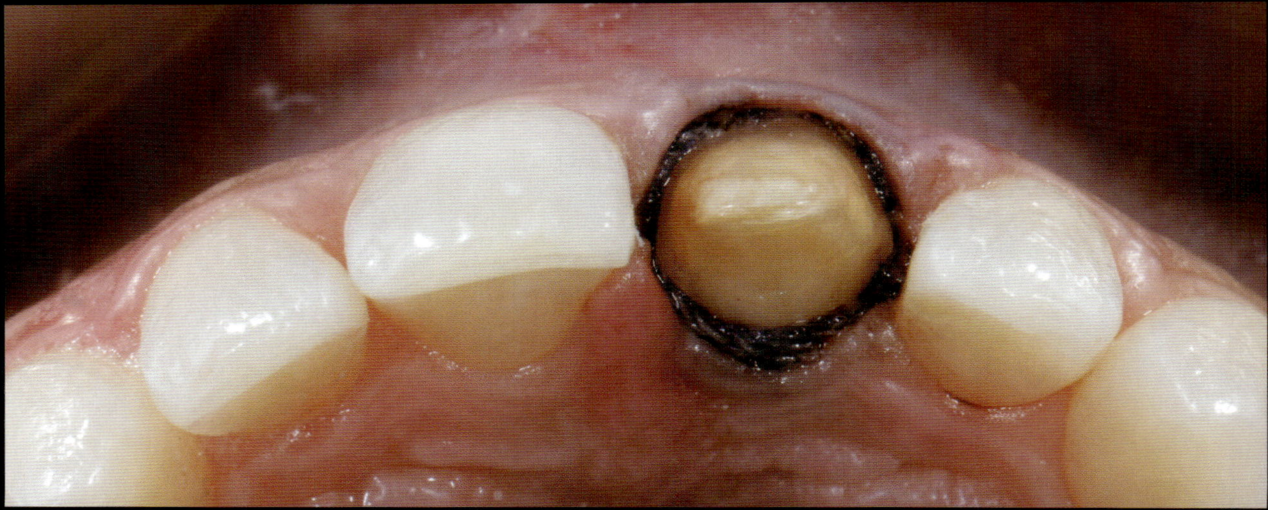

Em 100% dos casos eram realizados DESGASTES de estrutura dental SADIA.

Esse novo patamar de resultados foi atingido com o advento do condicionamento ácido, dos sistemas adesivos e das restaurações cerâmicas metal-free, conceitos odontológicos que passaram a exigir dos dentistas o aprimoramento em técnicas restauradoras.

Com o Ateliê Oral não foi diferente. Em meio a todas essas mudanças, entramos também numa reformulação radical das nossas práticas odontológicas.

Estávamos dispostos a utilizar toda a tecnologia oferecida pelos novos materiais para devolver aos nossos clientes não apenas a vontade de sorrir após um tratamento esteticamente bem-sucedido, mas também dar-lhes a certeza da estabilidade e permanência desses resultados ao longo dos anos.

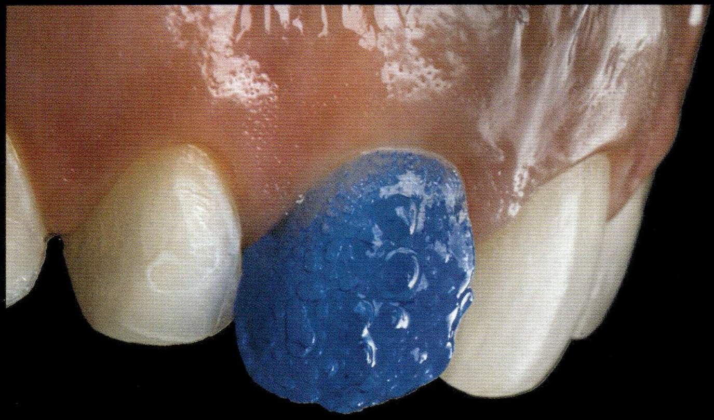

Surgimento do
CONDICIONAMENTO ÁCIDO

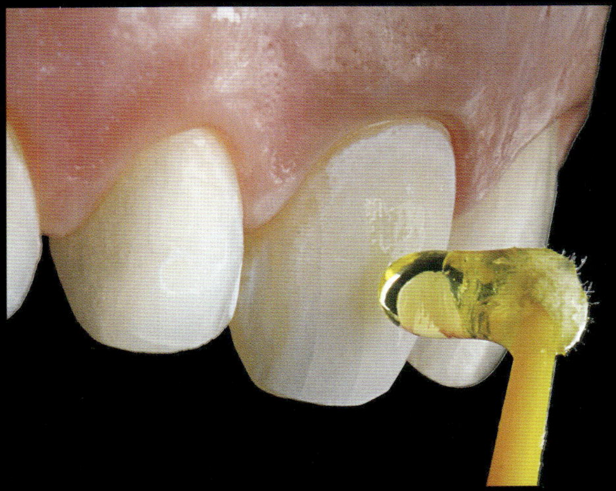

Surgimento do
SISTEMA ADESIVO

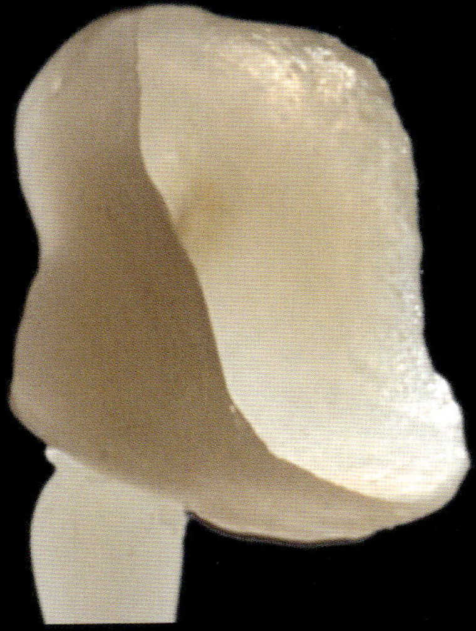

Cerâmicas METAL-FREE

Assim surgiu nosso primeiro livro, **"Sorriso Modelo – O Rosto em Harmonia"**, no qual descrevemos em detalhes nossa metodologia de análise facial para mudanças de sorriso. Em 100% dos casos relatados na obra, utilizamos a Odontologia adesiva com restaurações cerâmicas metal-free.

Anos depois, como resultado do acompanhamento de manutenção preventiva dos casos descritos em "Sorriso Modelo", lançaríamos nosso segundo livro, **"A Arquitetura do Sorriso"**. Essa obra teve, como um dos objetivos, apresentar aos profissionais da Odontologia um diagnóstico da evolução dos tratamentos realizados no primeiro livro.

No capítulo "Longevidade", mostramos tudo o que aconteceu com as restaurações metal-free realizadas 12 anos antes. Desse capítulo originou-se uma publicação internacional na revista QDT 2013, mostrando como as restaurações foram submetidas a uma microscopia eletrônica de varredura para conferir a estabilidade das restaurações.

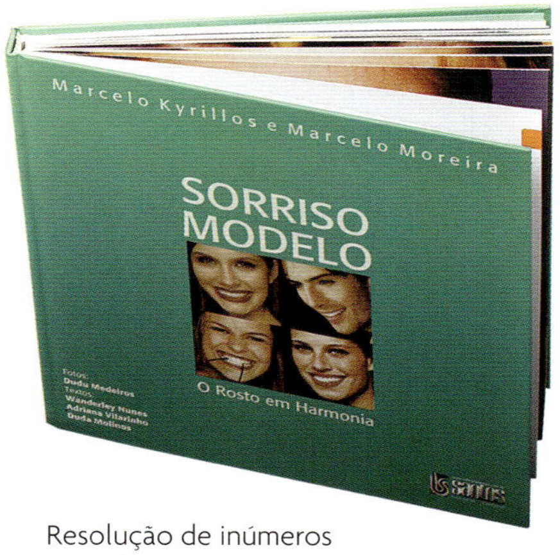

Resolução de inúmeros casos buscando o máximo de DETALHES.

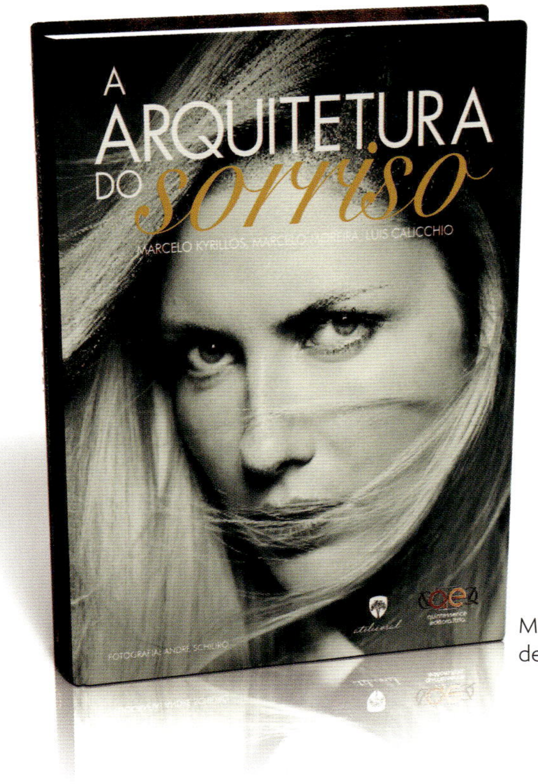

METODOLOGIA de trabalho definida.

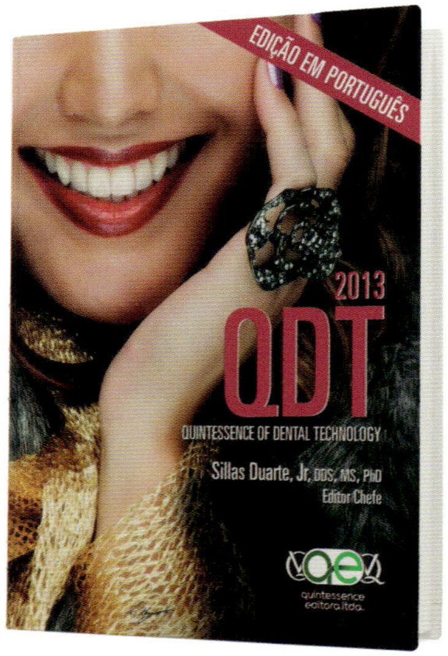

Capa da Revista QDT

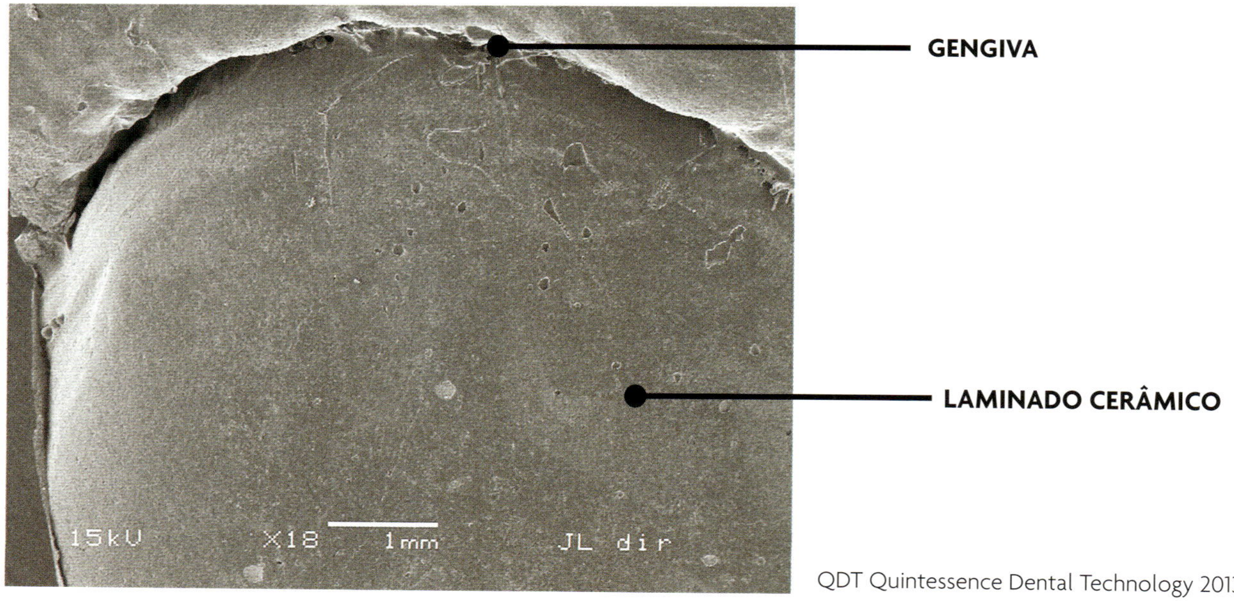

QDT Quintessence Dental Technology 2013

O QUE MAIS TERIA MUDADO PARA QUE EVOLUÍSSEMOS TANTO NA ODONTOLOGIA?

A primeira grande mudança foram as técnicas adesivas, que passaram a possibilitar a colagem das restaurações sobre o dente dos nossos pacientes.

A segunda grande mudança foi o aprimoramento das técnicas utilizando o revestimento refratário como troquel, que permite a confecção de restaurações cerâmicas sem a infraestrutura metálica – ou seja, as restaurações eram totalmente estéticas.

A terceira grande mudança foi o conceito de Odontologia minimamente invasiva, em que o grande desafio era preservar ao máximo a estrutura dental de nossos pacientes.

Tínhamos, como grande desafio, transformar sorrisos sem praticar desgaste dental.

SERIA POSSÍVEL CONFECCIONAR RESTAURAÇÕES DESSA FORMA?

A resposta está no entendimento do conceito atual de preparo, definido pelo professor Kina (Invisível Kina & Brugera, Cap. 6), que se resume em duas características: eixo de inserção da restauração + espaço para futura restauração (preparo = eixo de inserção + espaço).

A Odontologia começava, portanto, a trabalhar com lentes de contato e fragmentos parciais – dois tipos de restaurações minimamente invasivas, que dispensam preparos para serem executadas.

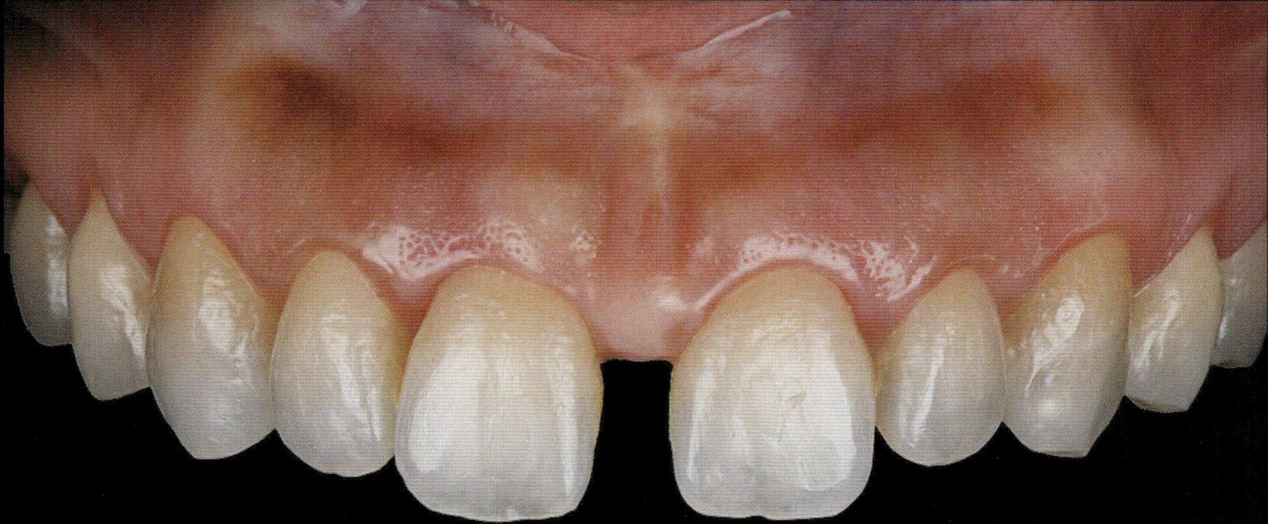

Necessidade de PRESERVAÇÃO de estrutura sadia.

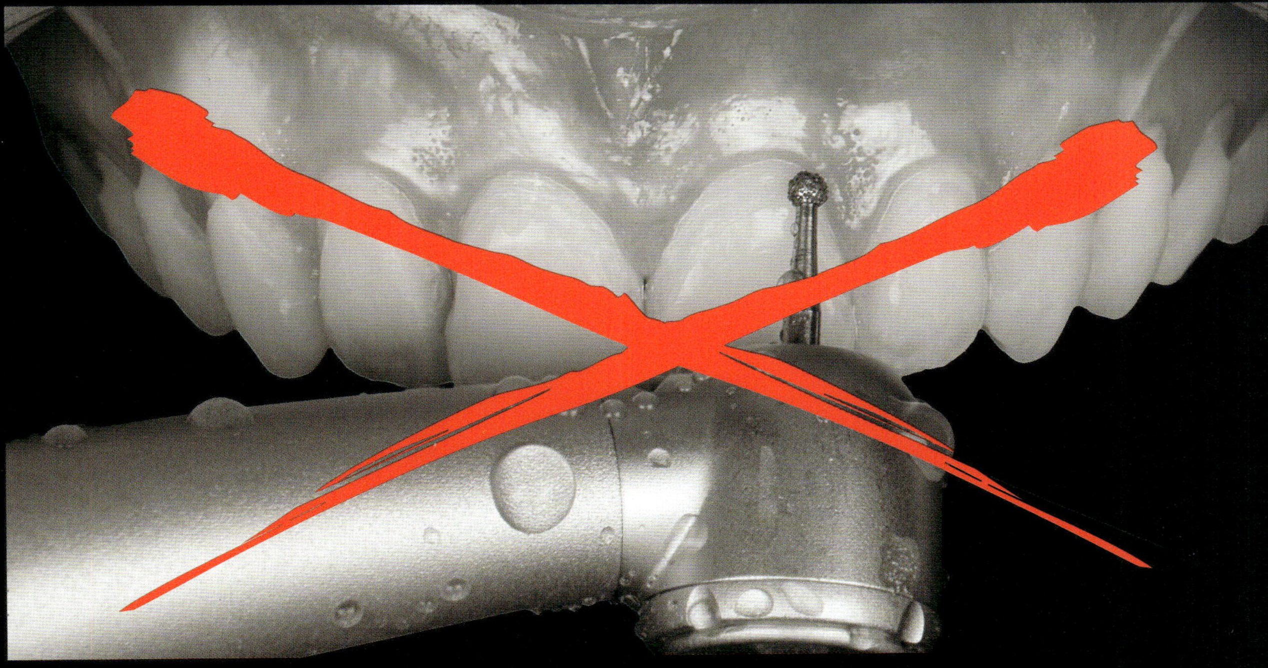

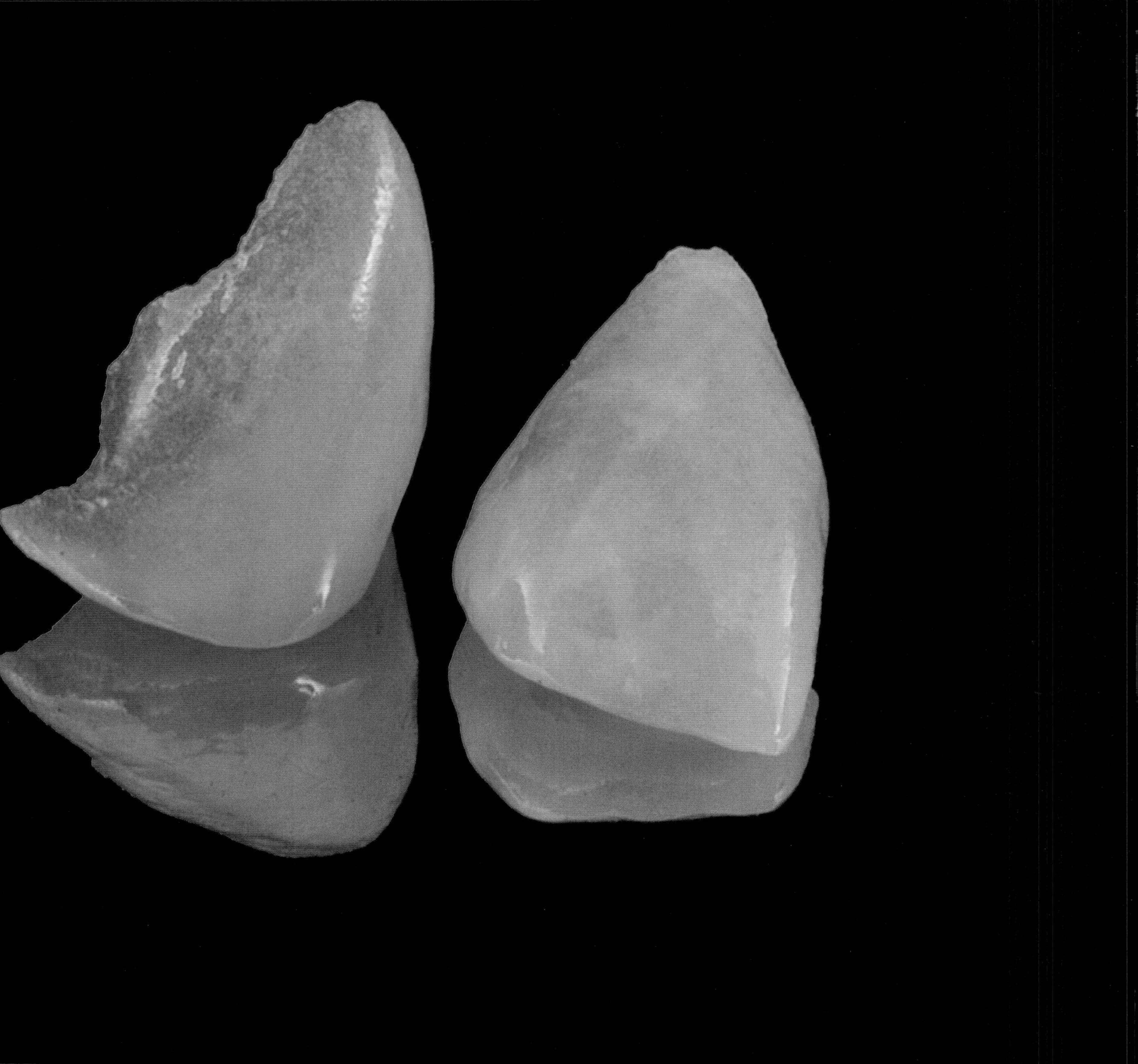

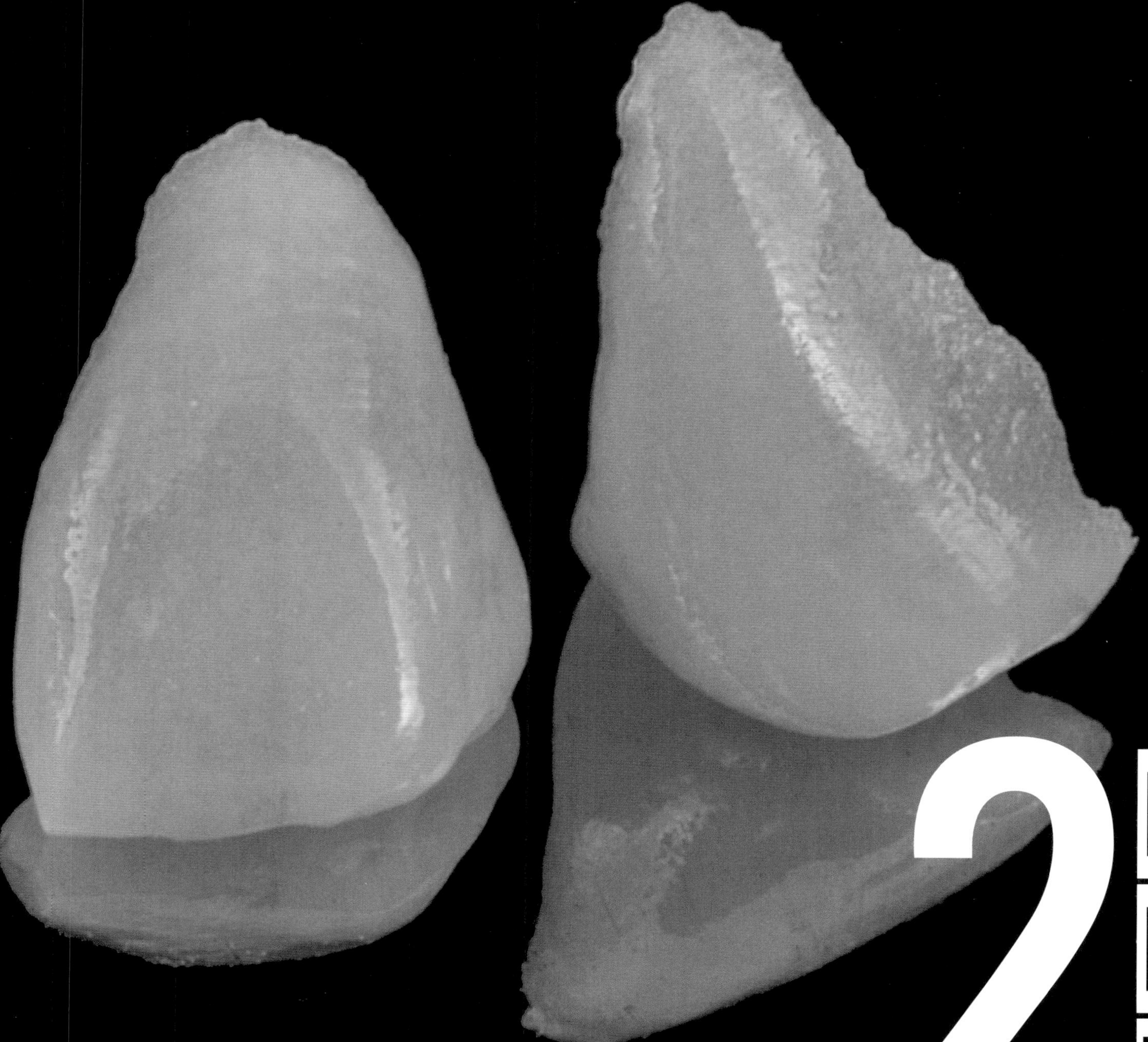

2 DEFINIÇÃO DAS TÉCNICAS

LENTES
DE CONTATO
E FRAGMENTOS

As restaurações minimamente invasivas para dentes anteriores estão divididas em dois grupos: lentes de contato e fragmentos parciais.

Lentes de contato realizam o recobrimento total da face vestibular do dente, enquanto os fragmentos parciais realizam, como indica o nome, o recobrimento parcial.

QUAL A IMPORTÂNCIA DESSA DIFERENCIAÇÃO DE DEFINIÇÕES?

Há diferenças de indicação das cerâmicas a serem utilizadas, já que as condutas clínicas após a cimentação dessas restaurações são totalmente diferentes. E a estabilidade do trabalho realizado depende do correto processo de acabamento e polimento das restaurações.

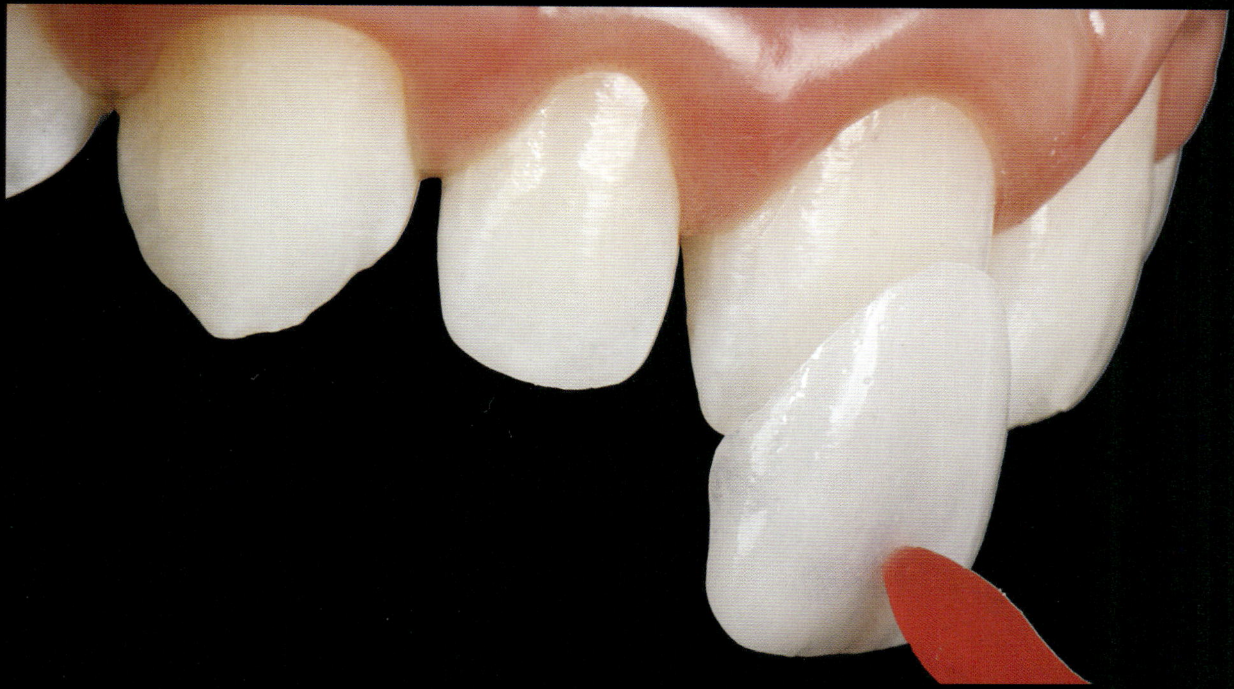

Lentes de contato

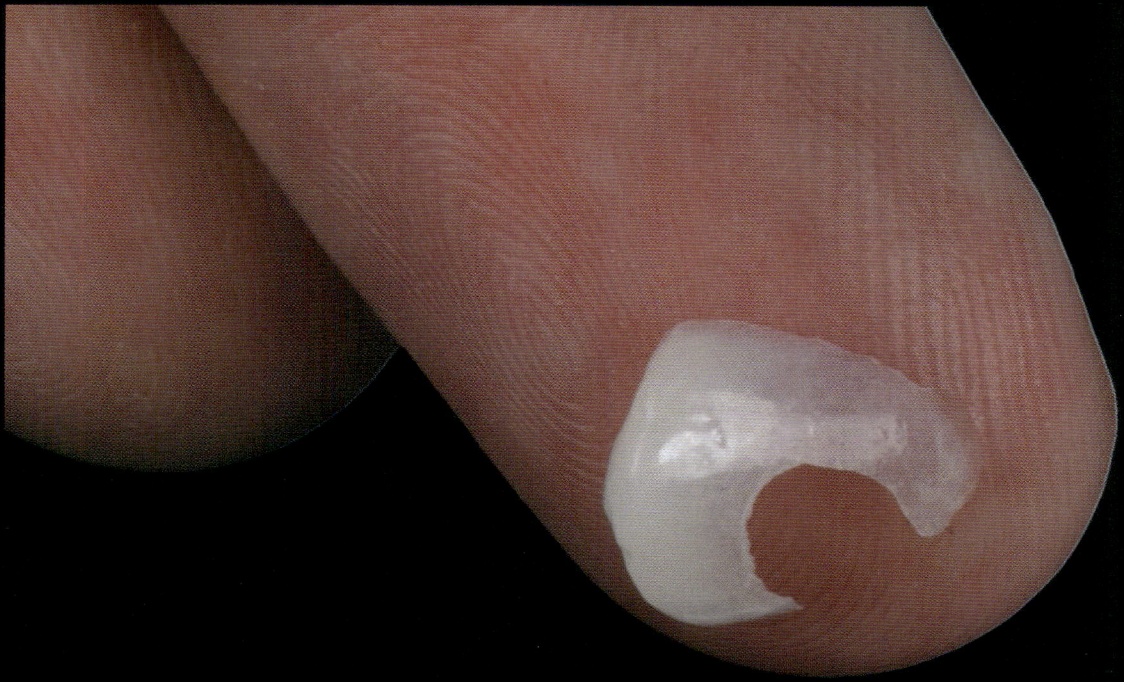

Fragmento parcial

LENTE DE CONTATO

A lente de contato é uma restauração que não necessita de acabamento após a cimentação – apenas de polimento para remoção do excesso de cimento utilizado no processo. Ou seja: a superfície da restauração não sofre alteração do glaze realizado pelo laboratório, o que garantirá a estabilidade dessa restauração ao longo dos anos em boca (glaze é uma pasta cerâmica aplicada como última camada da restauração, funcionando como um impermeabilizante de superfície, que veda possíveis poros existentes na restauração).

A vantagem da técnica de lente de contato é que não há restrições ao tipo de cerâmica utilizada e o tratamento é rápido e previsível.

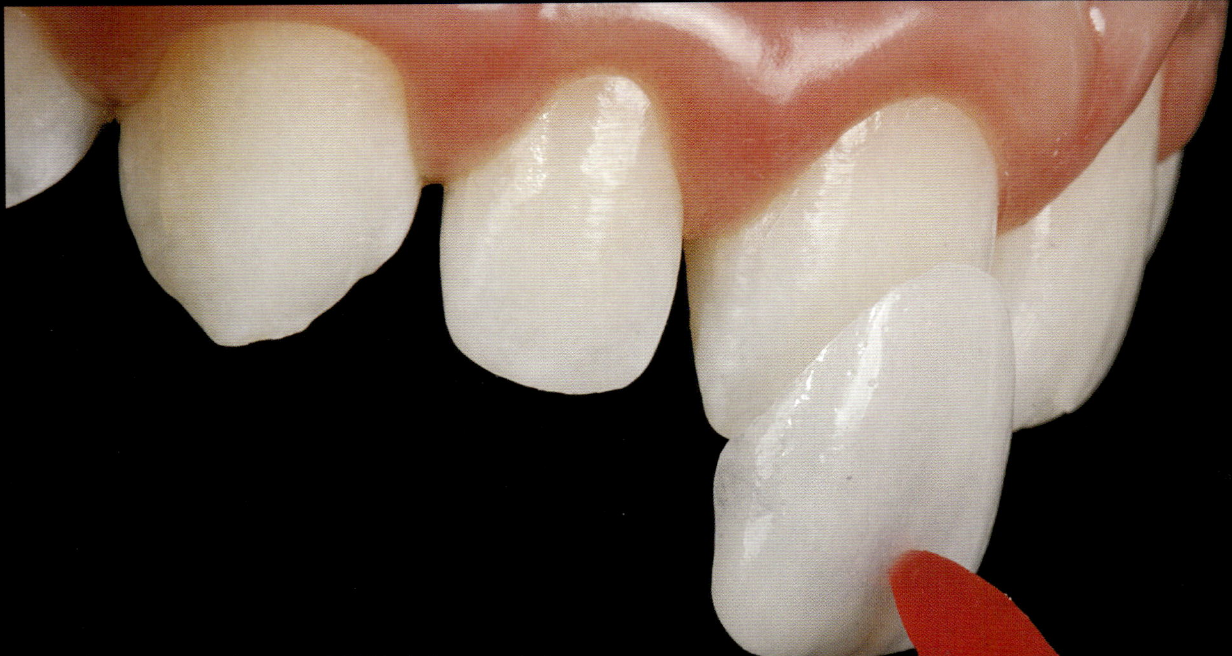

Lentes de contato: recobrimento TOTAL da face vestibular.

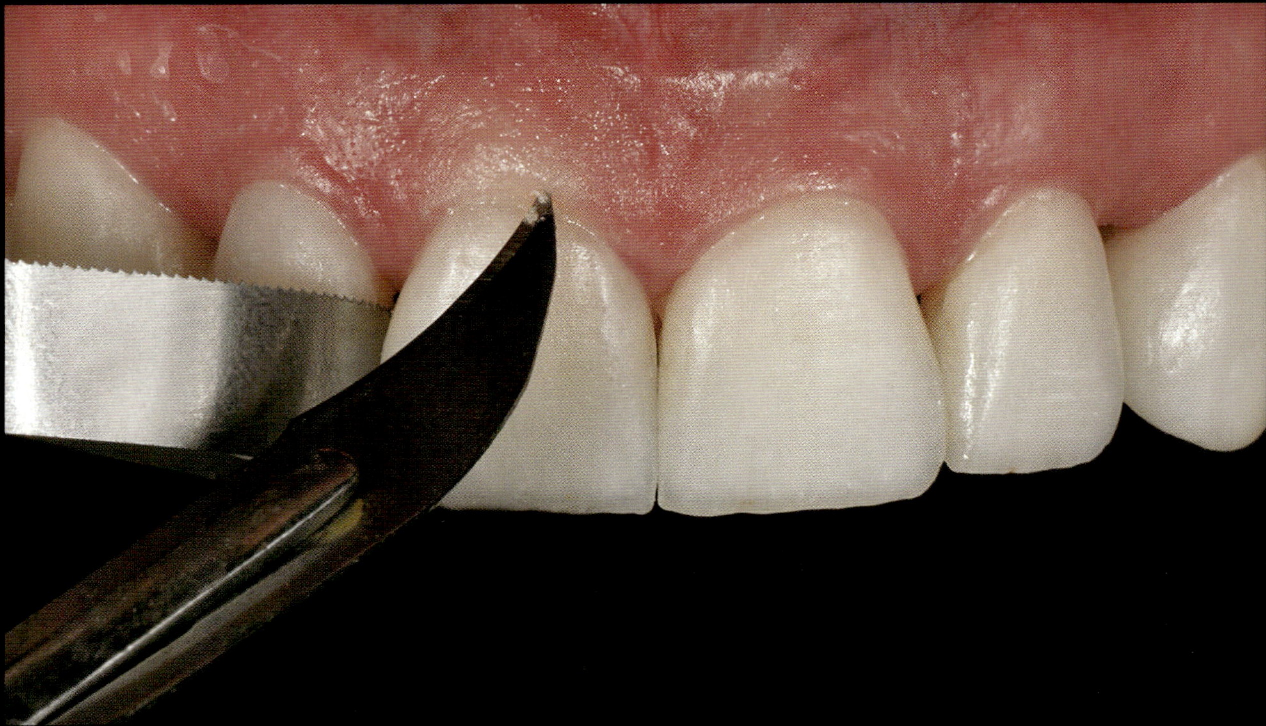

FRAGMENTO PARCIAL

Já o fragmento parcial é uma restauração que exige diversos acabamentos e polimentos pós-cimentação. Isso se deve à necessidade de esconder a região de continuidade adesiva (emenda) entre o dente e a restauração.

Nesse ponto está a maior dificuldade da técnica. A necessidade de reanatomização da restauração cimentada exige a indicação correta do tipo de cerâmica a ser utilizada, pois há a necessidade de deixar a superfície extremamente polida, uma vez que o glaze inicial da peça foi removido por meio de acabamento.

Para que isso aconteça, o correto é a utilização de cerâmicas cujos cristais sejam pequenos e arredondados, facilitando o polimento. Esse tipo de cerâmica, conhecido no mercado como "feldspática" ou "à base de fluorapatita", exige do laboratório uma estratificação sobre refratário. Tal exigência dificulta o trabalho do ceramista, devido à riqueza de detalhes a serem reproduzidos em pequenos espaços.

Para o clínico, a dificuldade está no manuseio da restauração definitiva, por conta da fragilidade da mesma – característica que torna a etapa de cimentação bastante delicada.

A utilização de cerâmicas reforçadas, como o dissilicato de lítio, apresenta limitações para esse tipo de técnica. As características dos cristais dessa cerâmica não permitem acabamento e polimento corretos da superfície da restauração cimentada. Isso a tornaria suscetível a pigmentações e manchamentos, comprometendo a estabilidade da restauração ao longo dos anos.

Conhecer os materiais disponíveis no mercado é fundamental para que haja o mínimo de intervenção sobre a estrutura dental sadia e para que os resultados obtidos sejam duradouros.

Fragmentos: recobrimento PARCIAL da face dental.

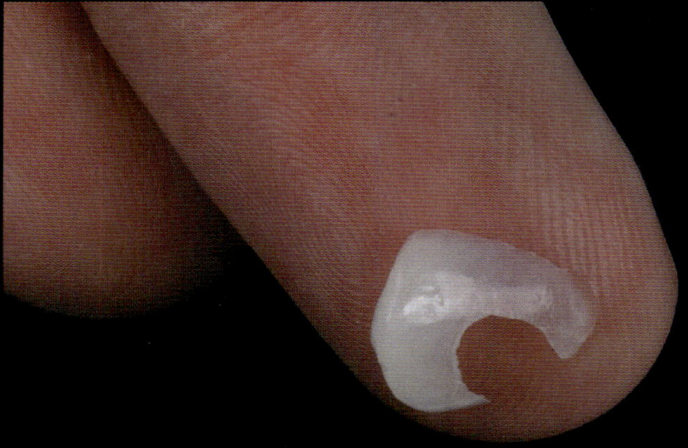

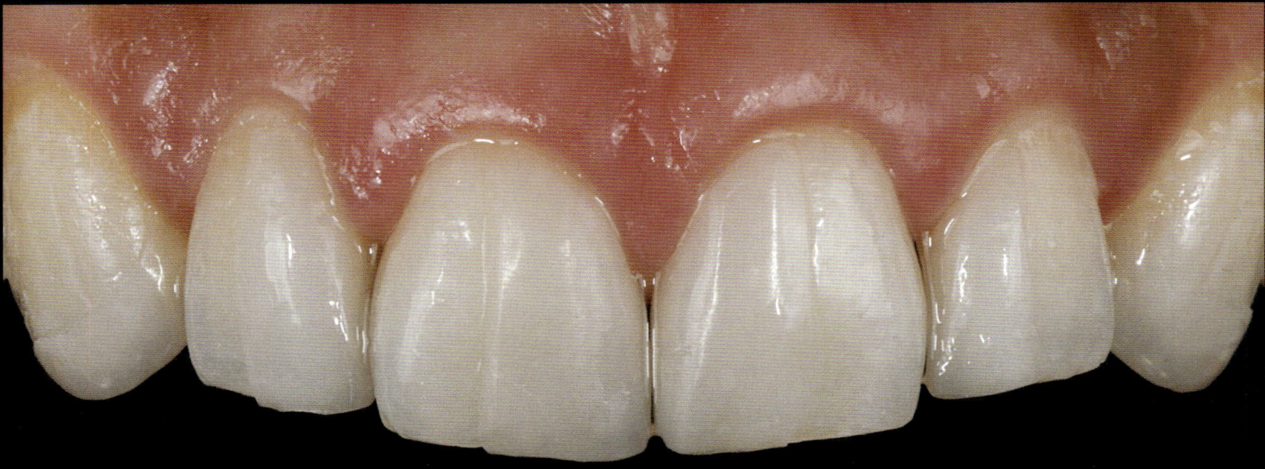

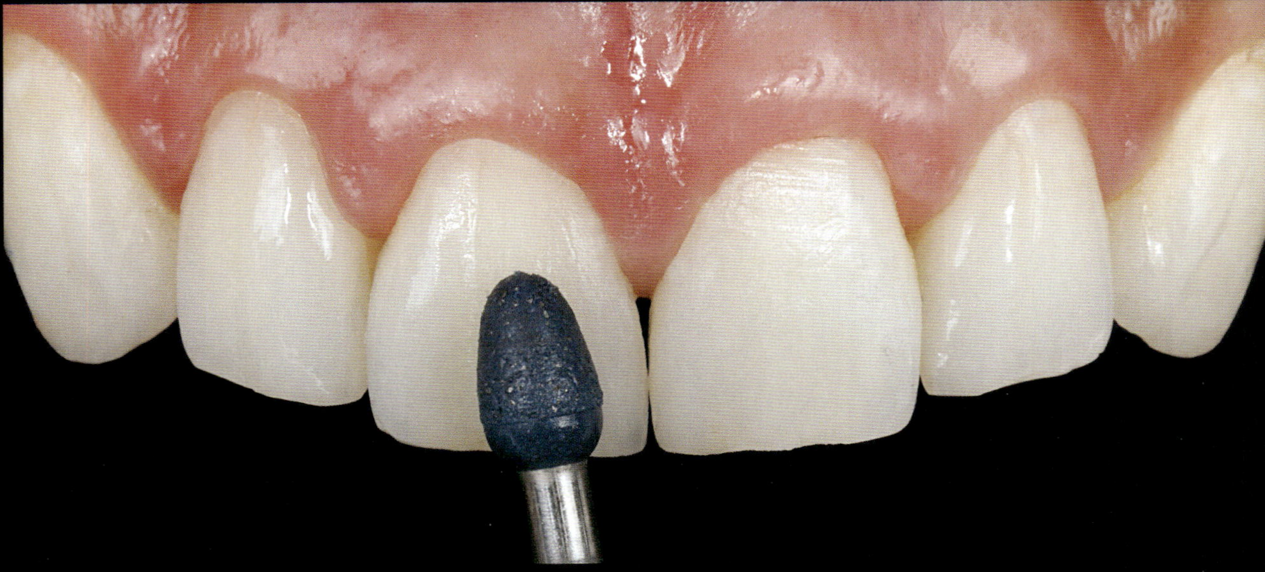

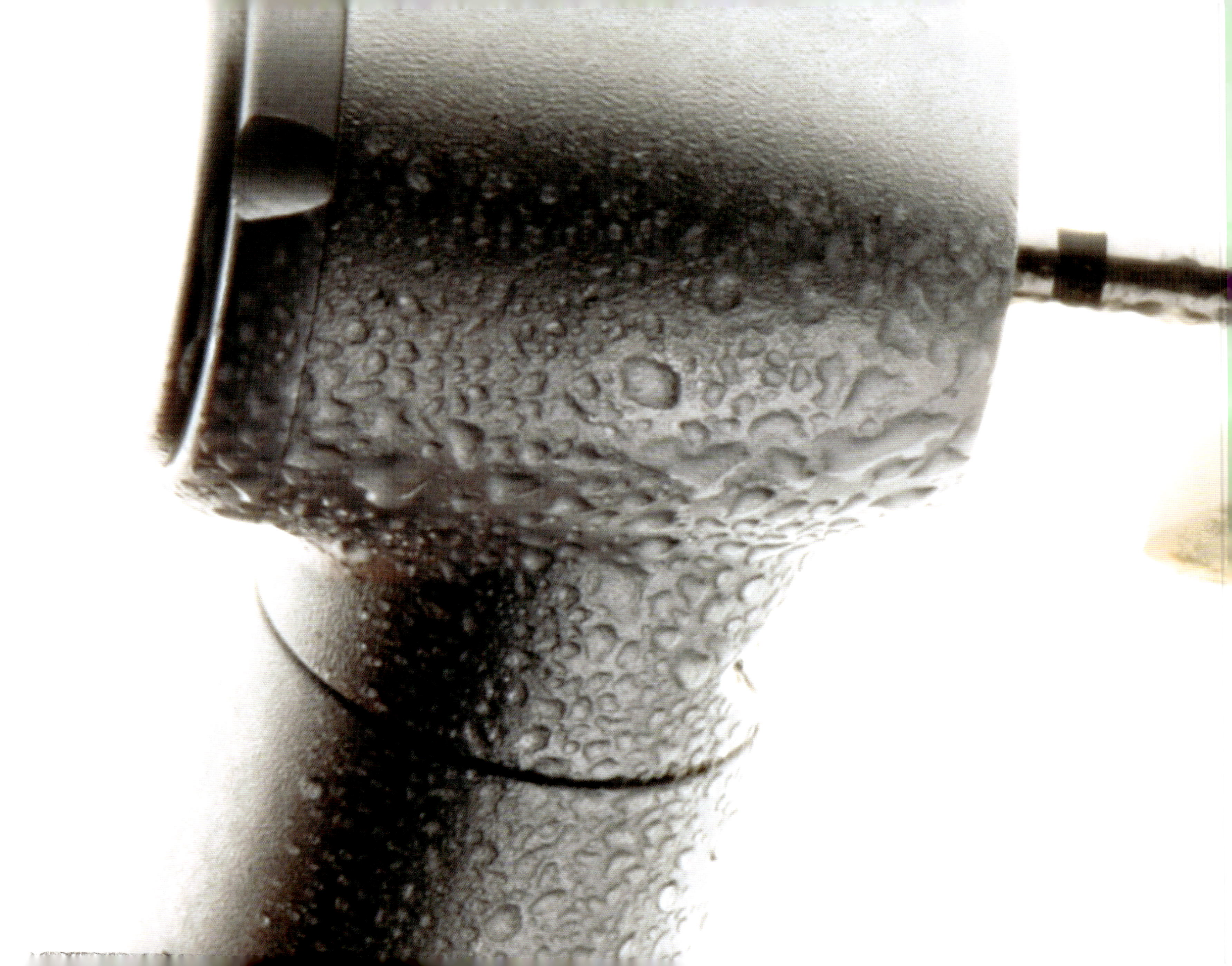

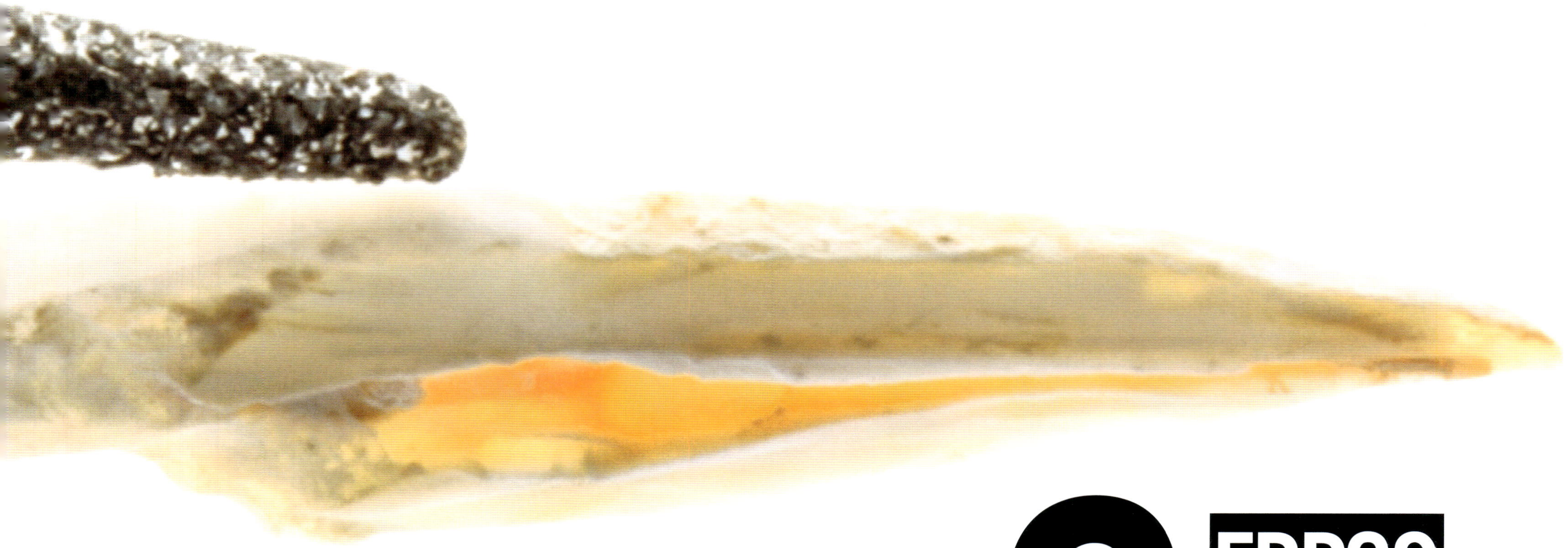

3 ERROS MAIS COMUNS

DIFICULDADES E ERROS

Ao longo de 12 anos de utilização da técnica de fragmentos e lentes de contato, a equipe de especialistas do Ateliê Oral deparou-se com inúmeras dificuldades. Tudo isso levou ao perfeito entendimento da técnica e permitiu a criação de um protocolo clínico-laboratorial ideal.

O entendimento dos erros mais comuns cometidos nesses processos é um aprendizado essencial para que a técnica possa ser executada com sucesso.

Esses erros estão relacionados, basicamente, à indicação da técnica, ao material cerâmico utilizado, à execução laboratorial das restaurações e ao processo de cimentação. A seguir exemplificaremos e ilustraremos cada um desse grupo de erros.

1. ERROS DE INDICAÇÃO

Há dois grandes erros de indicação. O primeiro ocorre nos casos em que os dentes estão vestibularizados – ou seja, não temos espaço suficiente para confecção da futura restauração. O segundo diz respeito a dentes com alteração de coloração, pois os fragmentos e lentes de contato, por serem restaurações extremamente finas, não são capazes de mascarar a cor do remanescente.

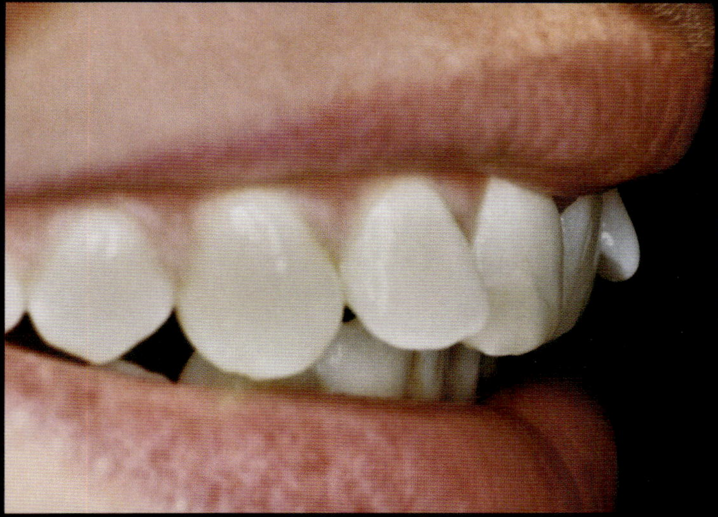

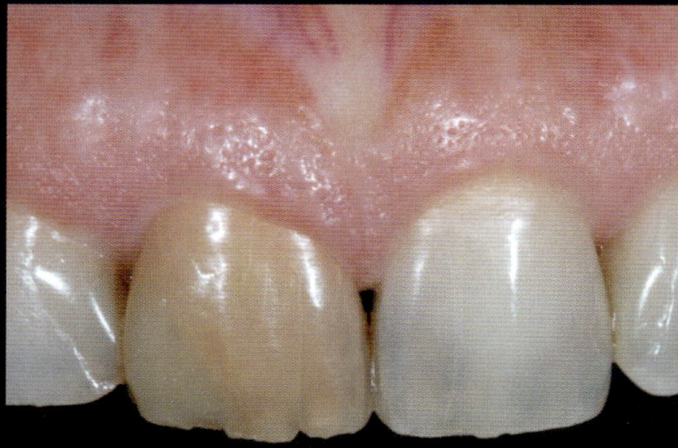

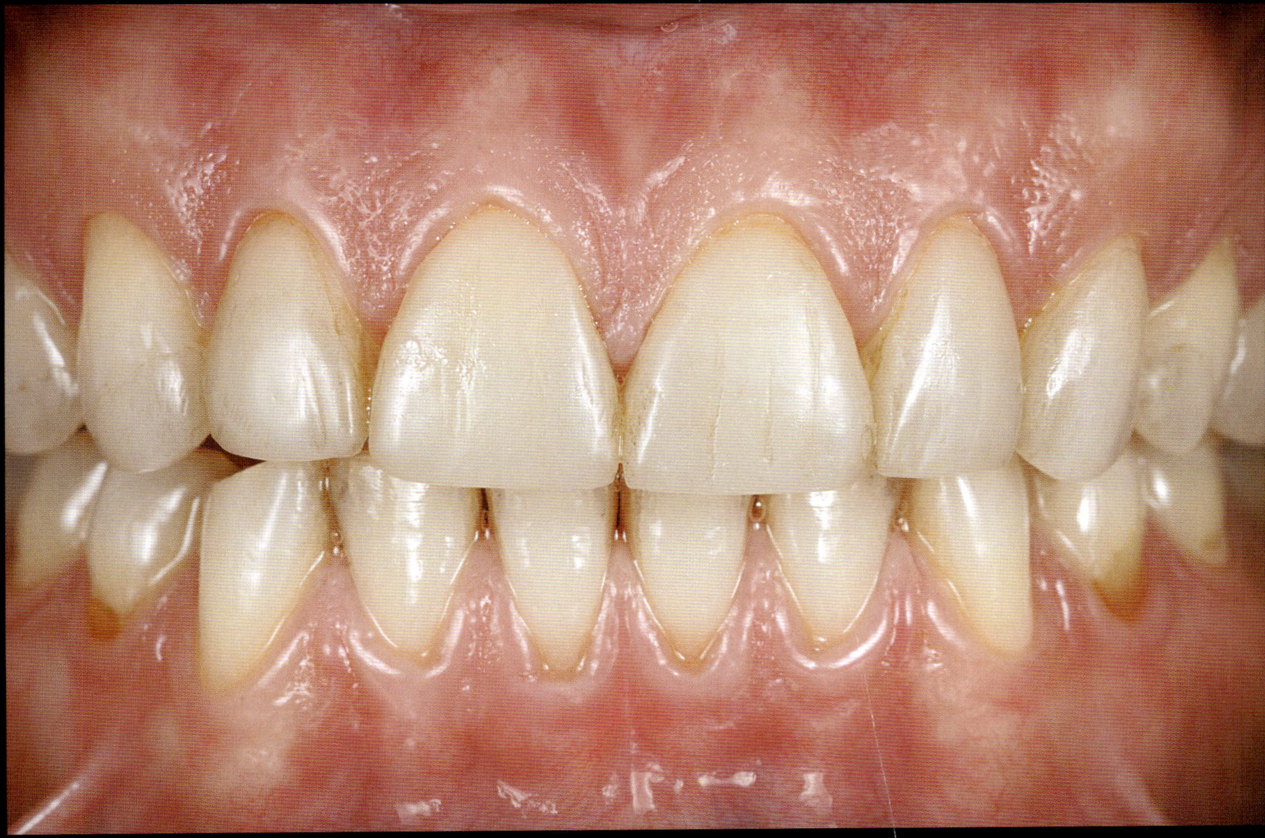

2. ERROS DE MATERIAL CERÂMICO

Conforme já mencionado, nem todas as cerâmicas estão indicadas para a execução de fragmentos parciais. O erro em utilizar o dissilicato de lítio para esse tipo de restauração traz como consequência a pigmentação, o manchamento e a perda do brilho da restauração ao longo do tempo.

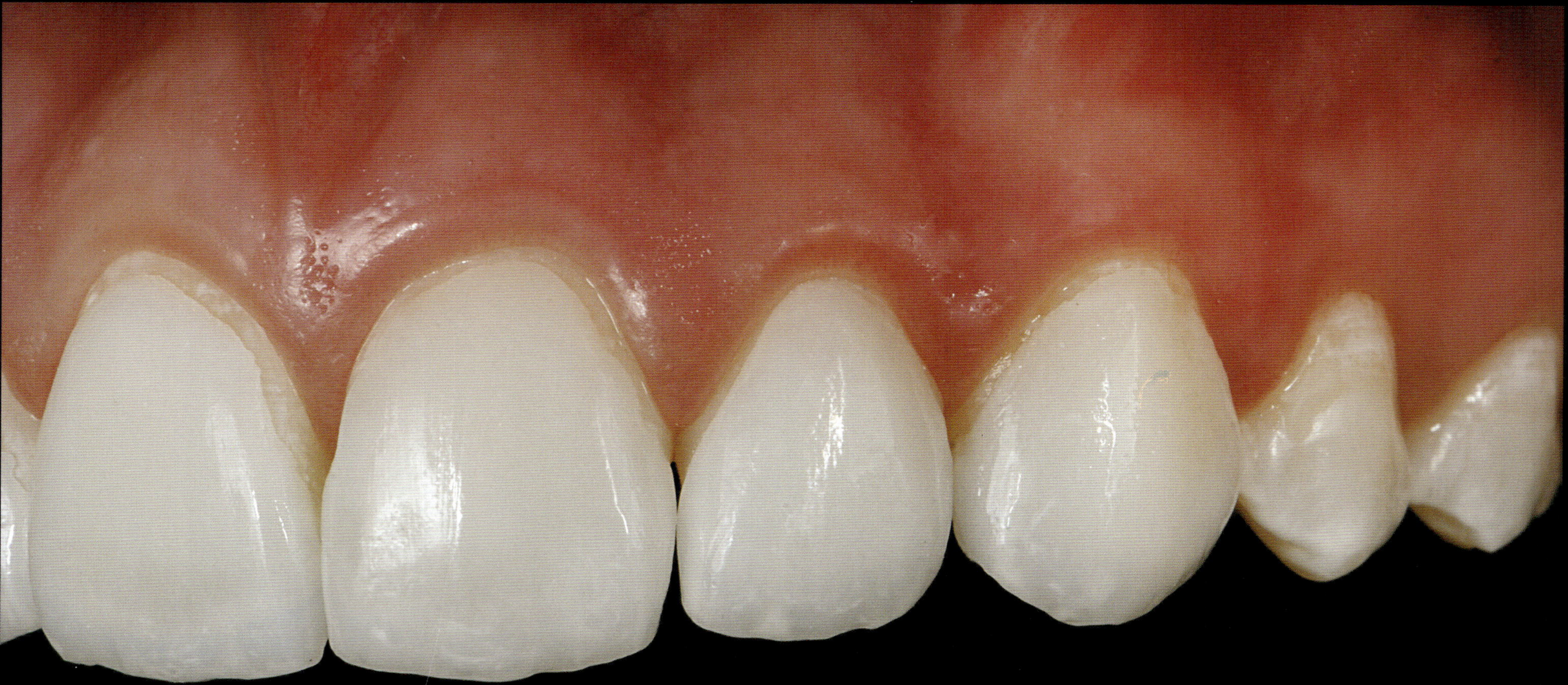

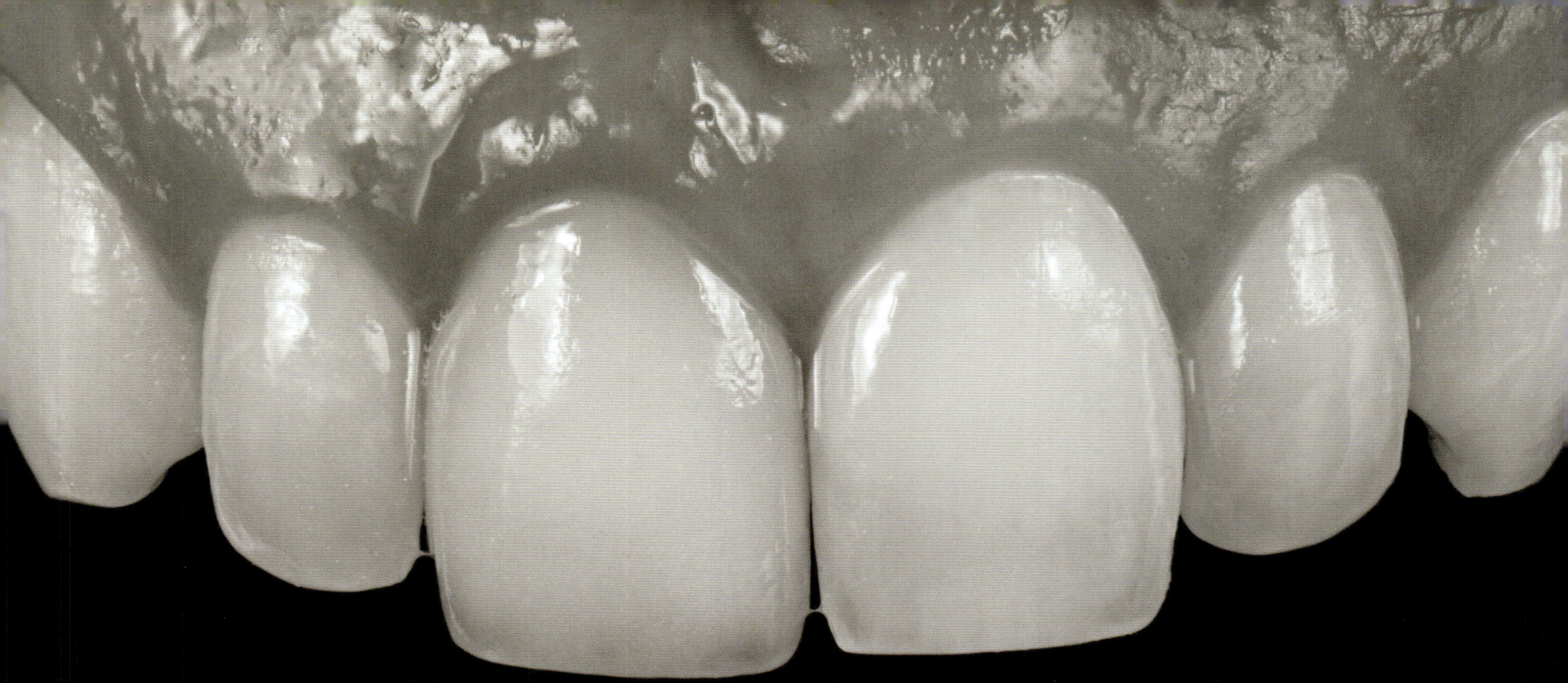

Lente de contato no dente 11 foi cimentada incorretamente, deixando a borda incisal mais longa. Observa-se também a diferença de valor – dente 11 com valor reduzido, devido ao erro na escolha do cimento resinoso.

4. ERROS DE CIMENTAÇÃO

Nesta etapa, a dificuldade de manter a restauração na posição correta durante o processo de cimentação é o que leva o profissional a cometer o erro. A restauração acaba sendo colada de forma errônea, alterando a estética do sorriso.

Outro erro comum é na seleção do cimento resinoso a ser utilizado durante o processo de colagem. Isso se deve ao fato de que as restaurações cerâmicas sempre sofrem diminuição do valor após o processo de colagem, o que gera um acinzentamento das mesmas. Assim sendo, é importante, durante a etapa de prova das restaurações, a utilização de pastas try-in, específicas para simular o resultado final do processo de colagem. Tais cuidados orientarão o profissional na seleção do cimento a ser utilizado.

Entender os possíveis erros dos processos, como vimos neste capítulo, certamente ajuda a evitar manobras que trarão resultados negativos ao tratamento estético proposto. No capítulo a seguir falaremos sobre o outro lado dessa mesma moeda: os "acertos" fundamentais para obter sucesso nas restaurações.

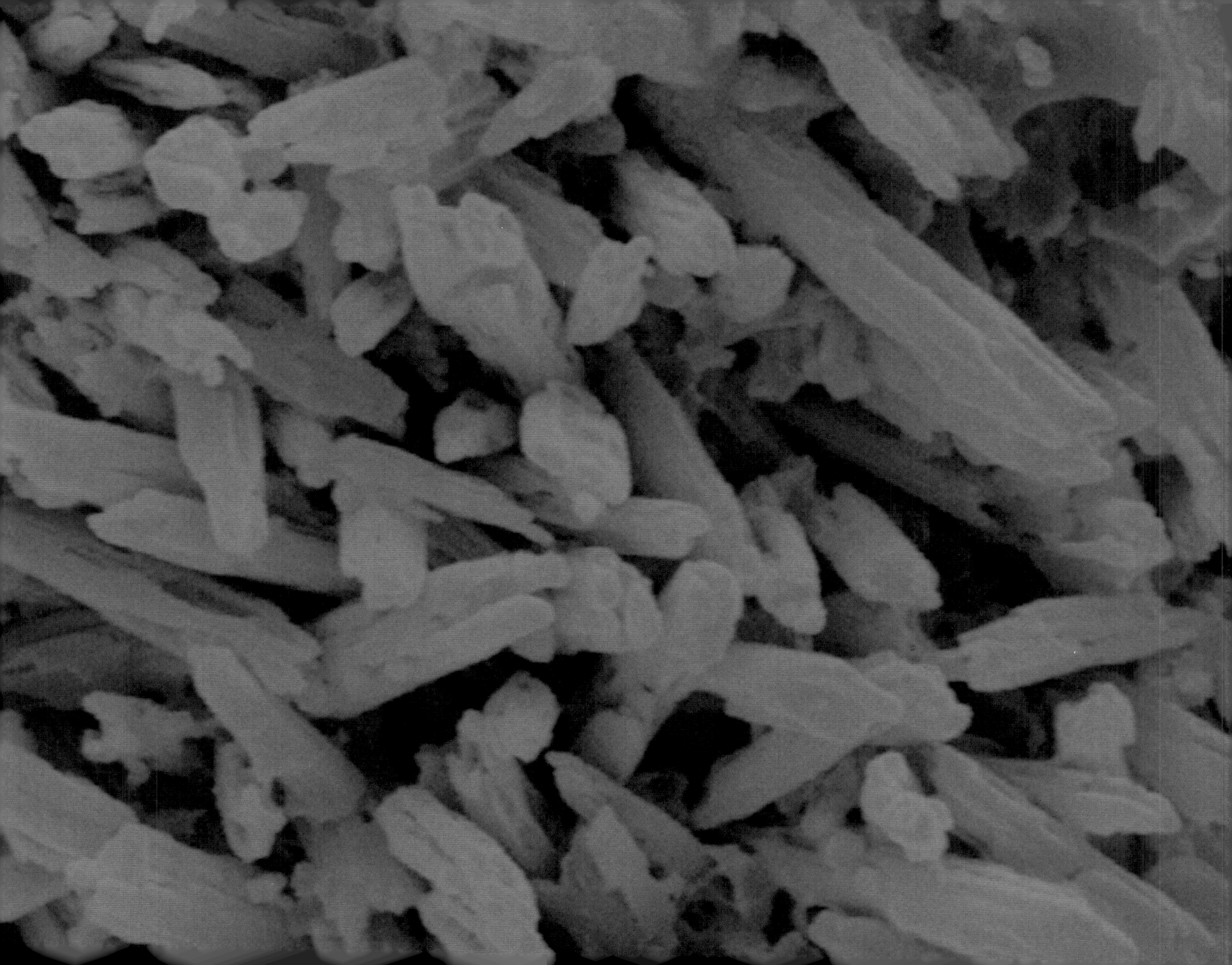

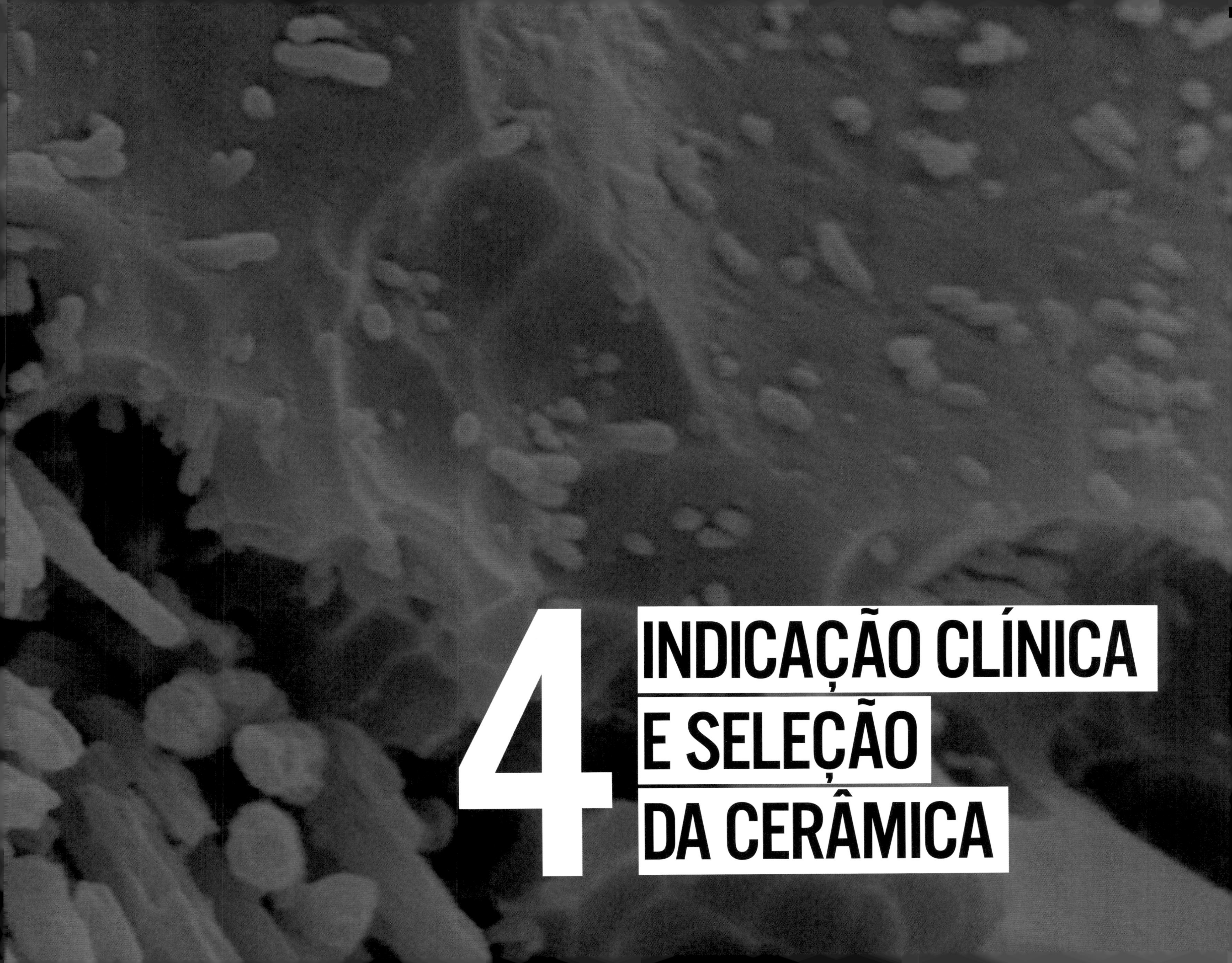

4 INDICAÇÃO CLÍNICA E SELEÇÃO DA CERÂMICA

DOIS PONTOS-CHAVES PARA O SUCESSO

A previsibilidade e o sucesso no desenvolvimento de um tratamento com fragmentos parciais ou lentes de contato são fatores intimamente relacionados a dois pontos-chaves: a indicação e seleção corretas da cerâmica.

Estão indicados tratamentos com fragmentos e lentes de contato nos seguintes casos.

INDICAÇÃO

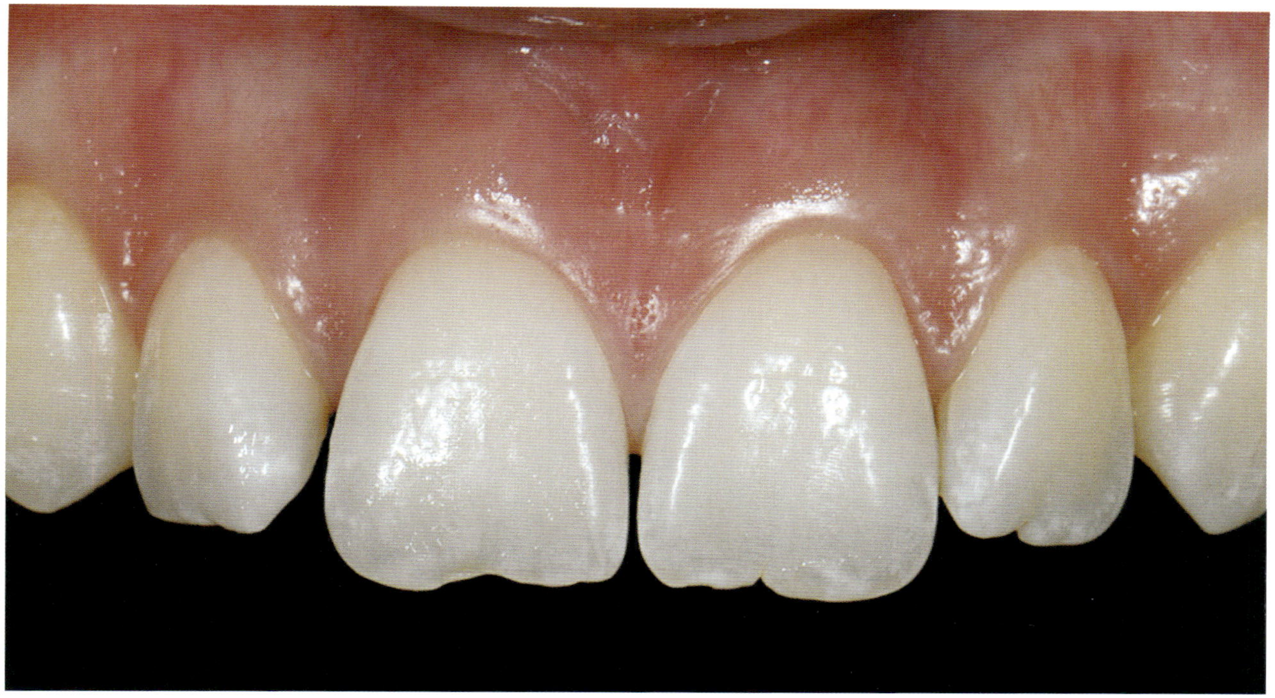

1. AUMENTO DA BORDA INCISAL

Quando existe fratura ou desgaste da borda incisal de um dente e será necessária a reconstrução da forma original. Essa indicação também vale para o aumento da borda incisal dos caninos, com o intuito de devolver guias laterais de proteção da oclusão.

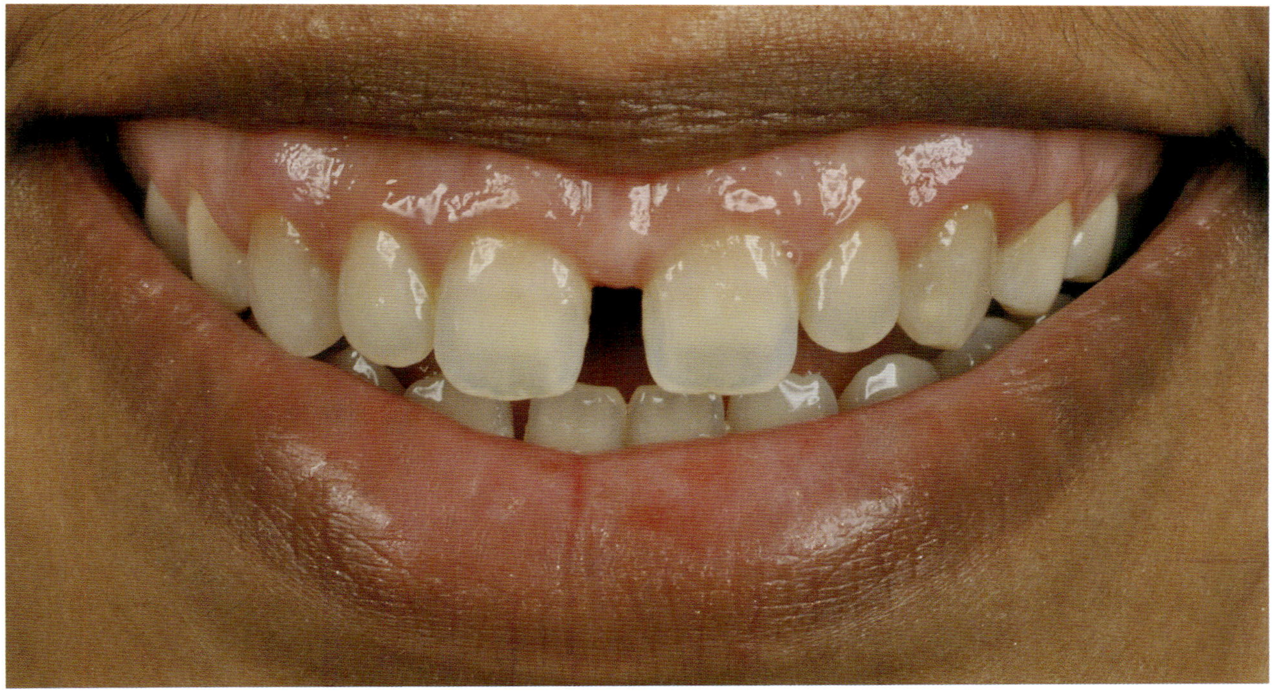

2. FECHAMENTO DE DIASTEMAS

Sempre que for necessário o recontorno dos dentes para acabar com espaços existentes entre eles, desde que respeitemos a proporção natural dos dentes. Essas situações são muito encontradas em pacientes que finalizaram tratamento ortodôntico.

3. GANHO DE VOLUME

Em casos em que precisamos expandir a arcada do paciente para que o sorriso fique mais harmônico com a comissura labial – ou seja, para que tenhamos um sorriso com perspectiva de continuidade entre os dentes anteriores e posteriores.

Aqui vale também a indicação dos fragmentos parciais cervicais para a reanatomização da região cervical dos dentes. Essa indicação é comum em pacientes que realizaram aumento de coroa clínica e tiveram exposição da região radicular para diminuir o sorriso gengival. A indicação vale também para o dente que estiver com uma posição palatina ou lingual e necessita ser vestibularizado.

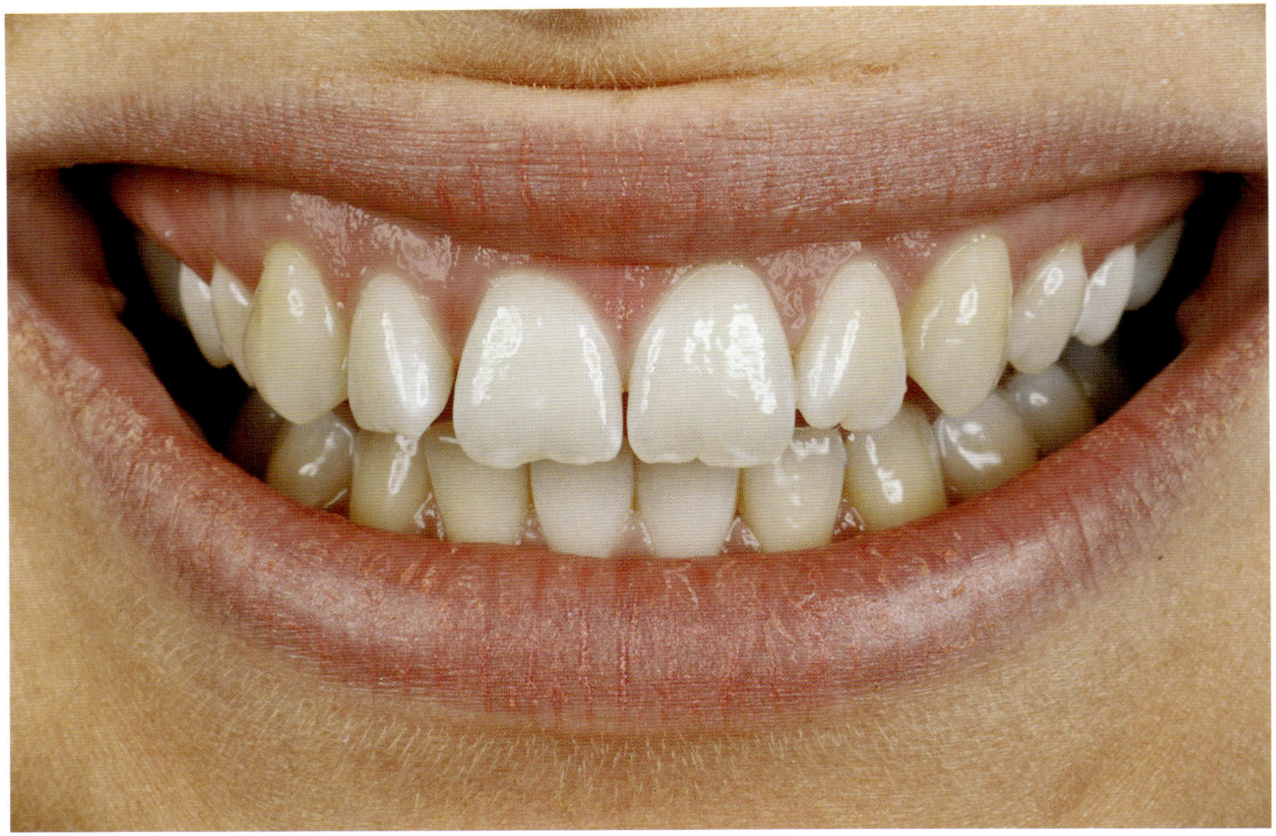

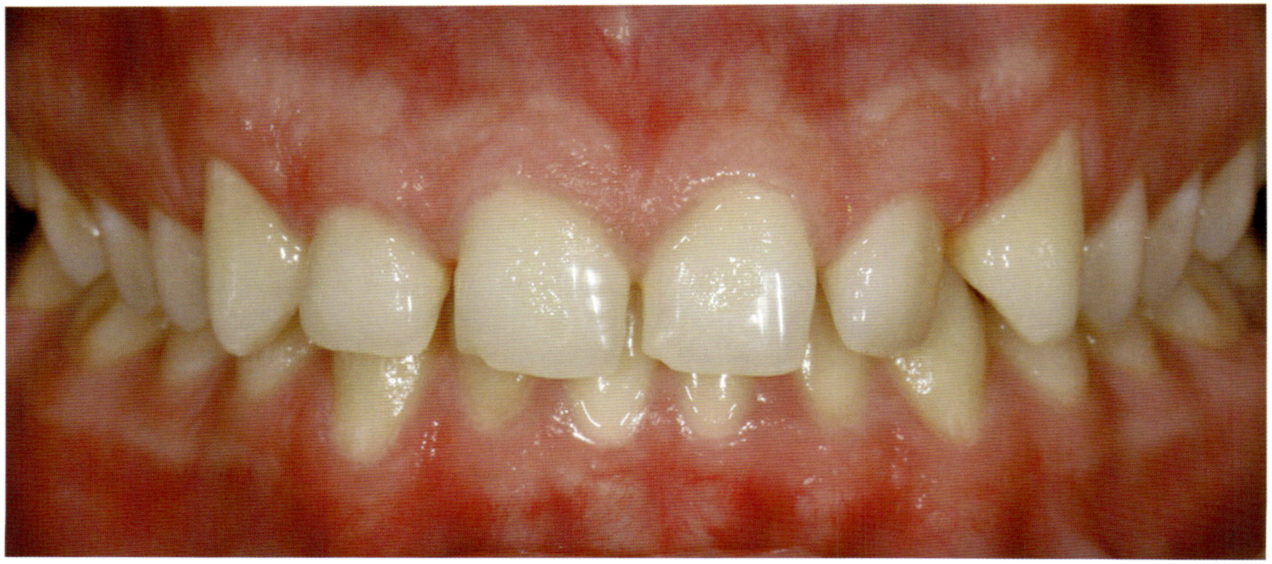

4. AUMENTO DE DIMENSÃO VERTICAL DE OCLUSÃO

Em casos onde o paciente apresenta os dentes desgastados, mas com coloração adequada. Também em casos em que o paciente apresenta curva de Spee alterada e necessita de correção desta.

SELEÇÃO

A seleção da cerâmica é o outro fator-chave para a previsibilidade e o sucesso de um tratamento com fragmentos parciais ou lentes de contato.

Trata-se de um requisito fundamental para a estabilidade das restaurações ao longo dos anos. Isso se deve ao fato de que, após a cimentação, os fragmentos parciais exigem procedimentos de acabamento e polimento diferenciados quando comparados às lentes de contato.

ESSA DIFERENÇA ENTRE AS TÉCNICAS LEVA À INDICAÇÃO DAS CERÂMICAS SOBRE REFRATÁRIO PARA LENTES DE CONTATO E FRAGMENTOS PARCIAIS E DAS CERÂMICAS INJETADAS SOMENTE PARA LENTES DE CONTATO. A RAZÃO DESSAS INDICAÇÕES TORNA-SE CLARA QUANDO ENTENDEMOS A ESTRUTURA DA CERÂMICA.[2-4]

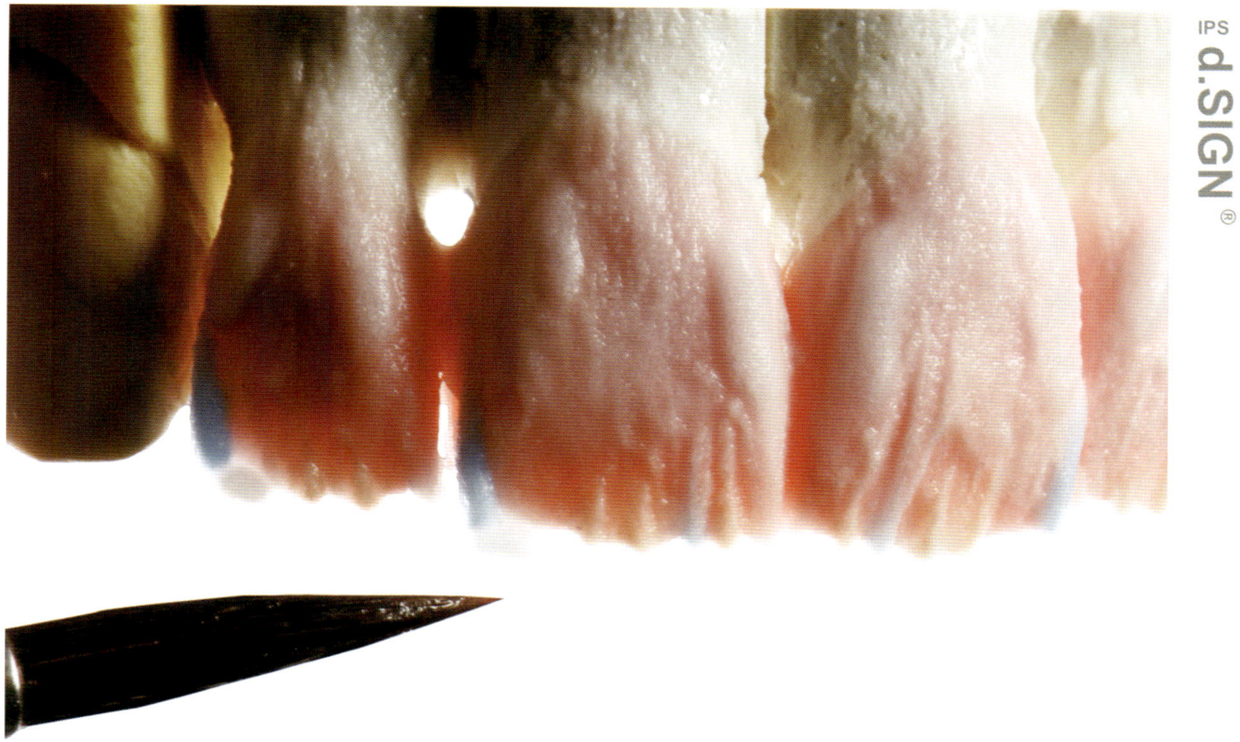

A cerâmica à base de fluorapatita / feldspática é indicada para a confecção de fragmentos parciais e lentes de contato.

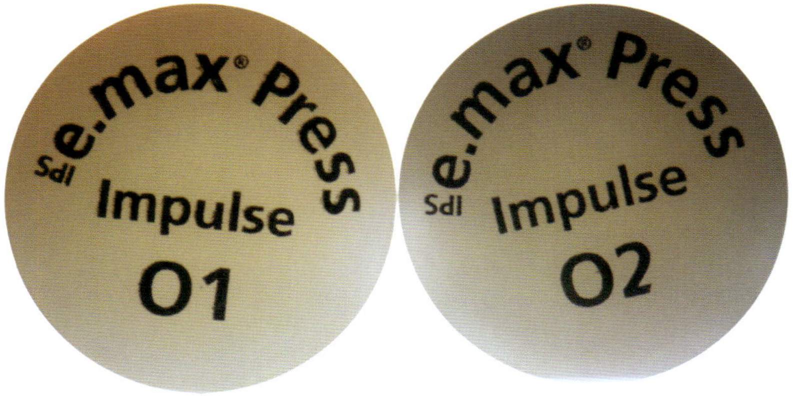

A cerâmica de dissilicato de lítio é indicada para a confecção de lentes de contato.

É um material constituído basicamente por duas fases: matriz e fase cristalina.

A fase cristalina é a responsável pelo nome e grau de resistência da cerâmica. Há diversas cerâmicas no mercado, com diferentes cristais, mas basicamente as mais utilizadas hoje são de três tipos:

- feldspáticas;
- à base de fluorapatita;
- dissilicato de lítio.

A diferenciação entre elas está nas características dos cristais quanto à morfologia e resistência. No quadro da página 47 observamos as características de cada uma e suas respectivas diferenças.

IMPORTANTE LEMBRAR QUE A DIFERENÇA DE RESISTÊNCIA ENTRE AS CERÂMICAS VERIFICA-SE APENAS ANTES DO PROCESSO DE CIMENTAÇÃO, CONFORME VEREMOS ADIANTE EM DETALHES.

Quanto à morfologia das cerâmicas, as feldspáticas e à base de fluorapatita, com cristais cerâmicos mais arredondados e menores, apresentam facilidade no processo de polimento da superfície dessas restaurações pós-cimentação. Já as de dissilicato de lítio, com cristais em forma de bastonetes e maiores, não permitem acabamento de superfície pós-cimentação, pois as características dos cristais deixam a superfície áspera quando essa se apresenta sem o glazeamento final obtido no laboratório.

Ao observarmos a superfície de uma cerâmica glazeada, percebemos a característica vítrea dessa superfície. Essa característica é responsável pela estabilidade de cor e estética das restaurações cerâmicas ao longo dos anos. O glazeamento tem a função de "selamento" de possíveis irregularidades na superfície externa da cerâmica, ao vedar todos os possíveis poros existentes. Dessa forma, nada altera as características iniciais de nossa restauração.

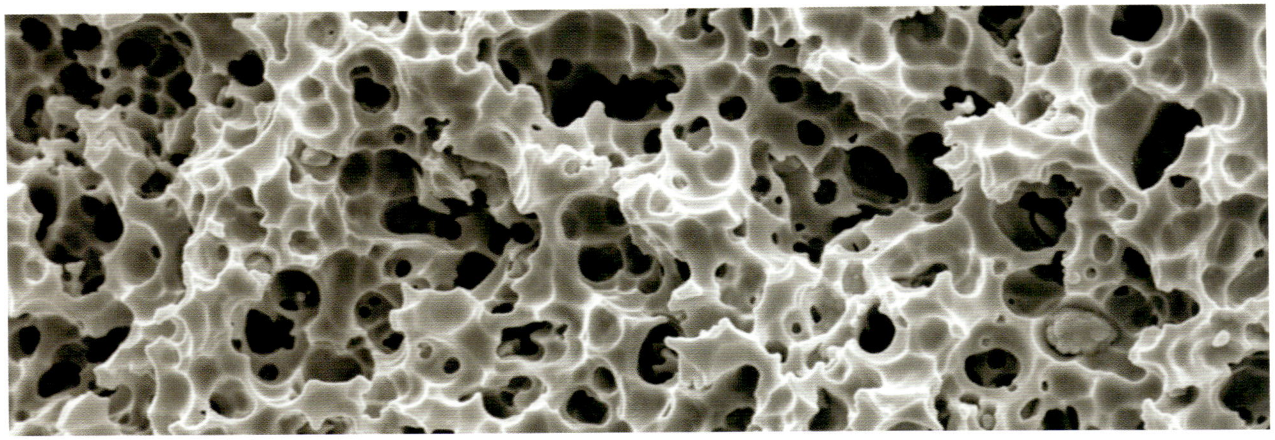

Feldspáticas / à base de fluorapatita

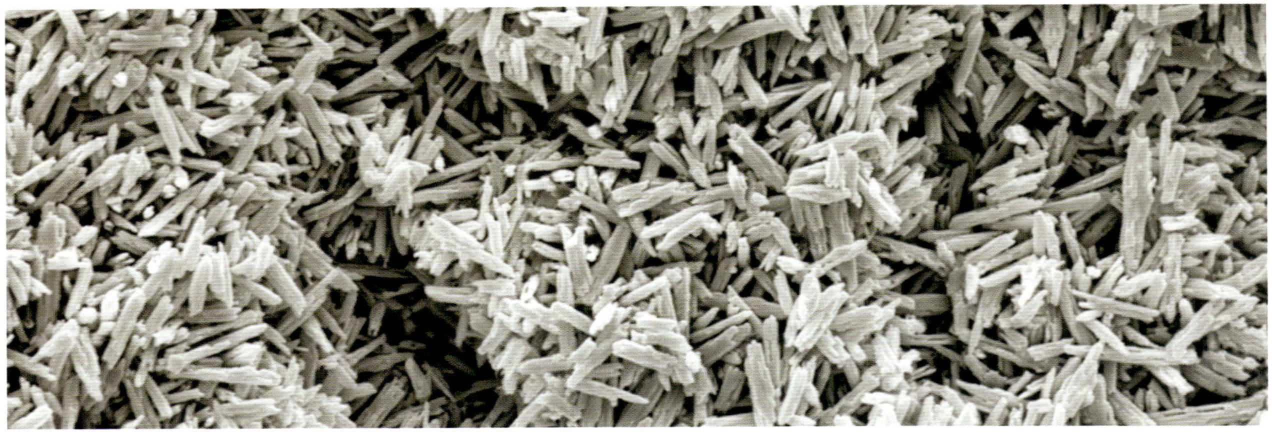

Dissilicato de lítio

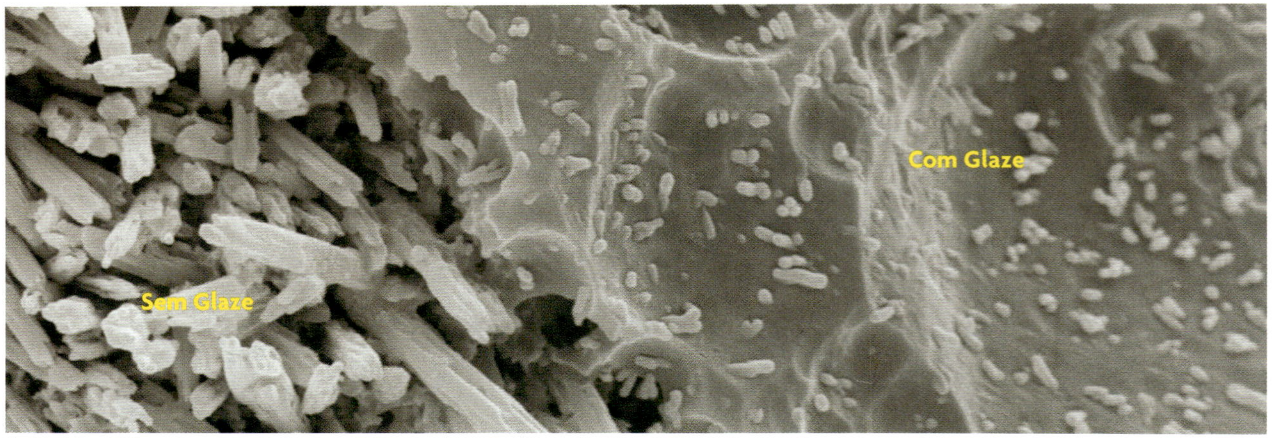

Área de interface entre uma cerâmica de dissilicato com a de cobertura à base de fluorapatita

fotomicrografias: Gilberto Borges, Licas Zago Naves & Oswaldo Scopin de Andrade

A comparação entre uma superfície de dissilicato de lítio com glaze e sem glaze ilustra bem o que foi descrito anteriormente. Fica evidente a limitação desse tipo de material para fragmentos parciais. Uma vez cimentada a restauração e removido o glaze, será impossível obter um acabamento e polimento dessas superfícies, o que levará à pigmentação e manchamento da superfície da restauração em pouco tempo.

Quando comparamos o acompanhamento de fragmentos parciais de dissilicato de lítio (figura 1) e de fluorapatita (figuras 2 e 3), podemos observar a grande diferença na estabilidade das características iniciais das restaurações. Fica demonstrado, dessa forma, como as cerâmicas de fluorapatita possuem melhor desempenho para esse tipo de restauração.

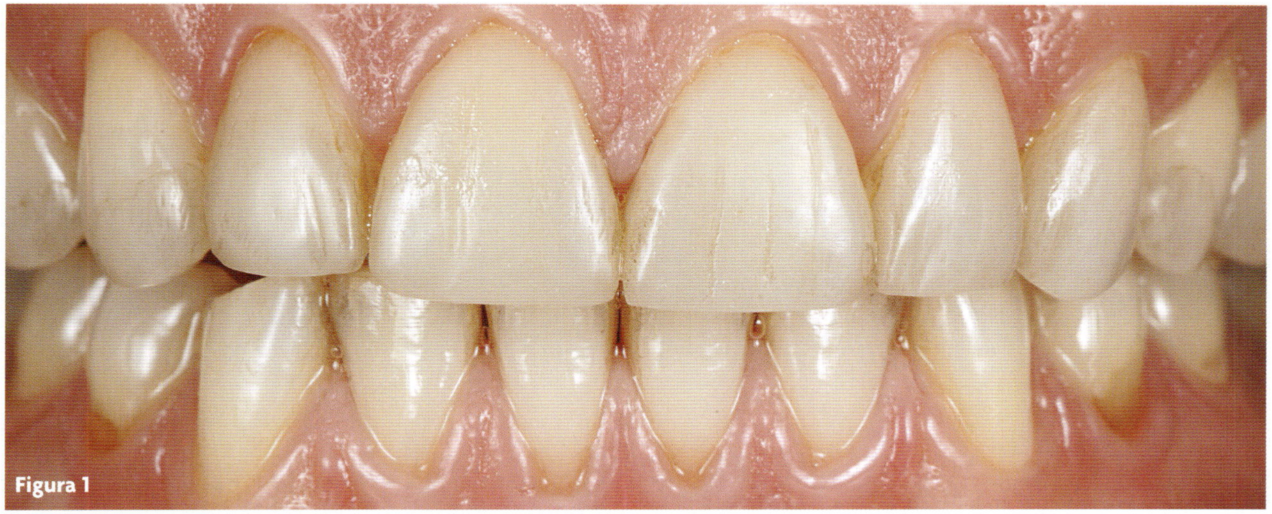

Figura 1

Fragmentos parciais realizados com cerâmica de dissilicato de lítio nos dentes 14 ao 24 apresentando pigmentação após 6 meses de cimentação.

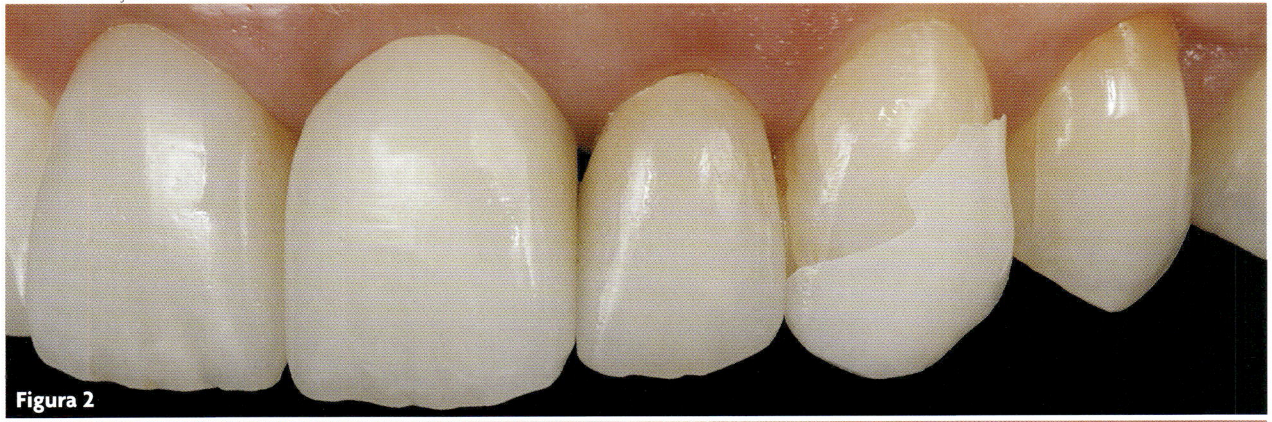

Figura 2

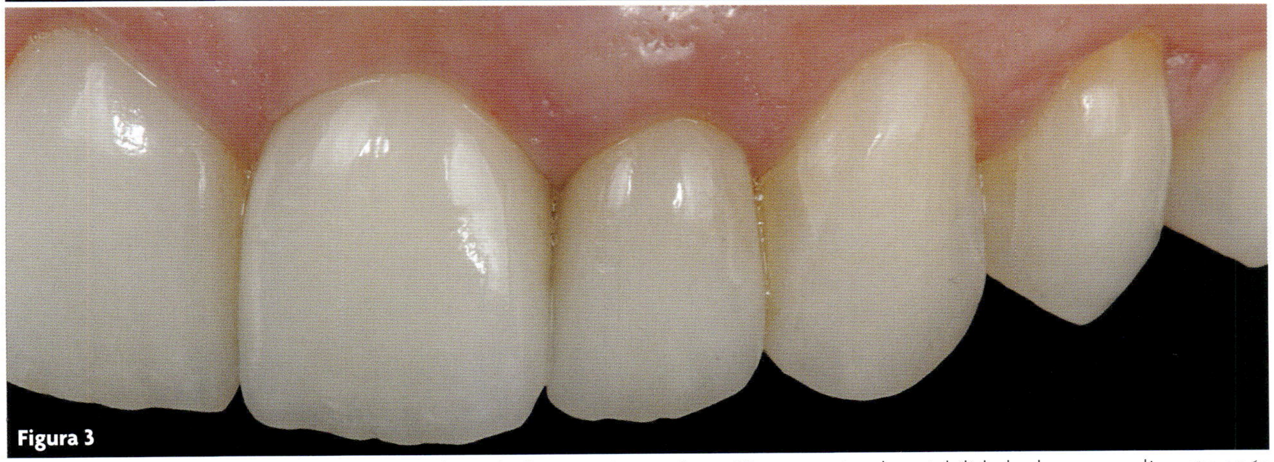

Figura 3

Fragmento parcial realizado com cerâmica à base de fluorapatita no dente 23, apresentando estabilidade de cor e polimento após 1 ano de cimentação.

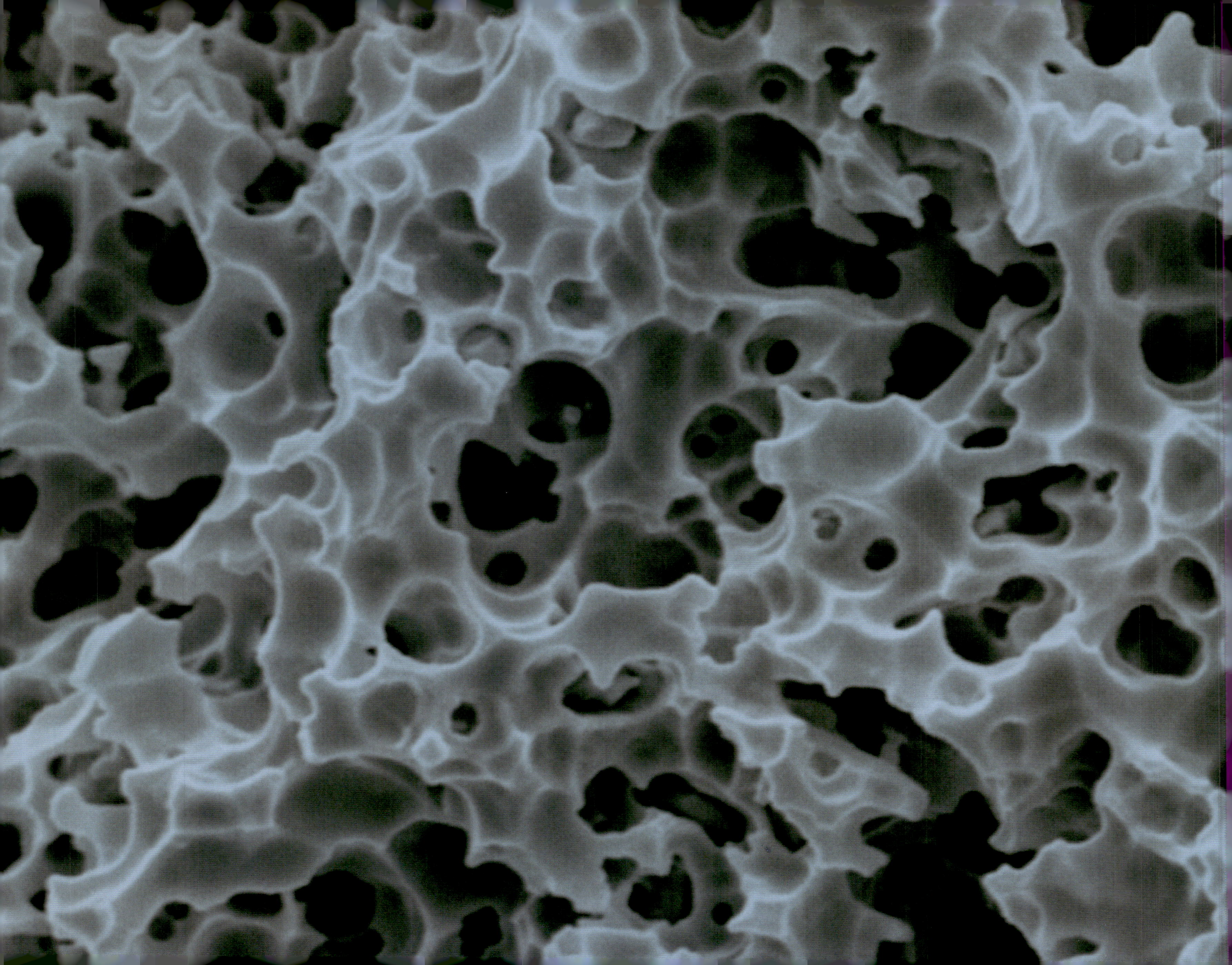

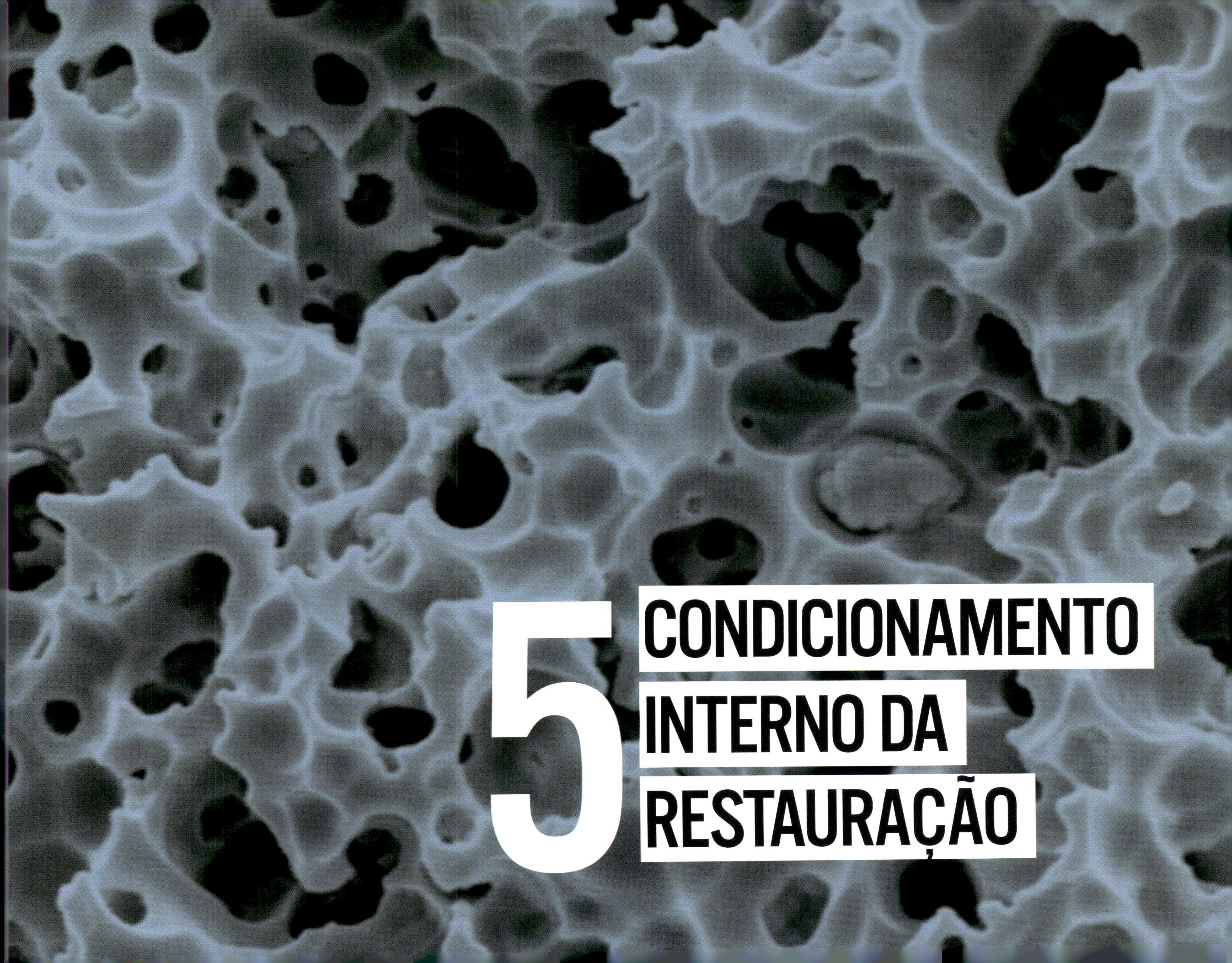

5 CONDICIONAMENTO INTERNO DA RESTAURAÇÃO

O PREPARO DA SUPERFÍCIE INTERNA

A diferença morfológica dos cristais da cerâmica também exige cuidados especiais quando se trata do condicionamento interno de uma restauração. São frequentes as dúvidas sobre como preparar a superfície interna de uma restauração antes do processo de cimentação.

Tudo fica mais claro quando entendemos o mecanismo de condicionamento interno da superfície cerâmica. Para restaurações minimamente invasivas, como os fragmentos e as lentes de contato, devemos optar pelas cerâmicas ácido-sensíveis – aquelas que sofrem alteração de superfície quando condicionadas com ácido fluorídrico a 10%, pois esse processo aumenta a adesão da restauração ao dente.

As cerâmicas ácido resistentes, como a zircônia, são contraindicadas para as restaurações minimamente invasivas, pois não sofrem alteração de superfície quando condicionadas com ácido hidrofluorídrico a 10%. Em razão disso, apresentam adesividade reduzida quando comparadas às cerâmicas ácido-sensíveis.

Evidencia-se, portanto, que a melhor opção são as cerâmicas ácido-sensíveis, uma vez que as restaurações minimamente invasivas dependem de alta adesividade para permanecerem estáveis após a cimentação adesiva sobre a estrutura dental.

Veremos agora a diferença de condicionamento entre as três principais cerâmicas usadas no mercado odontológico, já mencionadas.

1. CERÂMICAS FELDSPÁTICAS

2. CERÂMICAS À BASE DE FLUORAPATITA

3. CERÂMICAS DE DISSILICATO DE LÍTIO

A diferença essencial no processo de condicionamento interno das cerâmicas está no tempo de utilização do ácido hidrofluorídrico. É de extrema importância respeitar rigorosamente esse tempo, pois em casos de subutilização estaremos provocando a diminuição da adesividade. Já a sobreutilização resultará em redução da resistência final da restauração.

RESTAURAÇÕES CERÂMICAS

MATRIZ VÍTREA

FASE CRISTALINA

Resistência .... Resistência

	FELDSPÁTICAS	FLUORAPATITA	DISSILICATO DE LÍTIO
Morfologia	MENOR	MENOR	ALONGADA
Resistência	–	–	+

As cerâmicas de dissilicato de lítio devem ter um tempo de condicionamento menor em comparação às outras já citadas. Tal fato deve-se à morfologia dos cristais e ao processo de ligação entre esses cristais.[5]

Os cristais de dissilicato de lítio apresentam-se em forma de bastonetes e ligam-se formando uma espécie de malha. O processo de condicionamento com ácido fluorídrico tem a função de remover uma pequena porção dos cristais cerâmicos, formando poros que serão preenchidos, na sequência, com a aplicação de silano e adesivo.

A utilização do ácido fluorídrico por um tempo maior na superfície do dissilicato resultaria na remoção de grandes porções de cristais – já que, como mencionado, esses cristais estão ligados entre si em forma de malha. Nisso reside a importância de nunca exceder o tempo de condicionamento com ácido, evitando assim redução na resistência da cerâmica.

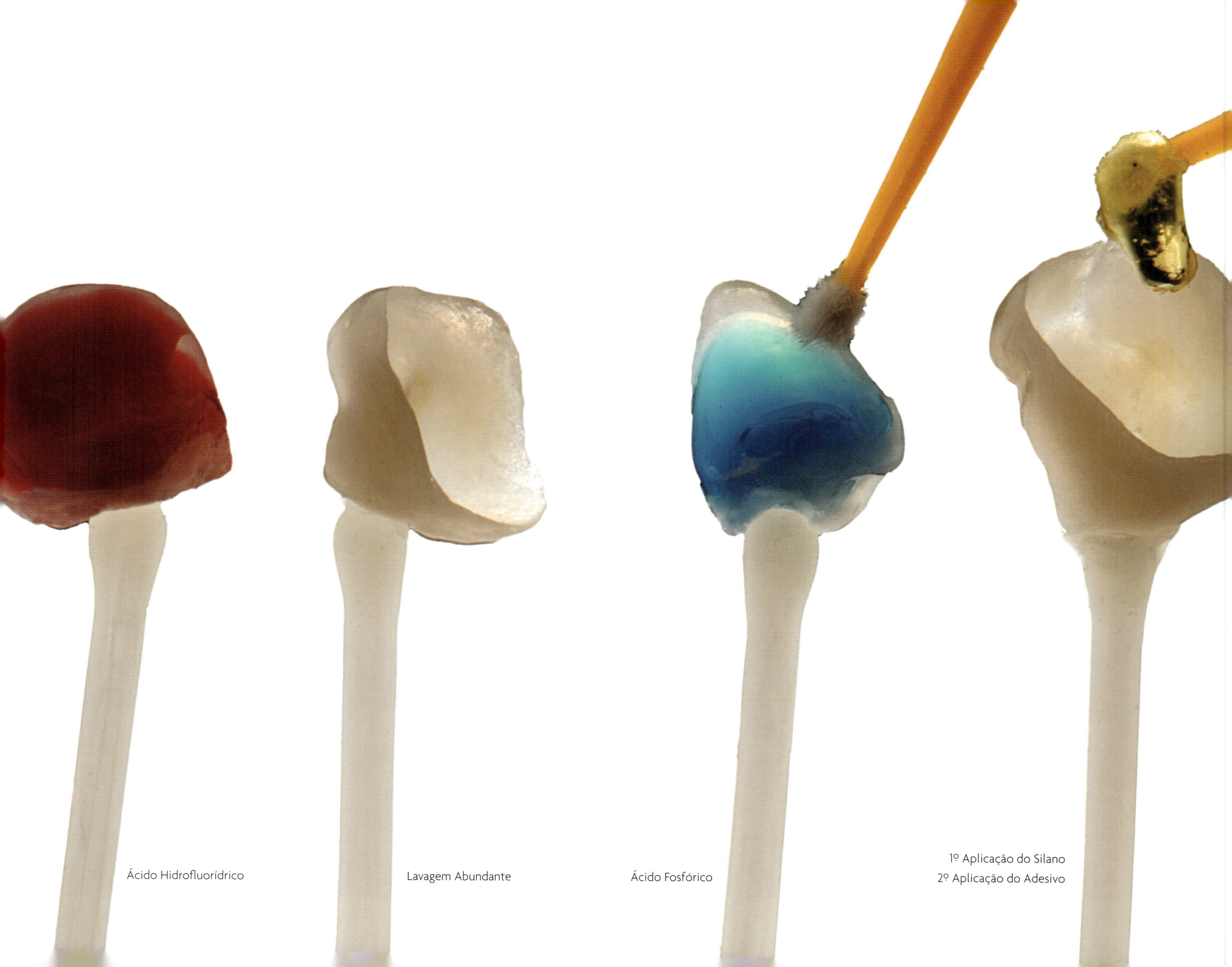

Ácido Hidrofluorídrico

Lavagem Abundante

Ácido Fosfórico

1º Aplicação do Silano

2º Aplicação do Adesivo

90 SEGUNDOS

CONDICIONAMENTO - À BASE DE FLUORAPATITA / FELDSPÁTICA

1. Ácido hidrofluorídrico a 10% - 90 segundos
2. Lavagem abundante com água corrente/secar
3. Limpeza com ácido fosfórico a 35% (esfregar a superfície por 10 segundos)
4. Lavagem abundante com água corrente/secar
5. Ultrassom com água destilada 5 minutos/secar
6. Aplicação do silano - 1 minuto
7. Secar a 100 graus centígrados por 1 minuto ou 2 minutos com secador de cabelo
8. Aplicação do adesivo - não polimerizar

20 SEGUNDOS

CONDICIONAMENTO - DISSILICATO DE LÍTIO

1. Ácido hidrofluorídrico a 10% - 20 segundos
2. Lavagem abundante com água corrente/secar
3. Limpeza com ácido fosfórico a 35%(esfregar a superfície por 10 segundos)
4. Lavagem abundante com água corrente/secar
5. Ultrassom com água destilada 5 minutos/secar
6. Aplicação do silano - 1 minuto
7. Secar a 100 graus centígrados por 1 minuto ou 2 minutos com secador de cabelo
8. Aplicação do adesivo - não polimerizar

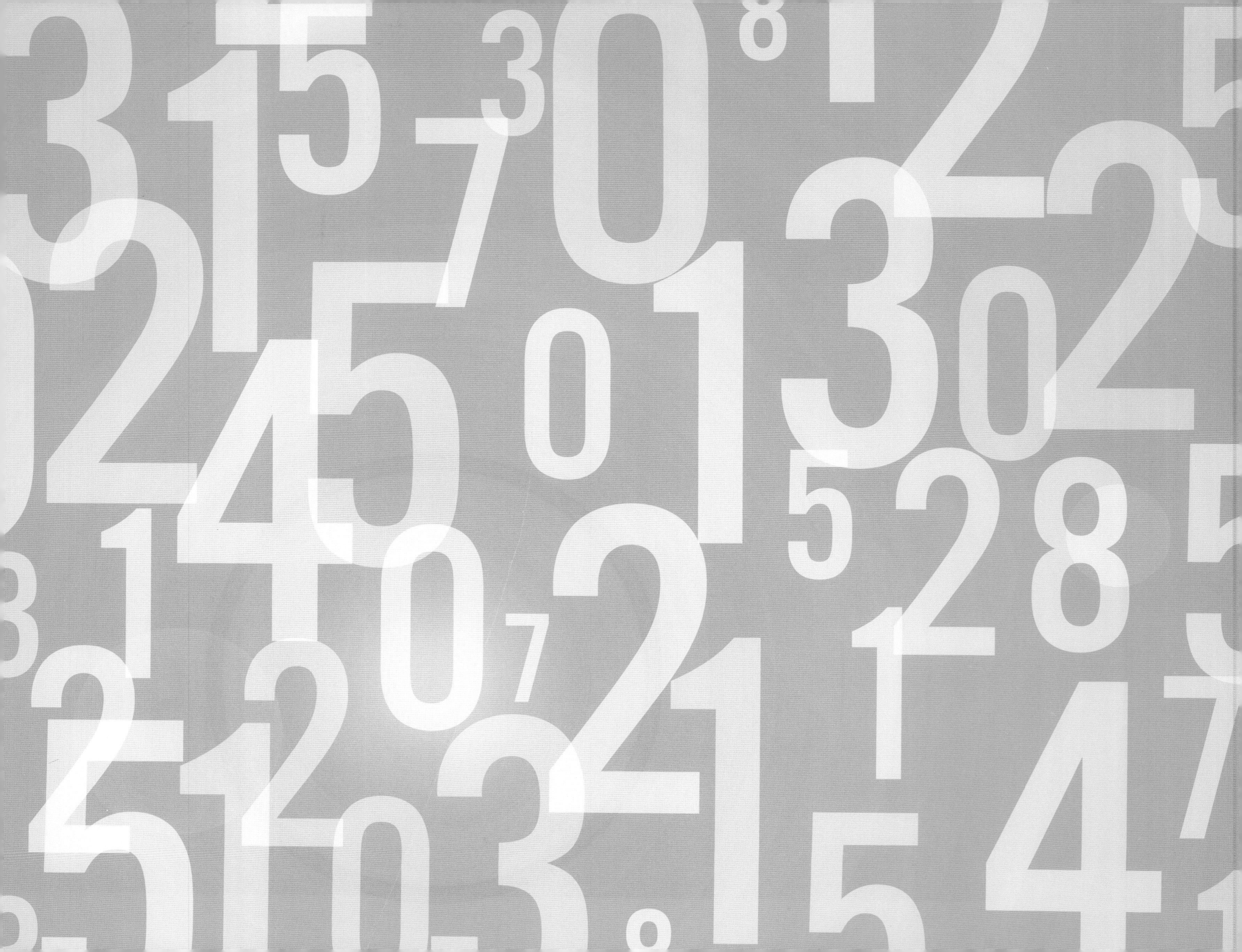

6 PASSO A PASSO

ACOMPANHANDO UM CASO DO INÍCIO AO FIM

Vamos agora acompanhar um caso passo a passo, desde o planejamento até a finalização com restaurações cerâmicas minimamente invasivas.

Nosso planejamento está sempre condicionado à adoção da metodologia apresentada no livro "A Arquitetura do Sorriso". O Ateliê Oral segue à risca esse protocolo, procedimento que assegura previsibilidade plena em nossos tratamentos.

6.1 ANÁLISE DO CASO E PLANEJAMENTO

O primeiro passo é a consulta inicial, já com uma série de procedimentos. Um deles são as moldagens em silicone de adição.

Na consulta inicial também são realizados o arco facial, uma série de fotografias digitais e documentações radiográficas, informações que ajudarão no planejamento do caso e também a definir a sequência clínica de atendimento.

O planejamento do caso levou em consideração as queixas do paciente, que não gostava dos diastemas que existiam entre os dentes anteriores. Para solucionar esse problema, a equipe do Ateliê Oral pensou inicialmente em um tratamento conservador, com o uso de fragmentos parciais cerâmicos nos dentes 13/12/11/21/22/23.

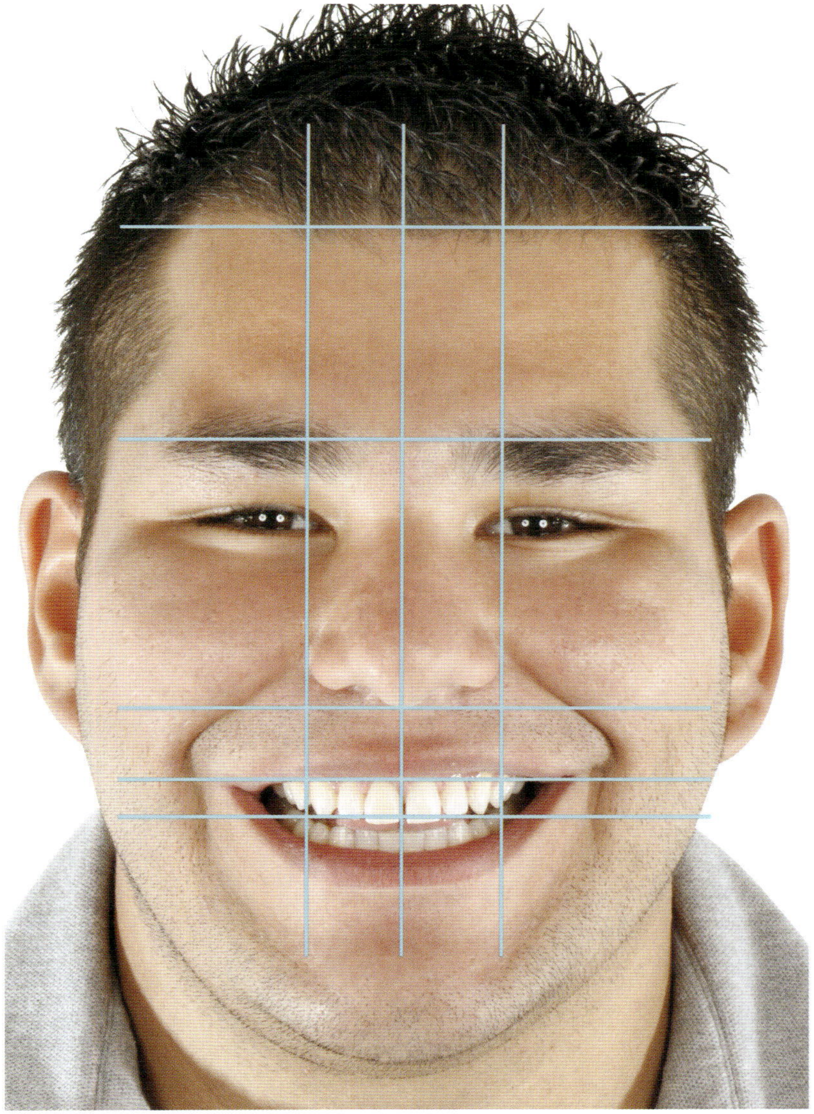

SERIA POSSÍVEL ADOTAR TAL SOLUÇÃO? A RESPOSTA É OBTIDA COM UM ENCERAMENTO DIAGNÓSTICO, REALIZADO PELO LABORATÓRIO A PARTIR DAS INFORMAÇÕES PASSADAS EM DETALHES PELO DENTISTA.

Deve-se ressaltar que é de inteira responsabilidade do dentista orientar o laboratório em relação às mudanças necessárias no sorriso. Não basta simplesmente encaminhar um modelo e deixar a critério do técnico o que fazer.

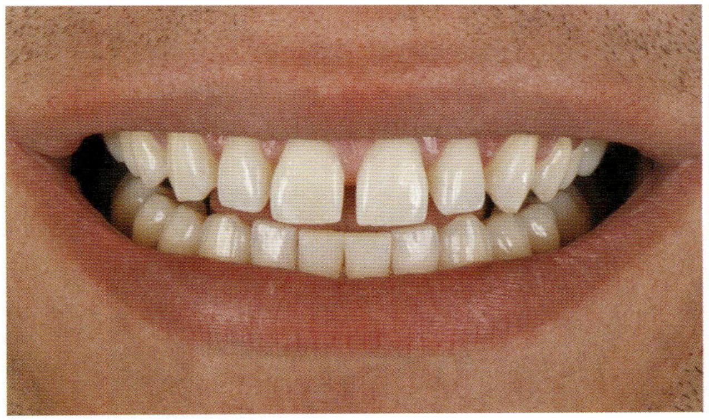

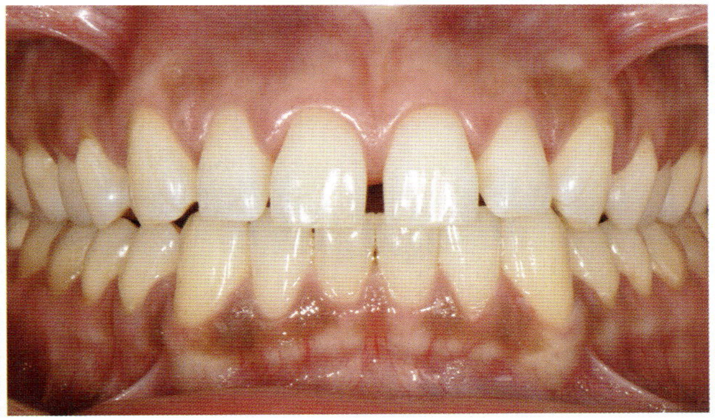

Acompanhe o vídeo PRECISION - PRIMEIRA CONSULTA no site **www.atelieoral.com.br**

Abaixo segue um modelo de planejamento que encaminhamos ao laboratório com o objetivo de obter uma comunicação clara e efetiva entre dentista e técnico:

PLANEJAMENTO ENCERAMENTO

1. Encerar, por adição (acréscimo de cera), dentes 13/12/11/21/22/23.
2. Fechar diastemas existentes entre os dentes anteriores fazendo acréscimo de cera na mesial dos elementos, lembrando de manter a proporção dos dentes.
3. Nos caninos 13/23, devolver guias caninos se necessário.
4. Programar sobrecontorno nos fragmentos permitindo, no momento do acabamento pós-cimentação, o mascaramento da linha da restauração nas regiões de textura dos dentes.

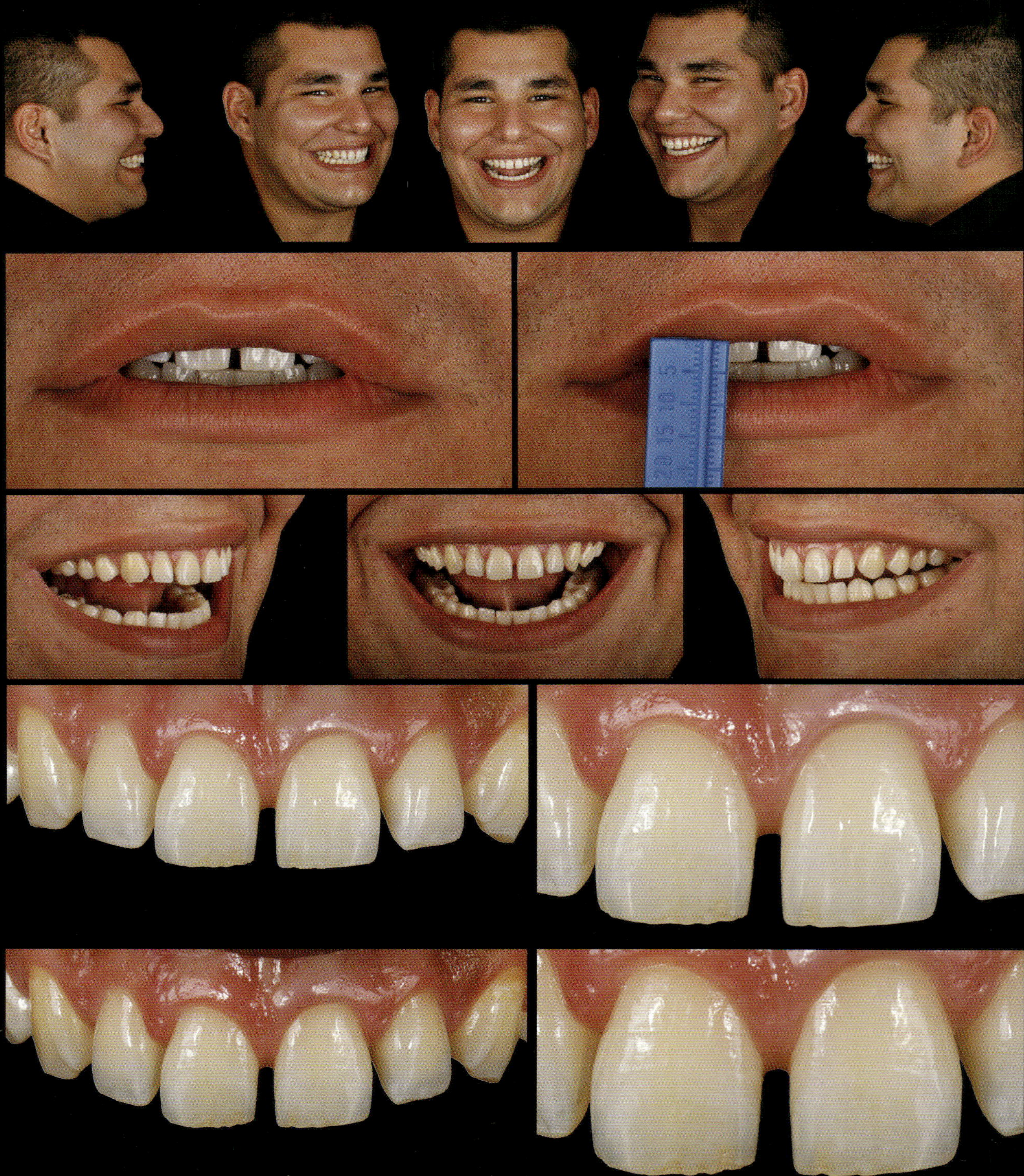

6.2 ENCERAMENTO DIAGNÓSTICO

Chegou o momento de o técnico demonstrar suas habilidades e entendimento sobre o planejamento elaborado pelo dentista.

MAS SERÁ QUE SOMENTE UM DESCRITIVO COMO O DEMONSTRADO AO LADO É SUFICIENTE PARA A REALIZAÇÃO DE UM TRABALHO DE EXCELÊNCIA?

Claro que não! Também é preciso fornecer informações visuais ao técnico. Repassar as fotografias realizadas pelo dentista na primeira consulta certamente facilitará o entendimento em detalhes do planejamento inicial, como mostrado ao lado.

A boa comunicação clínica-laboratório é fundamental para a execução de um trabalho de excelência, com alto índice de previsibilidade. O laboratório deve estar familiarizado com a metodologia de trabalho citada anteriormente e descrita em detalhes no livro "A Arquitetura do Sorriso".

O laboratório tem o desafio de criar um excelente modelo de trabalho para que o técnico possa colocar em prática toda a sua arte. A garantia de entrega de um trabalho com máxima precisão é obtida respeitando-se cada etapa da fase laboratorial, desde a pesagem do gesso em balança de alta precisão até a forma como esse modelo é armazenado, para que não sofra alterações que venham a comprometer o resultado final.

No caso que estamos analisando, o enceramento foi realizado pela técnica aditiva[6], em que somente acrescentamos cera, sem efetuar qualquer tipo de desgaste. O intuito é avaliar a possibilidade de executar a técnica de fragmentos parciais, preservando ao máximo a estrutura dental do paciente.

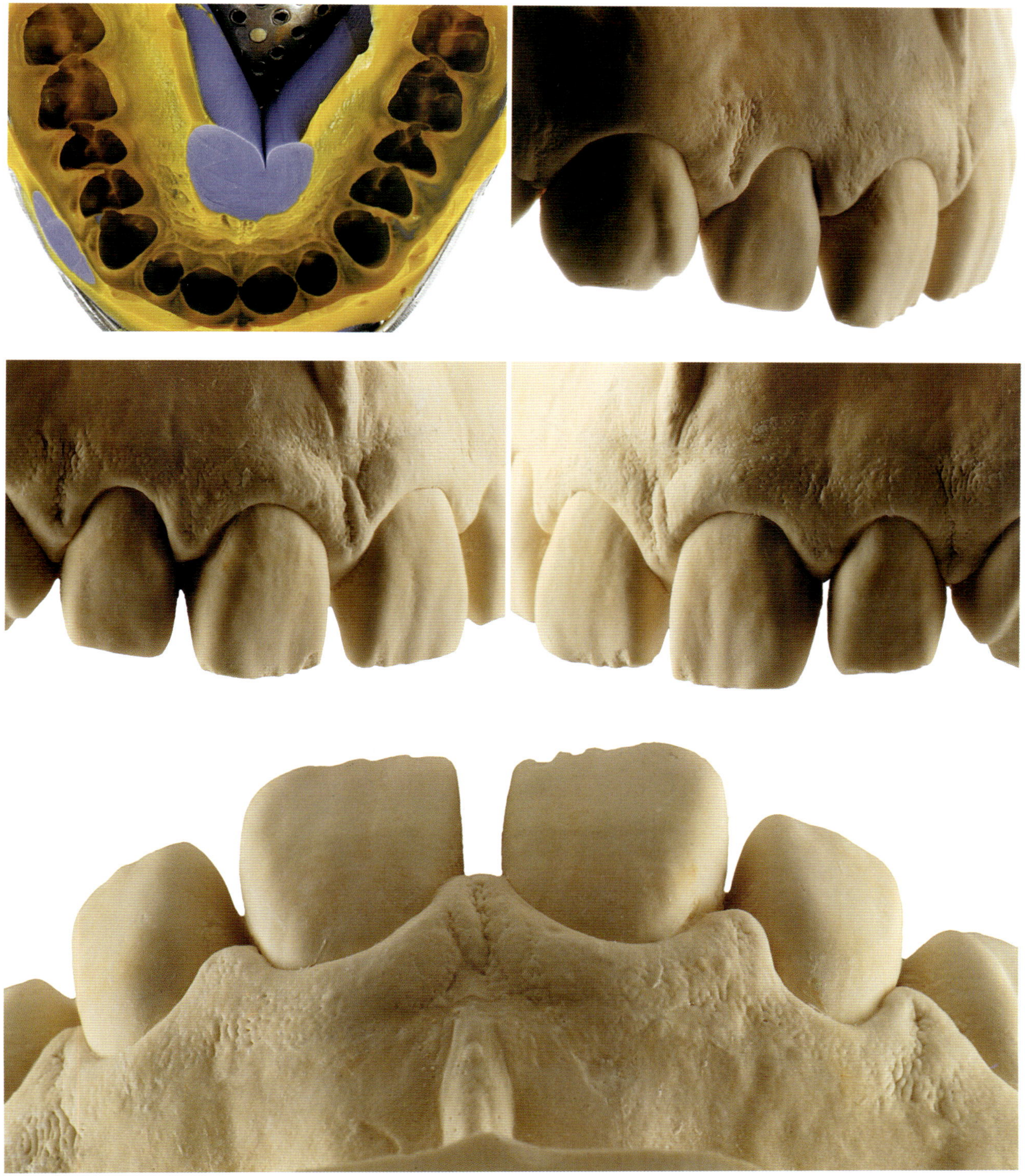

Moldagem e modelo iniciais.

O resultado final do enceramento pode ser visto nas figuras ao lado.

VALE SALIENTAR QUE A NOVA PROPORÇÃO E TEXTURA CRIADAS PARA O PACIENTE FORAM DEFINIDAS A PARTIR DA ANÁLISE FACIAL E DA ANÁLISE DO MODELO ORIGINAL, GARANTINDO MÁXIMA NATURALIDADE AO SORRISO DO PACIENTE.

Cabe ao técnico, agora, repassar ao dentista o projeto realizado. Juntamente com o modelo encerado, o laboratório deve enviar muralhas de silicone, a serem aplicadas sobre o modelo encerado para servirem de guia para a análise de espaço das futuras restaurações – muralha palatina. Uma muralha total também é confeccionada para utilização como meio de transferência do enceramento para a boca do paciente.

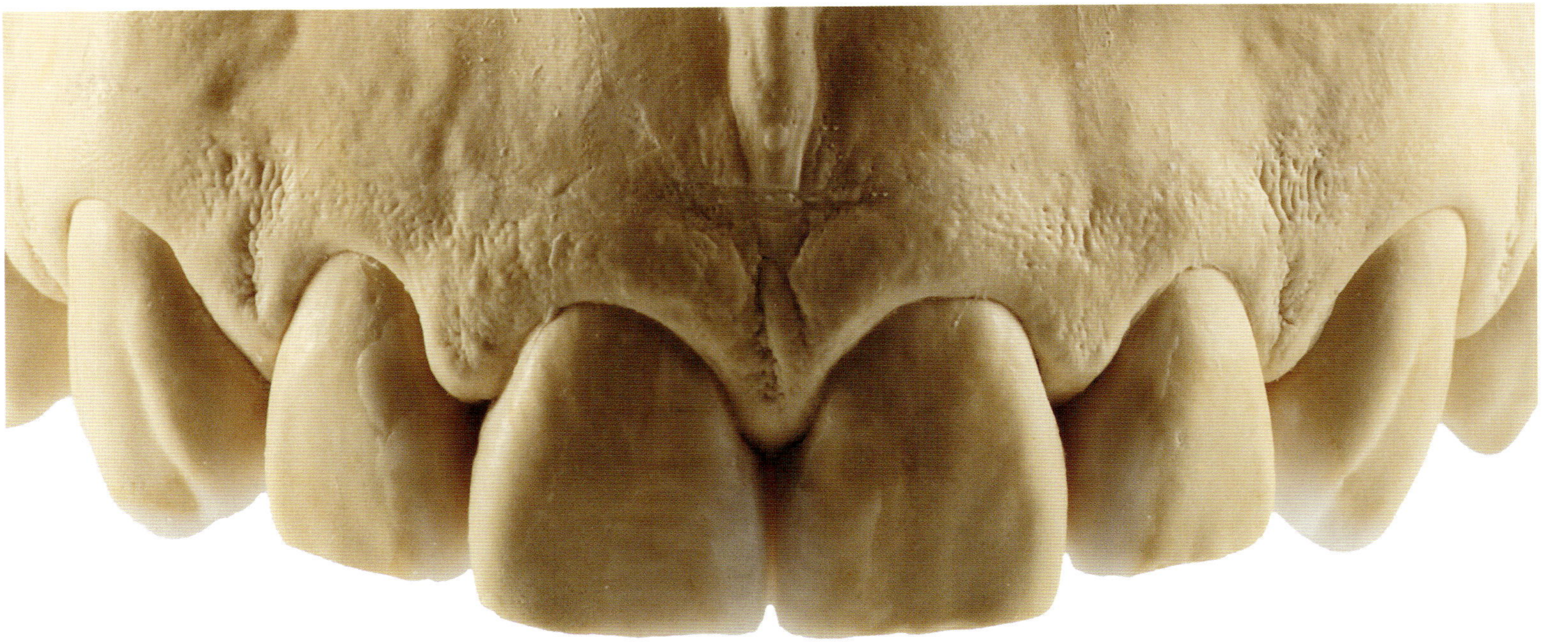

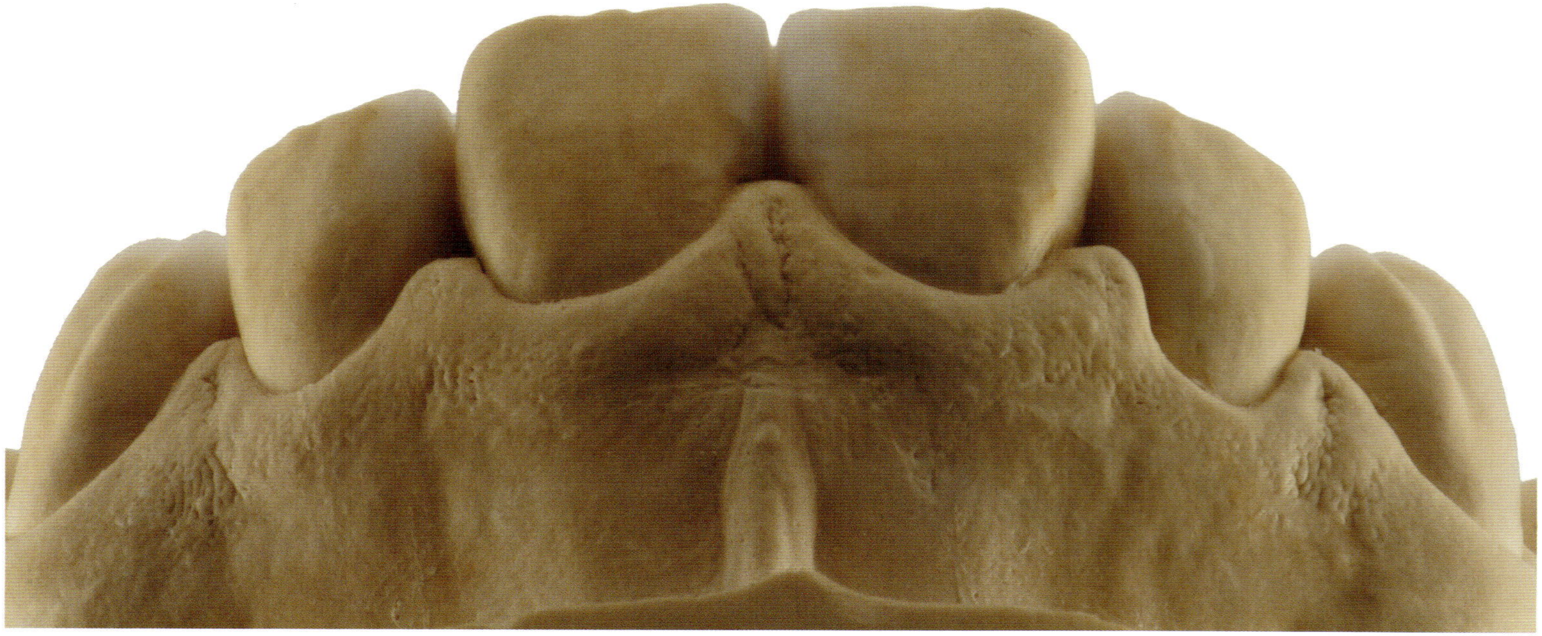

6.3 TEST-DRIVE

Em projetos de arquitetura, a etapa chamada de "maquete"[7], tem o objetivo de tornar visível aos olhos do cliente o projeto elaborado pelo arquiteto. Em Odontologia, a etapa chamada de "test-drive" tem esse mesmo objetivo: materializar aos olhos do paciente como será o seu novo sorriso. Toda essa metodologia está descrita em detalhes no livro "A Arquitetura do Sorriso".

A etapa do test-drive é obrigatória em todos os casos realizados pelo Ateliê Oral. Só assim asseguramos previsibilidade plena do resultado final do tratamento. Essa etapa torna-se indispensável também pelo fato de que algumas das informações necessitadas pelo técnico de laboratório só são obtidas após o test-drive.

O test-drive é realizado com resina bisacrílica, um material altamente estético, de fácil utilização e com máxima fidelidade de reprodução.

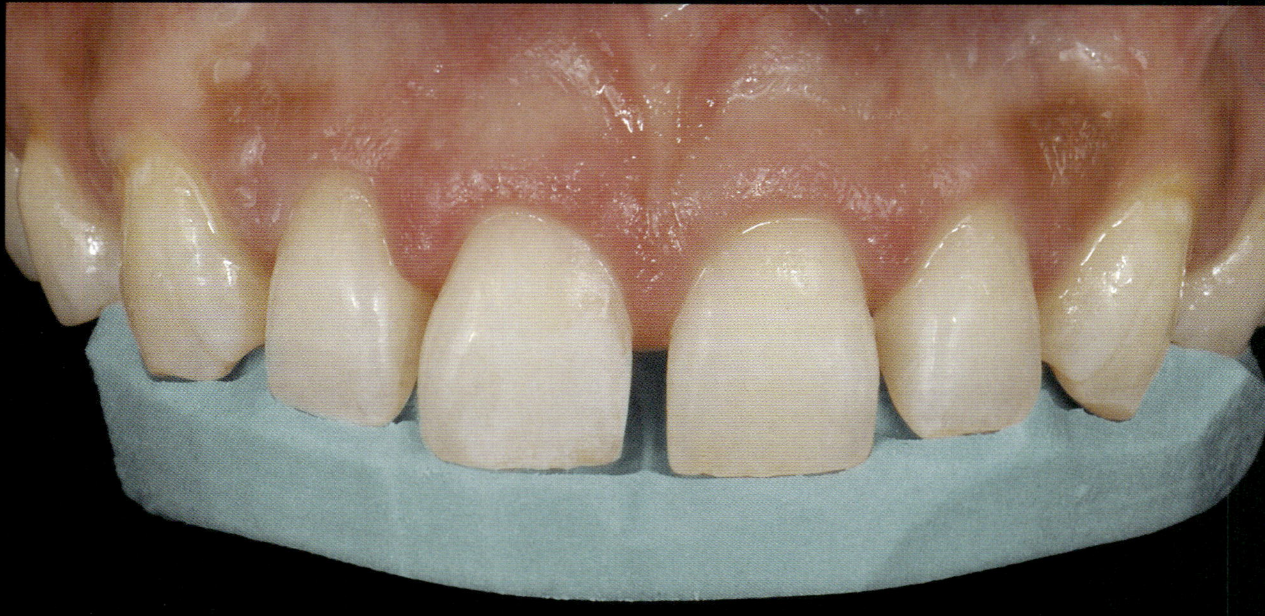

Uma muralha palatina de silicone foi realizada no modelo de enceramento. A muralha é levada à boca do paciente com o objetivo de observação dos espaços existentes para as futuras restaurações.

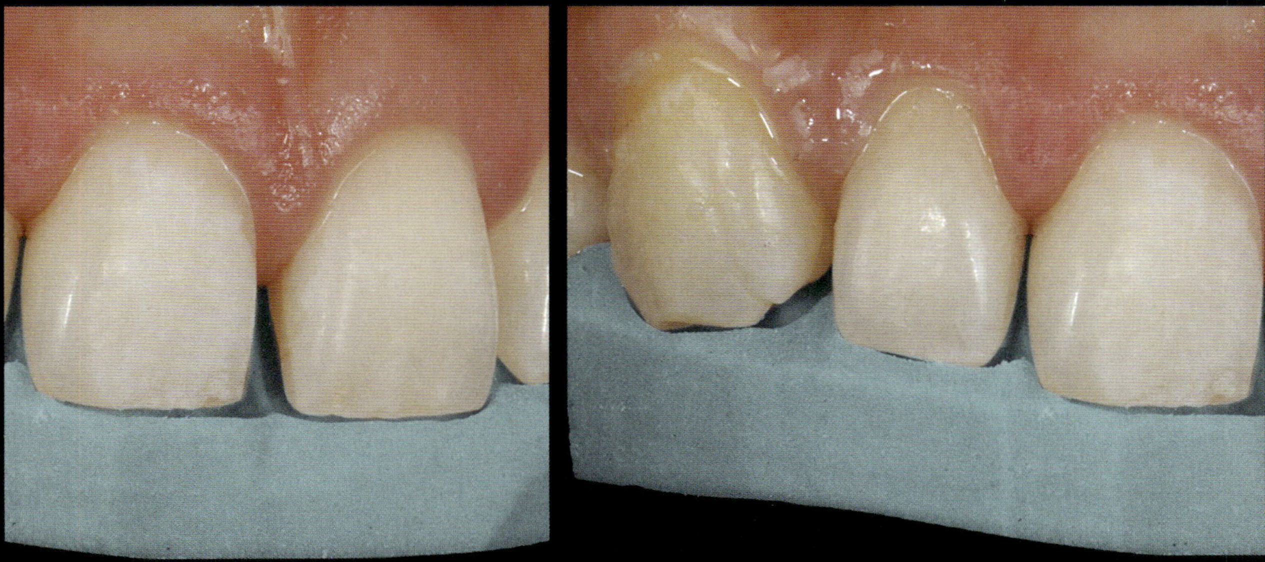

Cada dente incluído no projeto é conferido para ajudar o dentista a entender o eixo de inserção da futura restauração – se existe espaço suficiente para a restauração e se é necessário ou não algum preparo ou remoção de retenções. No caso acima, observou-se, durante o procedimento clínico com a muralha palatina, a existência de espaço e eixo de inserção para futura restauração, sendo desnecessário qualquer tipo de preparo dental.

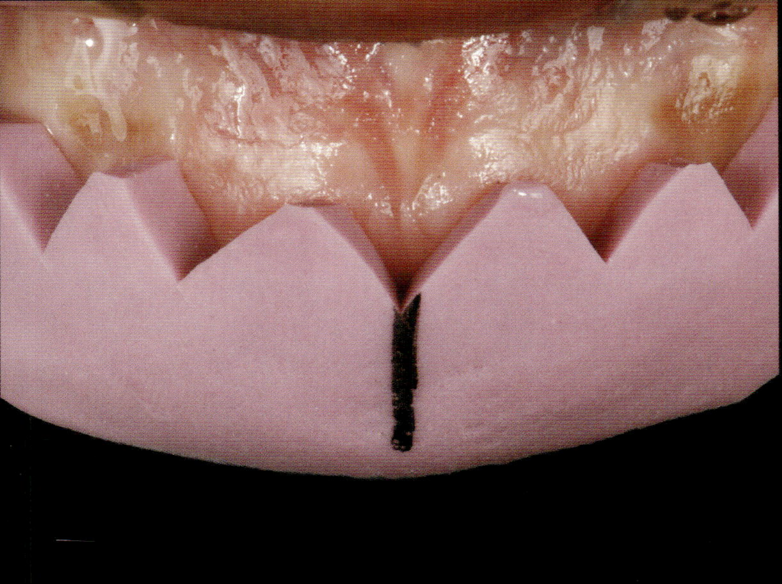

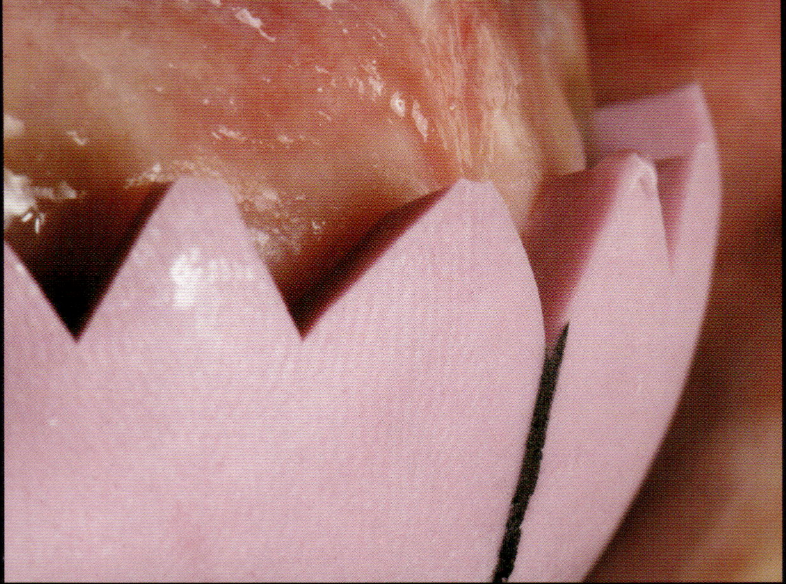

Chamamos a atenção para o recorte cervical realizado na muralha. Esse procedimento tem o objetivo de facilitar a remoção dos excessos grosseiros da resina bisacrílica. O recorte deve acompanhar a região cervical de cada dente e, nas regiões proximais, o contorno das papilas. A garantia de um assentamento passivo da muralha total é o que assegura a fidelidade na transferência das informações do modelo para a boca do paciente. Uma prova da muralha é, portanto, realizada previamente ao procedimento. Observe como a muralha está totalmente assentada sobre os dentes e a gengiva.

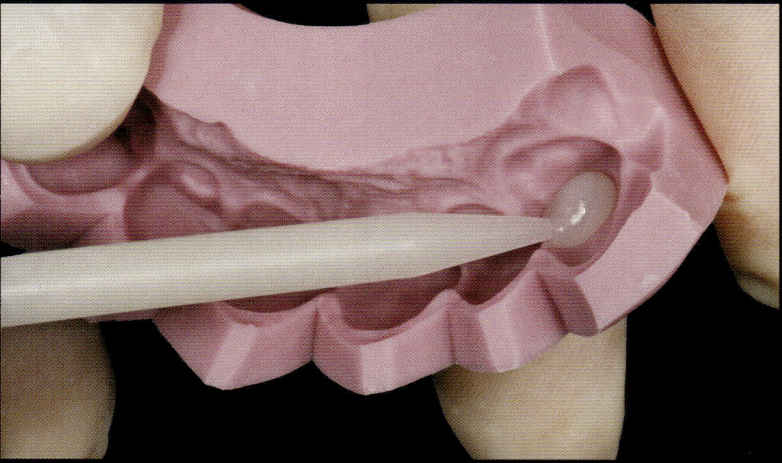

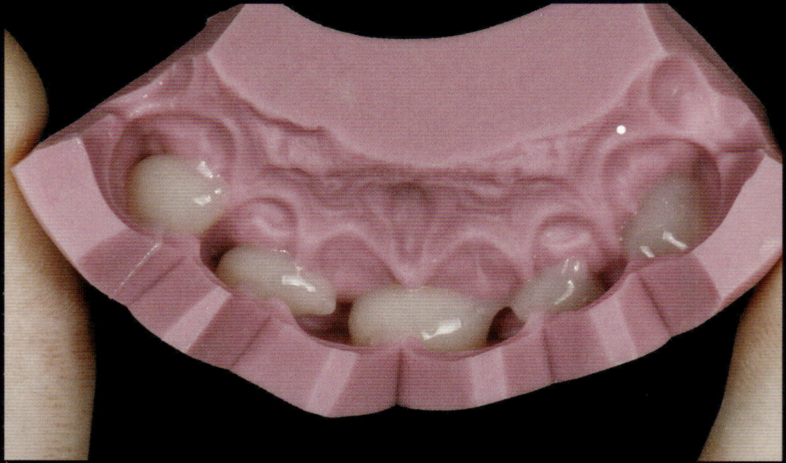

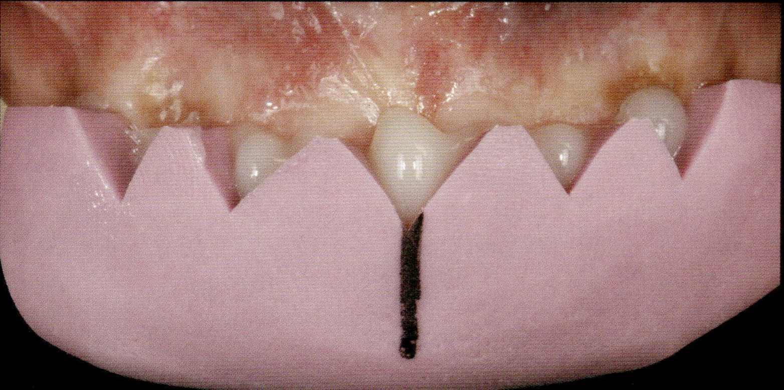

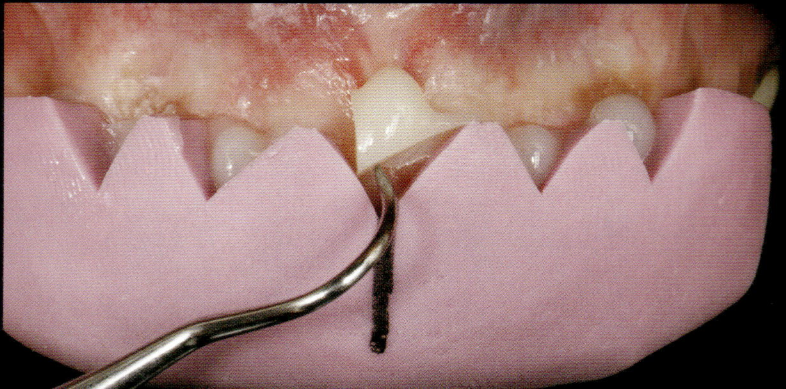

A inserção da resina bisacrílica na muralha deve ser realizada somente nas regiões que foram enceradas, evitando-se assim desperdício de material e facilitando o processo de acabamento. Uma vez feito o preenchimento, o conjunto é levado à boca do paciente e deverá permanecer em posição por três minutos. Durante esse tempo, os excessos grosseiros, que saíram pelos recortes criados na muralha, são removidos antes da polimerização total da resina com um

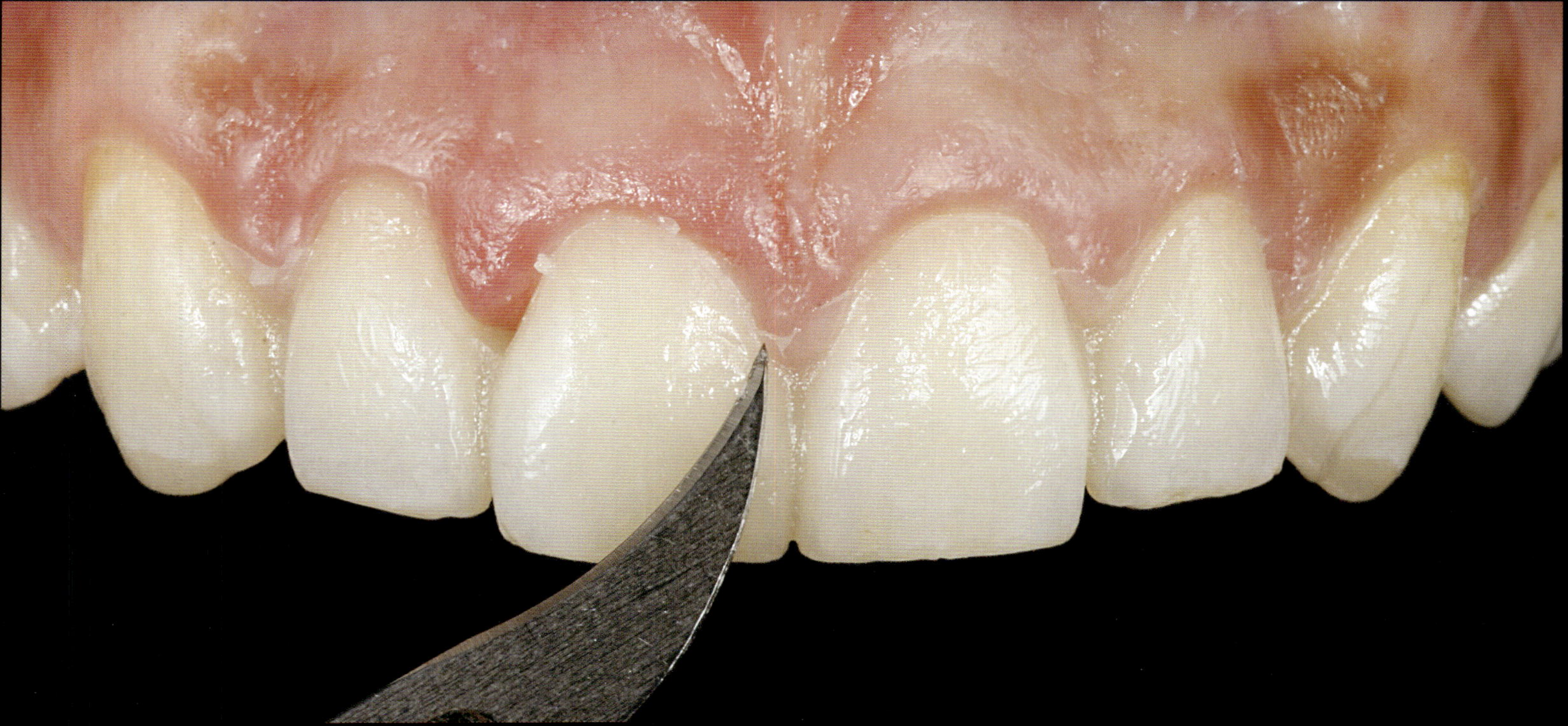

Após os três minutos, a muralha é retirada da boca do paciente. Os excessos de resina ainda existentes são removidos com uma lâmina de bisturi, sempre com o cuidado de não causar qualquer injúria ao tecido gengival.

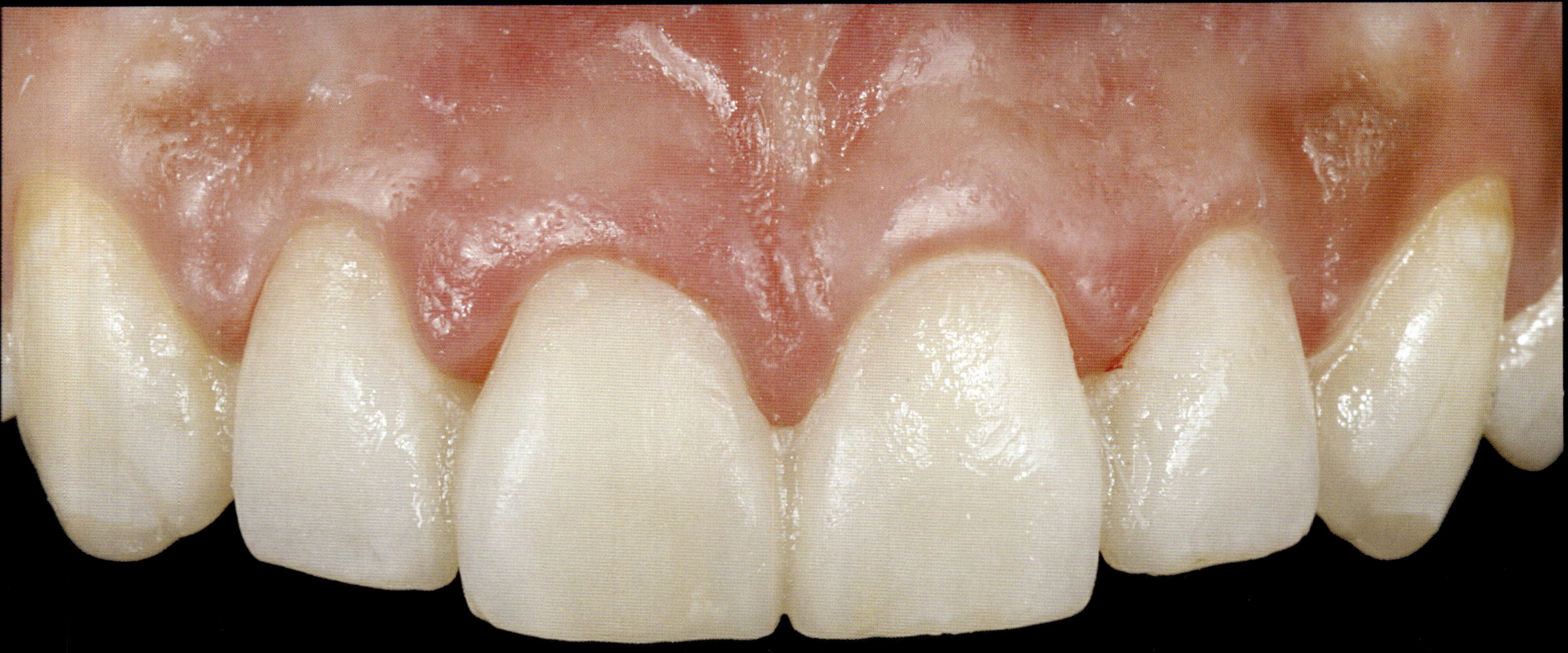

Caso o projeto seja aprovado pelo paciente, estamos liberados a entrar na etapa de confecção das restaurações definitivas. Caso a resposta seja negativa, um novo projeto é elaborado e um novo test-drive realizado. Essa repetição se dará até que paciente e profissional cheguem a um consenso em torno do resultado estético obtido.

Muitas dúvidas costumam surgir antes do passo seguinte:

- **É PRECISO CLAREAR OS DENTES DO PACIENTE?**
- **DEVE-SE REALIZAR PREPARO DENTAL?**
- **PRECISAMOS DE UMA NOVA MOLDAGEM?**

Acompanhe o vídeo PRECISION - TEST-DRIVE no site **www.atelieoral.com.br**

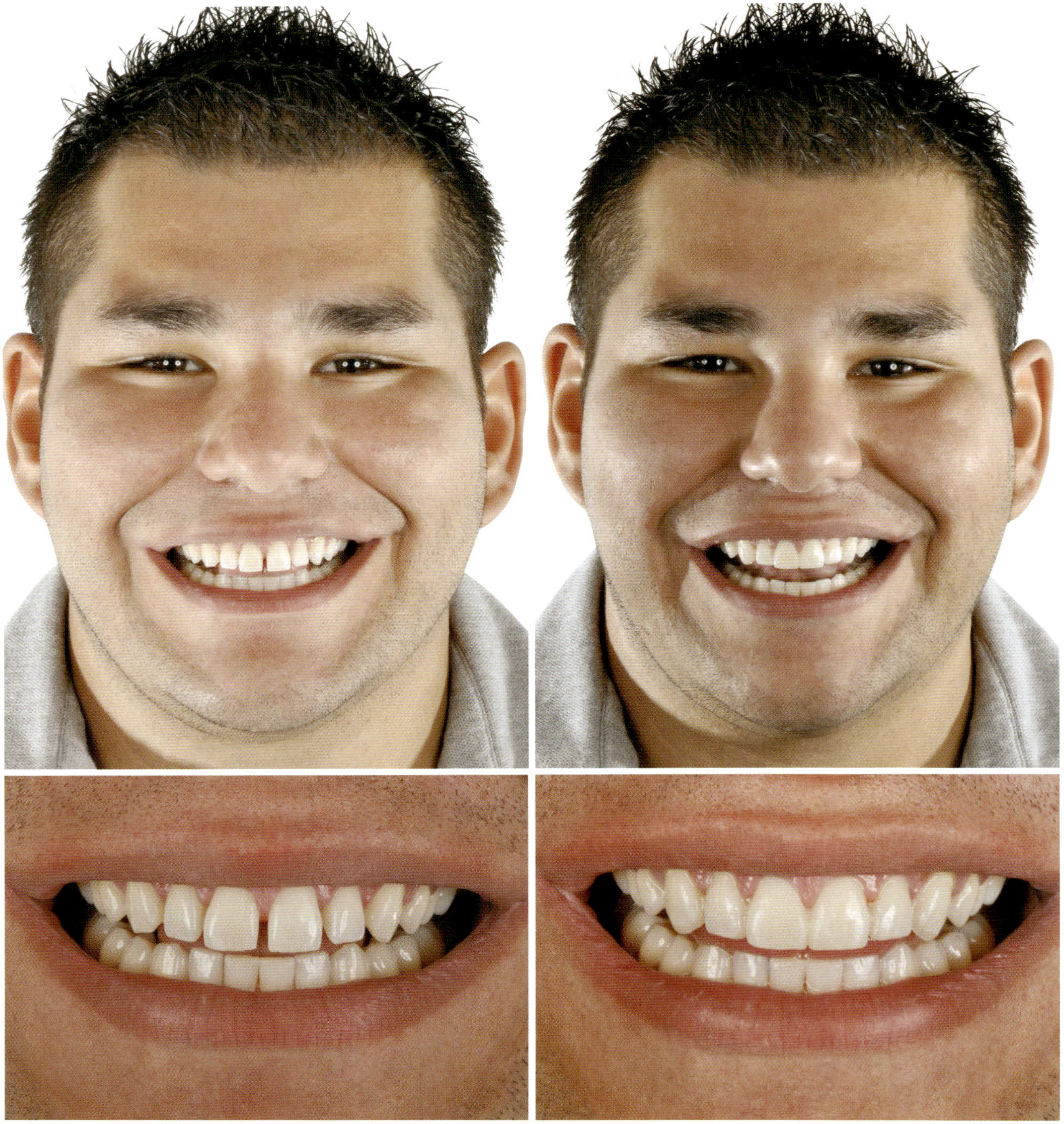

Antes e depois, confirmando que o projeto foi realizado corretamente.

VAMOS ESCLARECER CADA UMA DESSAS DÚVIDAS.

O clareamento prévio dos dentes é fundamental, uma vez que essas restaurações são extremamente finas e dependentes da cor do remanescente dental. Como mostrado na figura ao lado, as restaurações têm suas cores alteradas dependendo da cor do remanescente.

Em relação aos preparos dentais, neste caso não será necessário qualquer tipo de desgaste, uma vez que existia espaço e eixo de inserção para futura restauração, conforme demonstrado durante a fase de test-drive.

Como nada foi alterado na estrutura dental inicial do paciente, e como a moldagem inicial havia sido feita com silicone de adição, não é necessária uma nova moldagem. Pode-se utilizar a mesma moldagem para a execução das restaurações definitivas.

Vale lembrar que, caso seja realizado qualquer tipo de desgaste ou regularização da estrutura dental, uma nova moldagem com silicone de adição deve ser realizada para garantir a adaptação das restaurações.

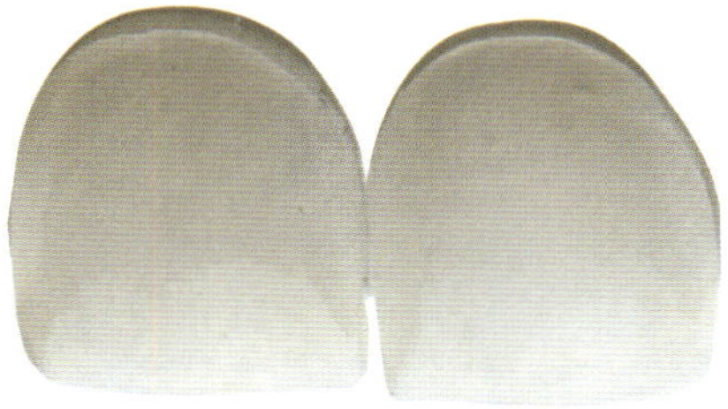

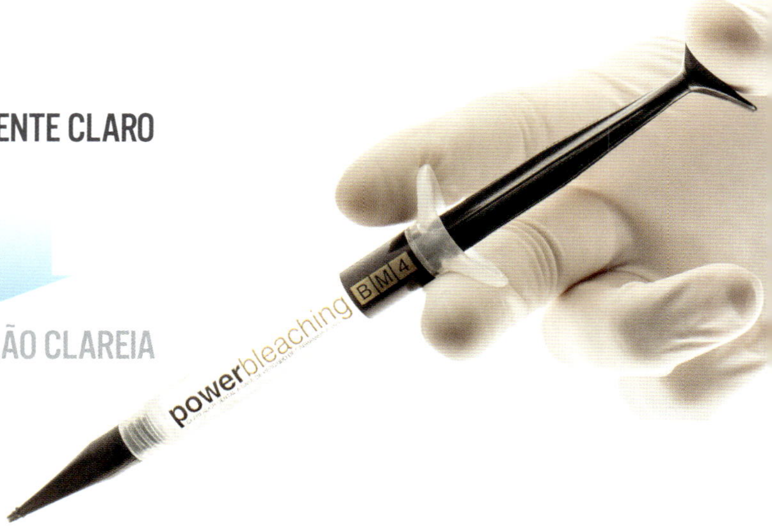

REMANESCENTE CLARO

RESTAURAÇÃO CLAREIA

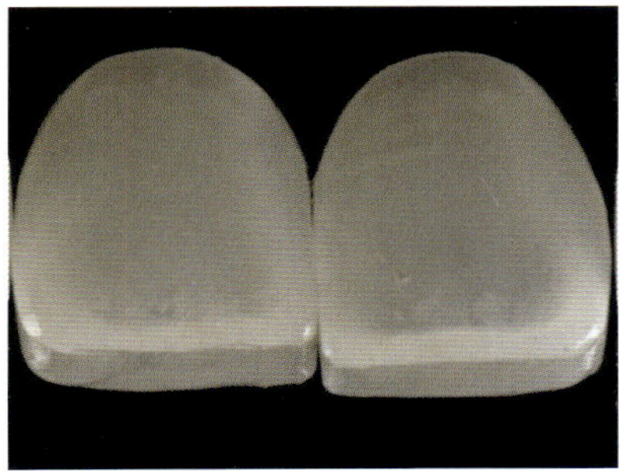

REMANESCENTE ESCURO

RESTAURAÇÃO ESCURECE

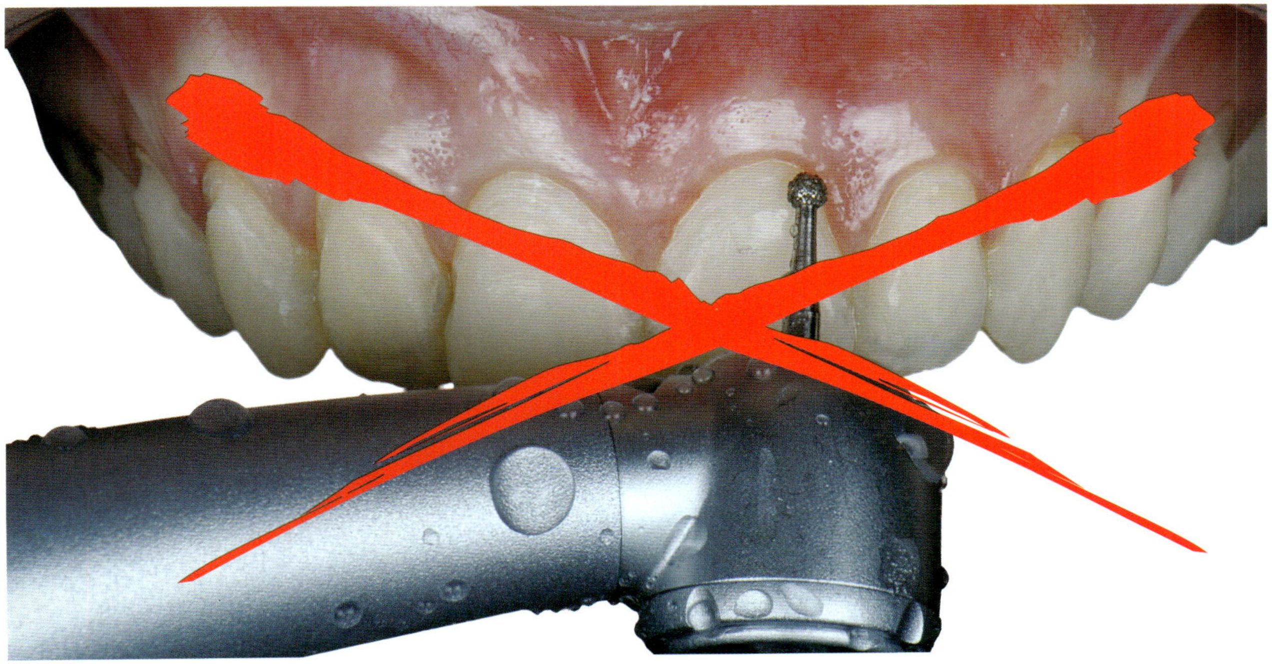

Preparo = eixo de inserção + espaço

6.4 LABORATÓRIO E CONFECÇÃO DAS RESTAURAÇÕES

A evolução das técnicas de Odontologia minimamente invasiva simplificou o trabalho do dentista, que não sofre mais com a dificuldade de criar preparos dentais geométricos, com inclinações de paredes ideais e muito menos com a traumatizante colocação de fios de afastamento gengival para as moldagens.

Em contrapartida, o trabalho do laboratório passou a ser bem mais minucioso, uma vez que, devido à delicadeza e fragilidade das restaurações, a complexidade de criar fragmentos parciais de cerâmica aumentou quando comparada à confecção de facetas cerâmicas.

O laboratório precisa trabalhar com máxima precisão. Para isso deve utilizar os melhores materiais, seguindo as orientações dos fabricantes para garantir a fidelidade do trabalho, principalmente quando se trata de restaurações extremamentes delicadas.

Iremos acompanhar a seguir o processo laboratorial necessário para a confecção dos fragmentos parciais cerâmicos. A cerâmica de eleição foi a de base em fluorapatita estratificada sobre refratário (D'Sign Ivoclar Vivadent).

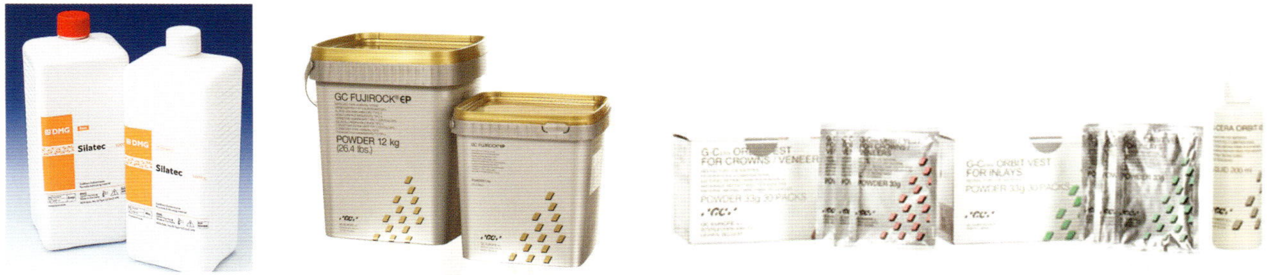

Produtos laboratoriais usados no processo.

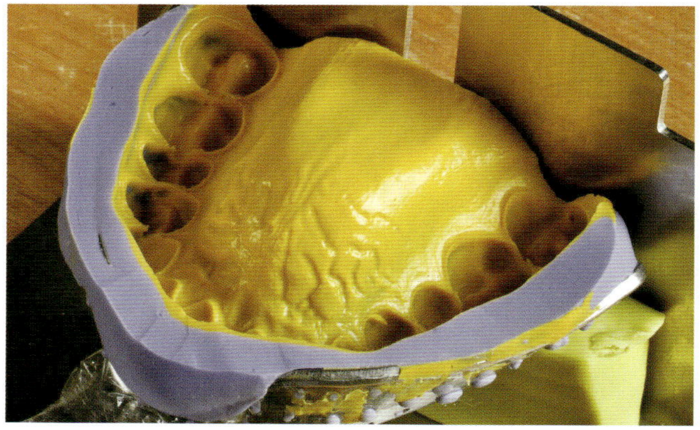

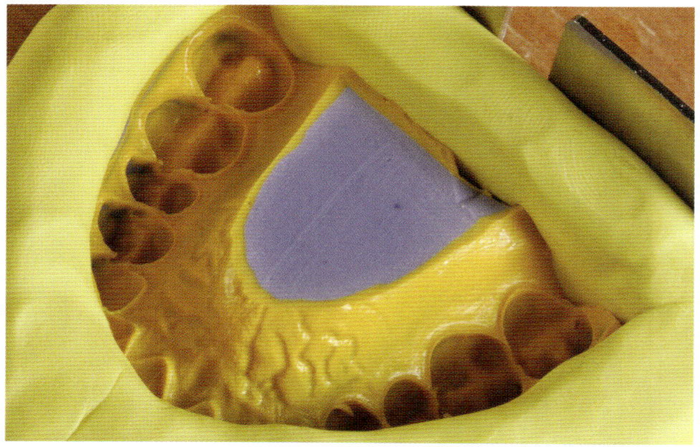

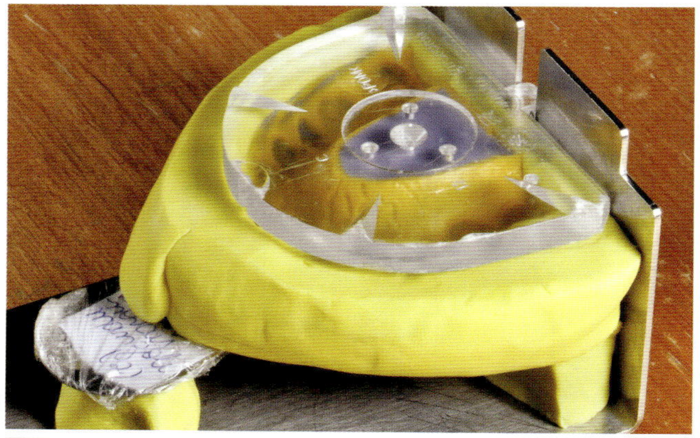

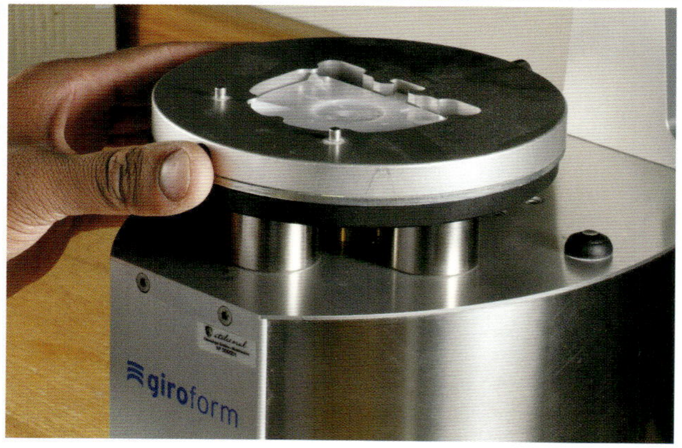

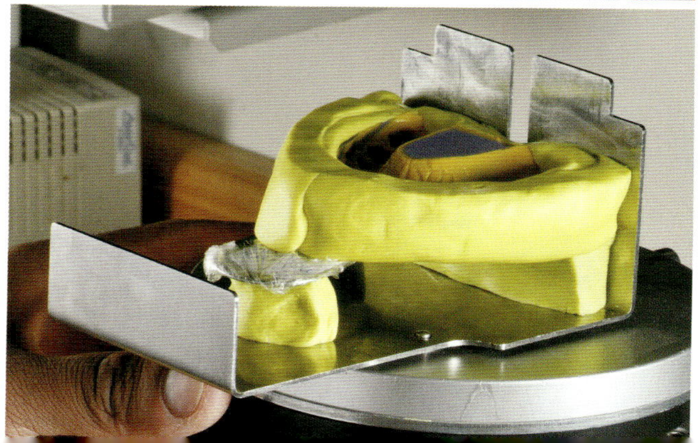

O vazamento da moldagem em silicone deve ser realizado com um gesso especial, seguindo as proporções de pó/líquido recomendado pelo fabricante. A espatulação deve ser realizada a vácuo, evitando bolhas no modelo. Esse primeiro modelo será troquelado e delimitado para a conferência da adaptação das restaurações definitivas.

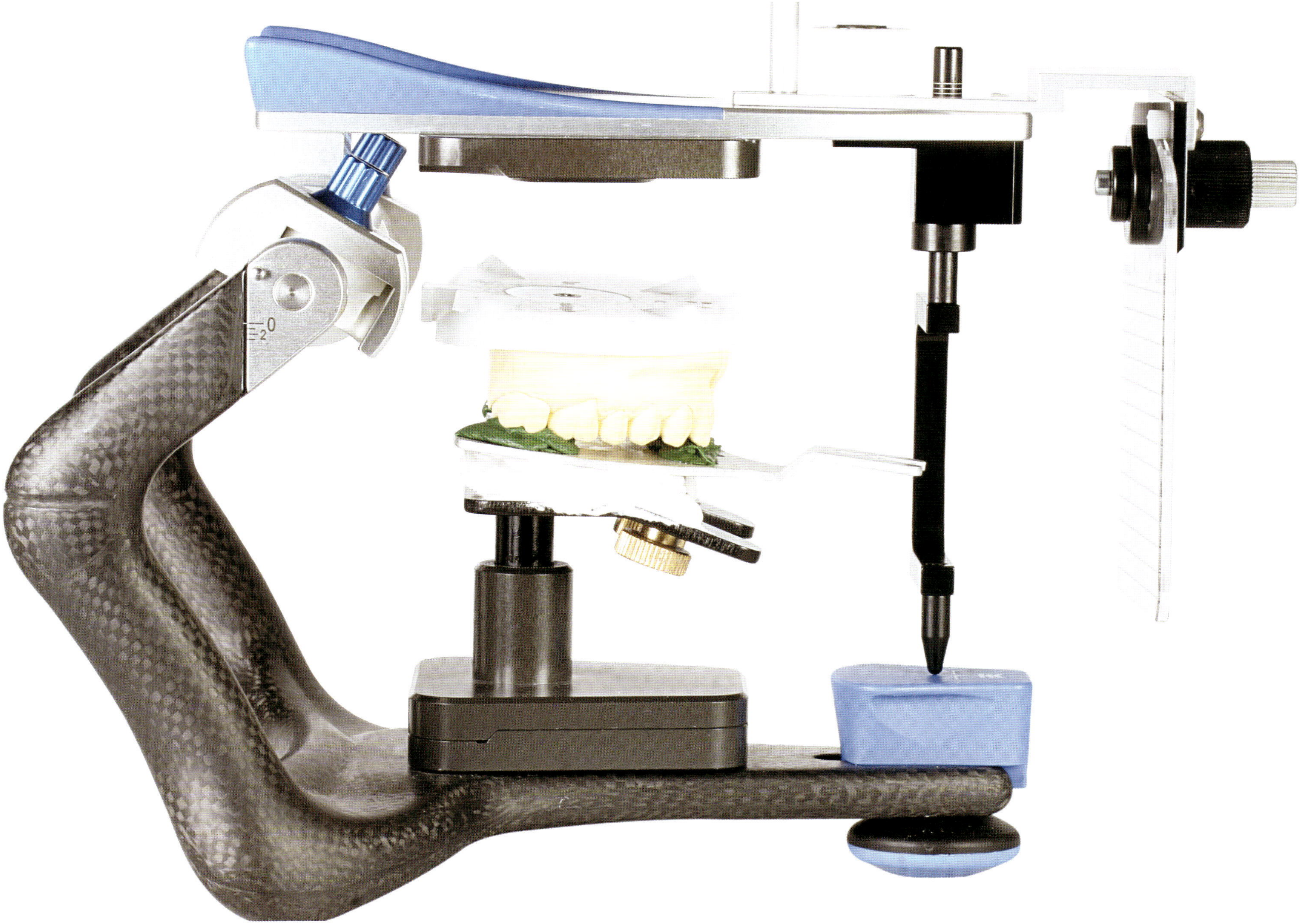

Uma segunda vazagem é realizada, também com gesso especial, para a criação de um modelo de contato rígido, que servirá para a conferência dos pontos de contato interproximais, ajuste de oclusãc e principalmente verif car a arquitetura gengival. Ambos os modelos serão montados em articulador Artex – Amanngirrbach.

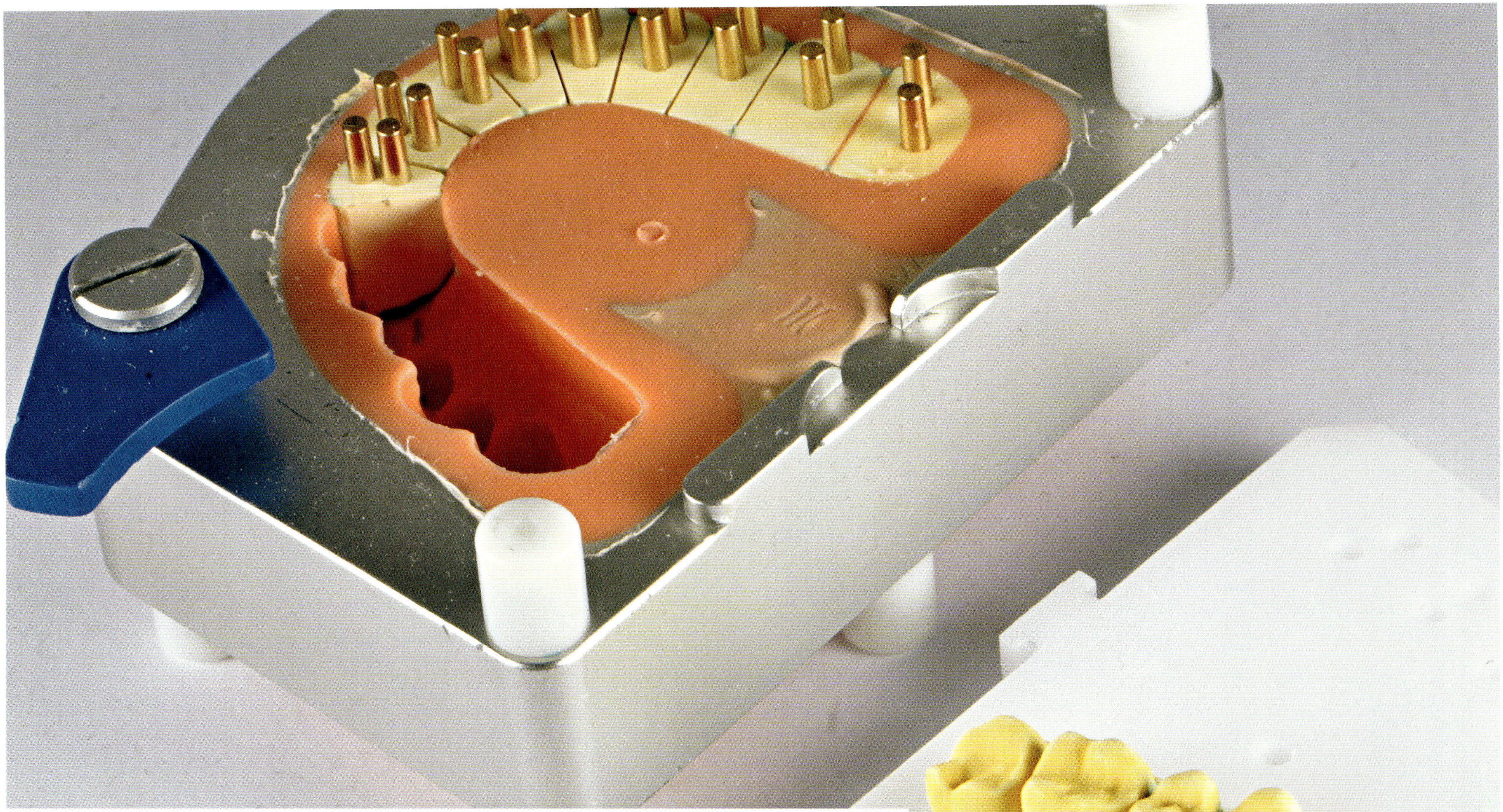

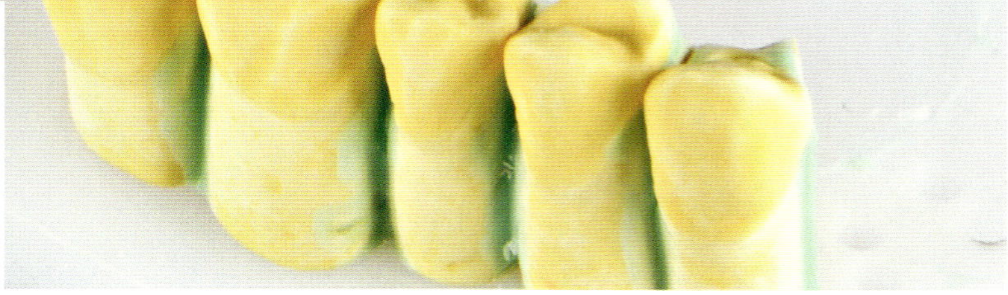

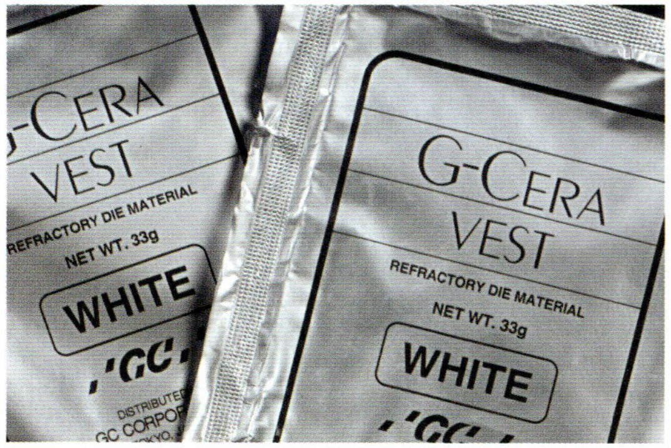

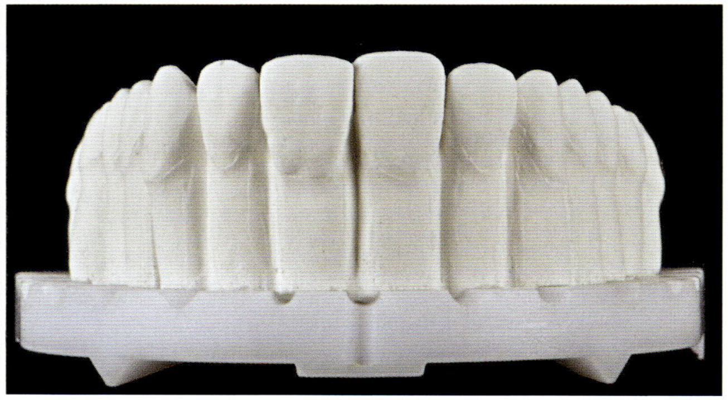

O passo seguinte é a confecção do modelo de refratário. Esse modelo é específico, pois suporta entrar no forno a altas temperaturas. É sobre esse modelo que a cerâmica será estratificada. Esse modelo tambem é montado em articulador Artex – Amanngirrbah.

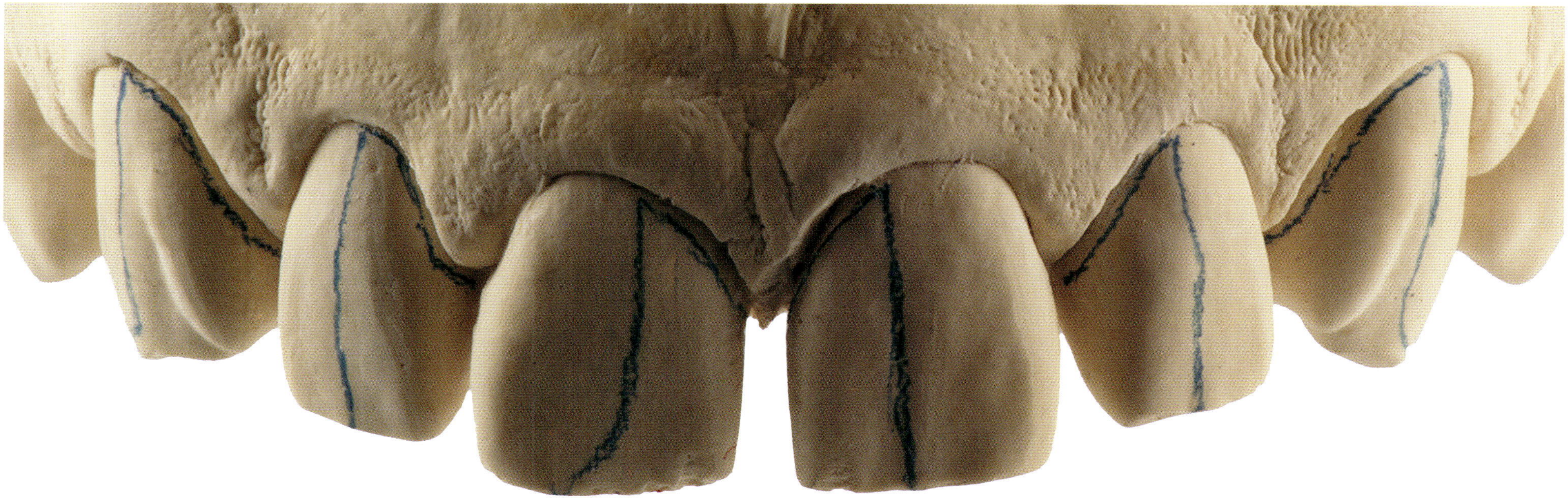

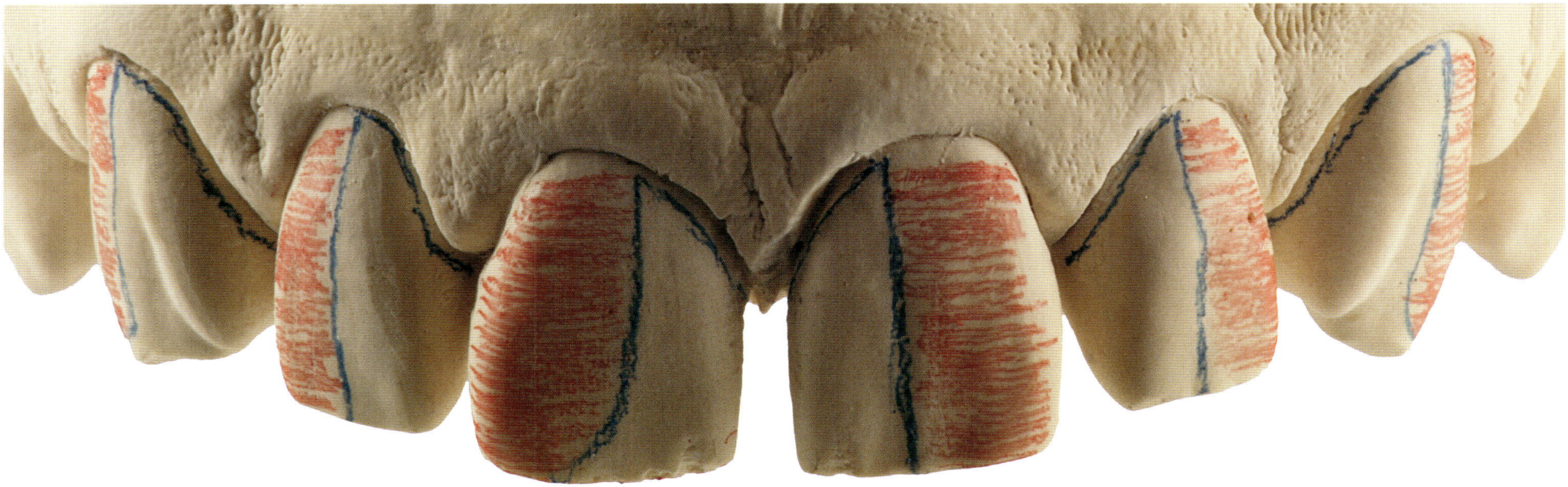

Antes de iniciar o processo de estratificação cerâmica, o técnico tem que planejar como será sua restauração. Para isso, com lápis d'água colorido delimitaremos os limites de nossa restauração.

Com a cor azul definimos o limite de nossas restaurações, onde realmente será acrescido material restaurador, e com a cor vermelha riscamos a área do dente que permanecerá intacta. Essa área servirá de guia para a confecção da restauração, uma vez que o técnico tentará reproduzir os detalhes de forma e textura exatamente iguais às existentes.

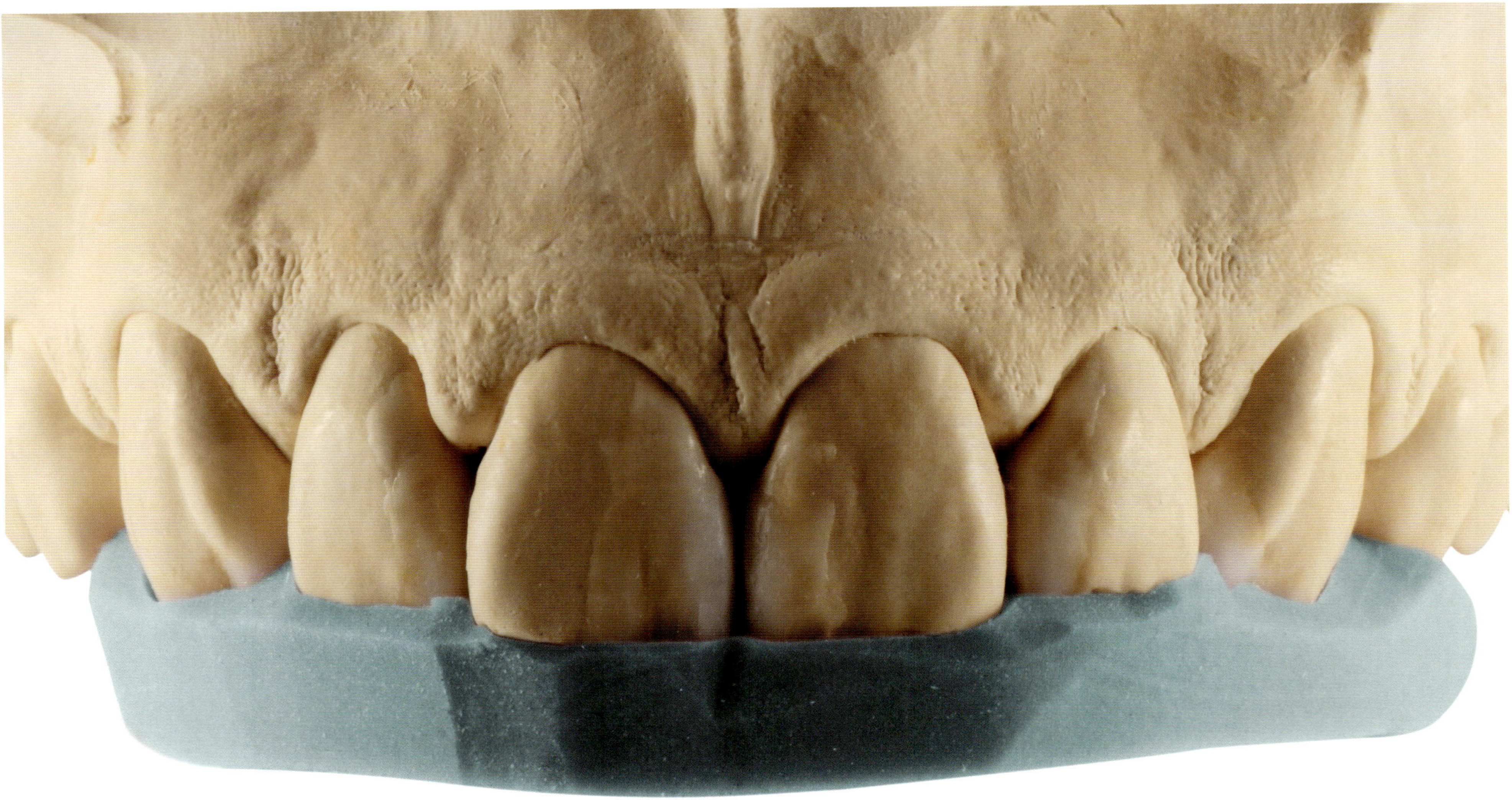

1

A estratificação da cerâmica é extremamente artesanal e exige do técnico um bom conhecimento sobre o material. Reproduzir as características ópticas de um dente natural em restaurações extremamente finas é um desafio.

É importante esclarecer que os fragmentos devem ser planejados com leve sobrecontorno, permitindo assim ao dentista realizar os acabamentos finais para mimetizar as restaurações.

É por isso que o técnico necessita de fotografias dos dentes para interpretar as características de cor e forma de maneira assertiva. A seguir vamos acompanhar a sequência de estratificação dessas restaurações e a temperatura de queima de cada etapa.

Na foto acima é observada uma muralha palatina que é realizada sobre o enceramento diagnóstico para servir de guia na estratificação da cerâmica.

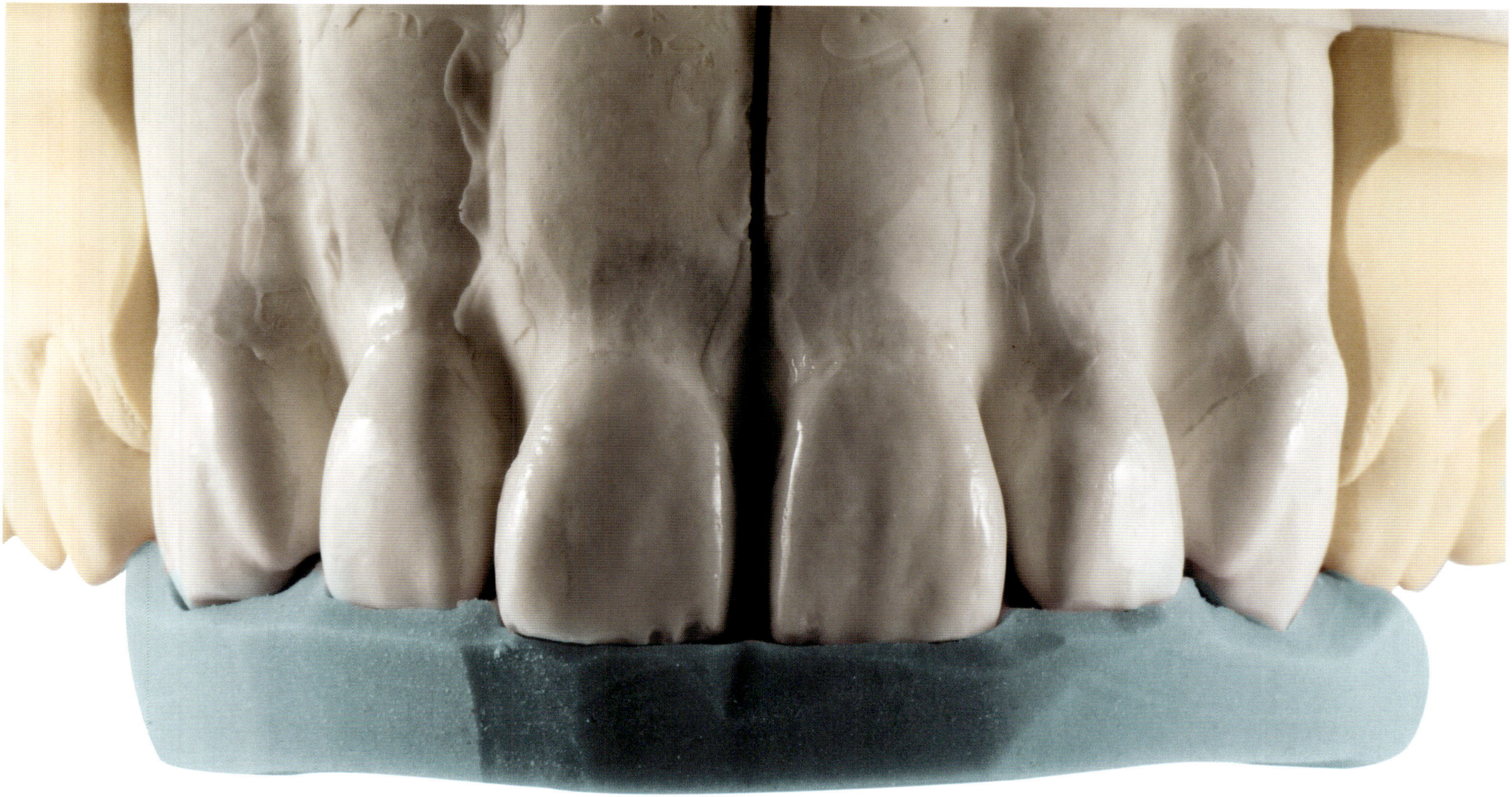

2

Inicialmente, com o modelo refratário em mãos aplica-se uma fina camada de pasta de glaze e realiza-se uma queima 30°C acima da temperatura de cocção das massas de dentina, buscando impermeabilizar a superfície, facilitando, assim, a estratificação das camadas cerâmicas subsequentes.

Com a guia de silicone posicionada podemos observar a pequena área a ser restaurada com os fragmentos cerâmicos.

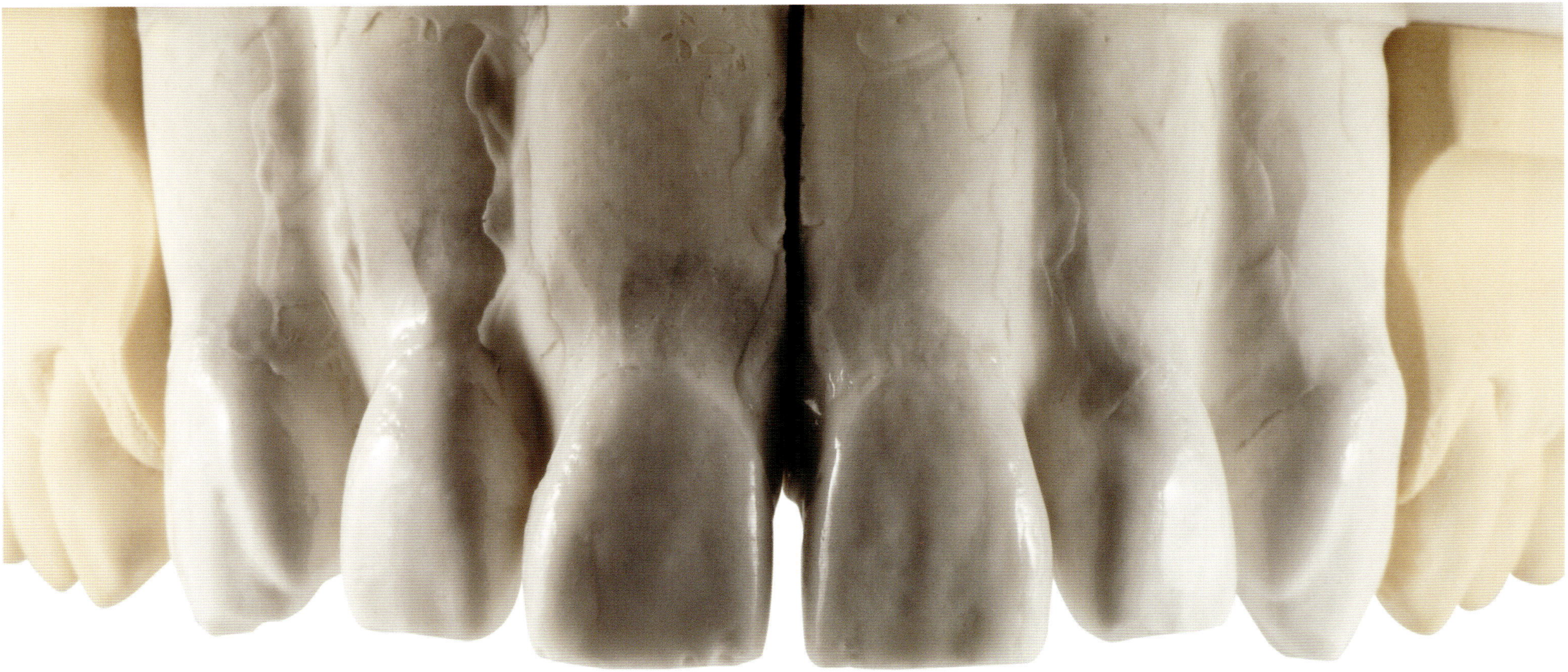

3

Visão geral do modelo refratário já impermeabilizado.

Essa camada funciona também como um conector, fazendo com que a cerâmica tenha uma união bastante fiel ao refratário, o que garantirá um perfeito assentamento das restaurações no modelo-mestre de gesso.

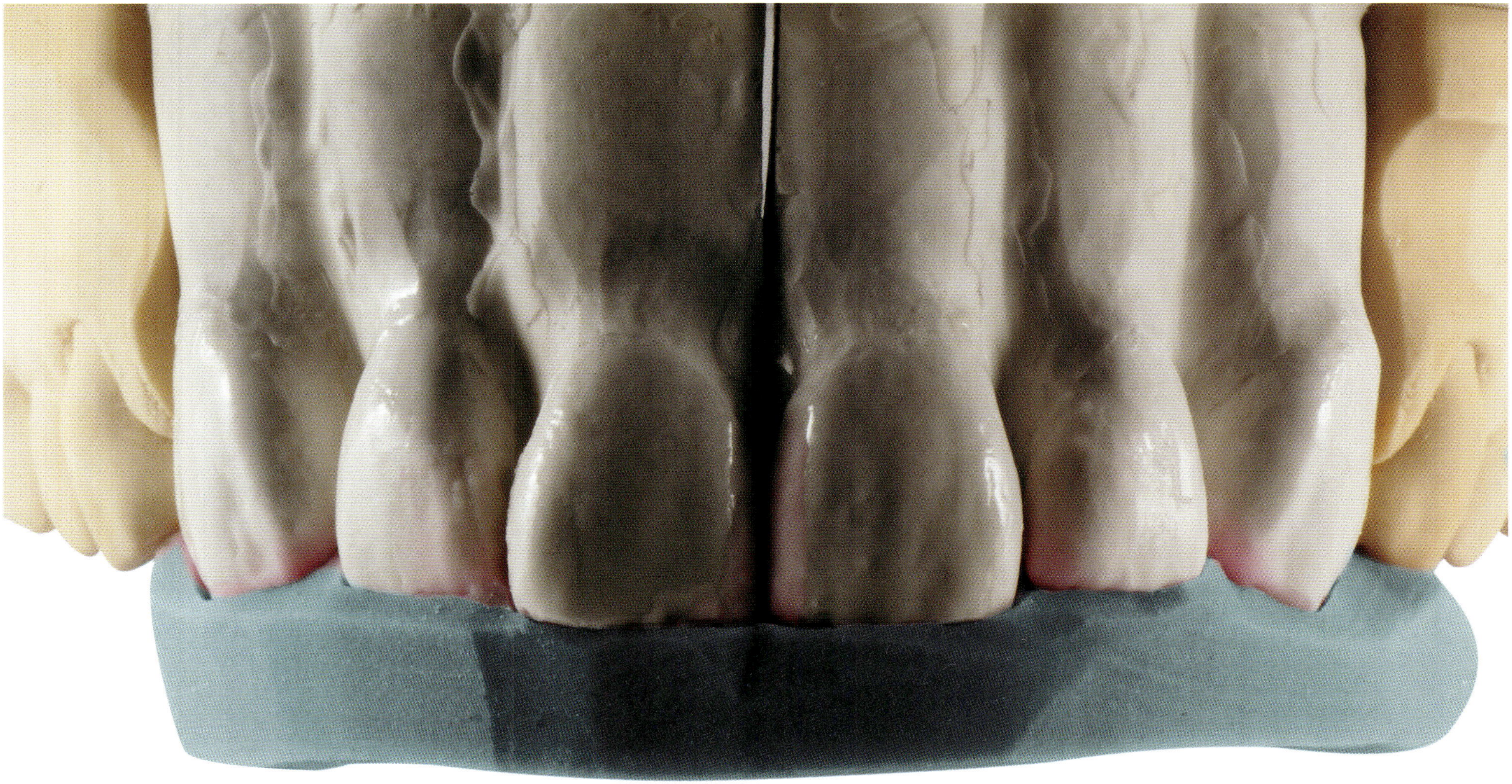

4

Sempre seguindo a forma conseguida no enceramento diagnóstico devemos utilizar a guia de silicone em todos os passos da estratificação cerâmica. Iniciamos sempre com a aplicação de uma massa de dentina da cor selecionada. É preciso observar que a aplicação dessas massas deve apenas completar a forma do dente, nunca com sobrecontorno, pois afetaria o resultado final de translucidez e naturalidade.

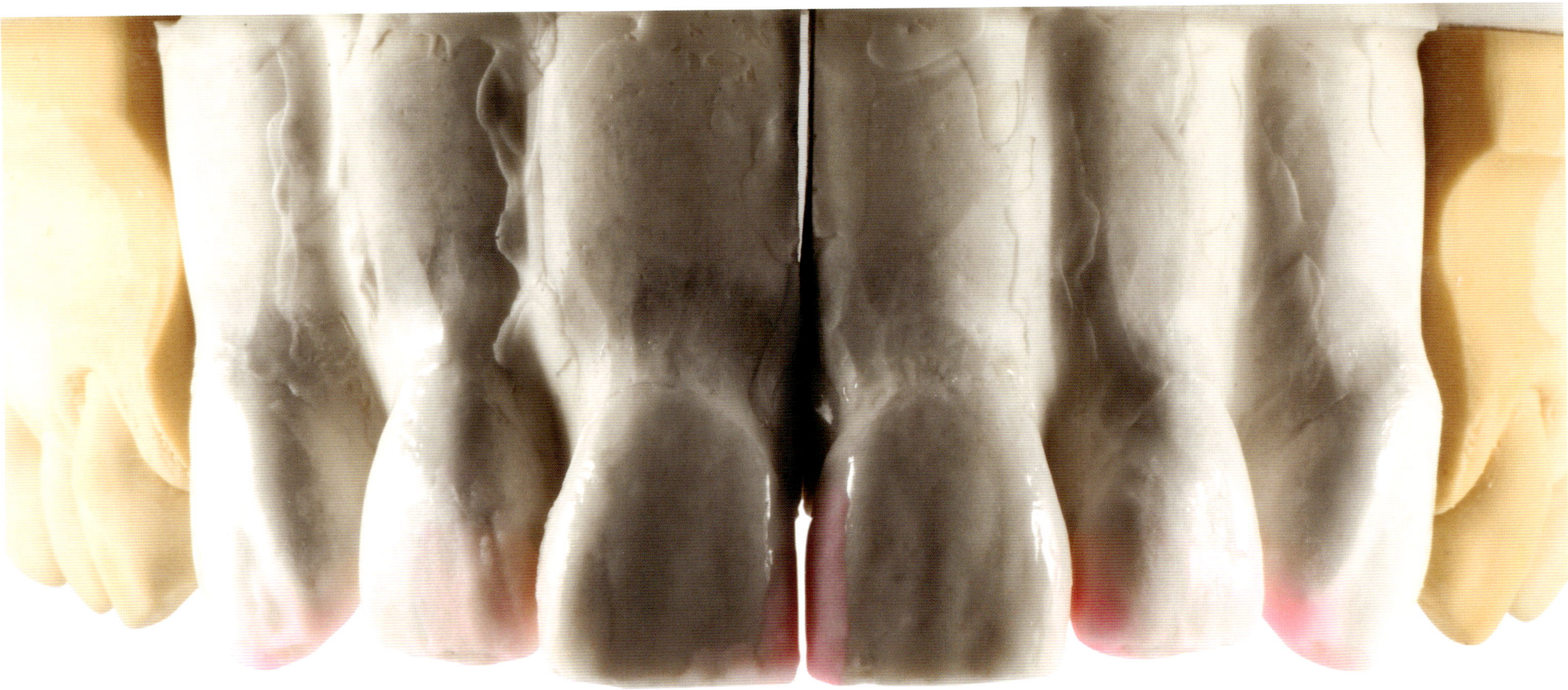

5

Massas de dentina aplicadas respeitando sempre as áreas onde serão aplicadas as massas de efeito incisal, opalescência e fluorescência.

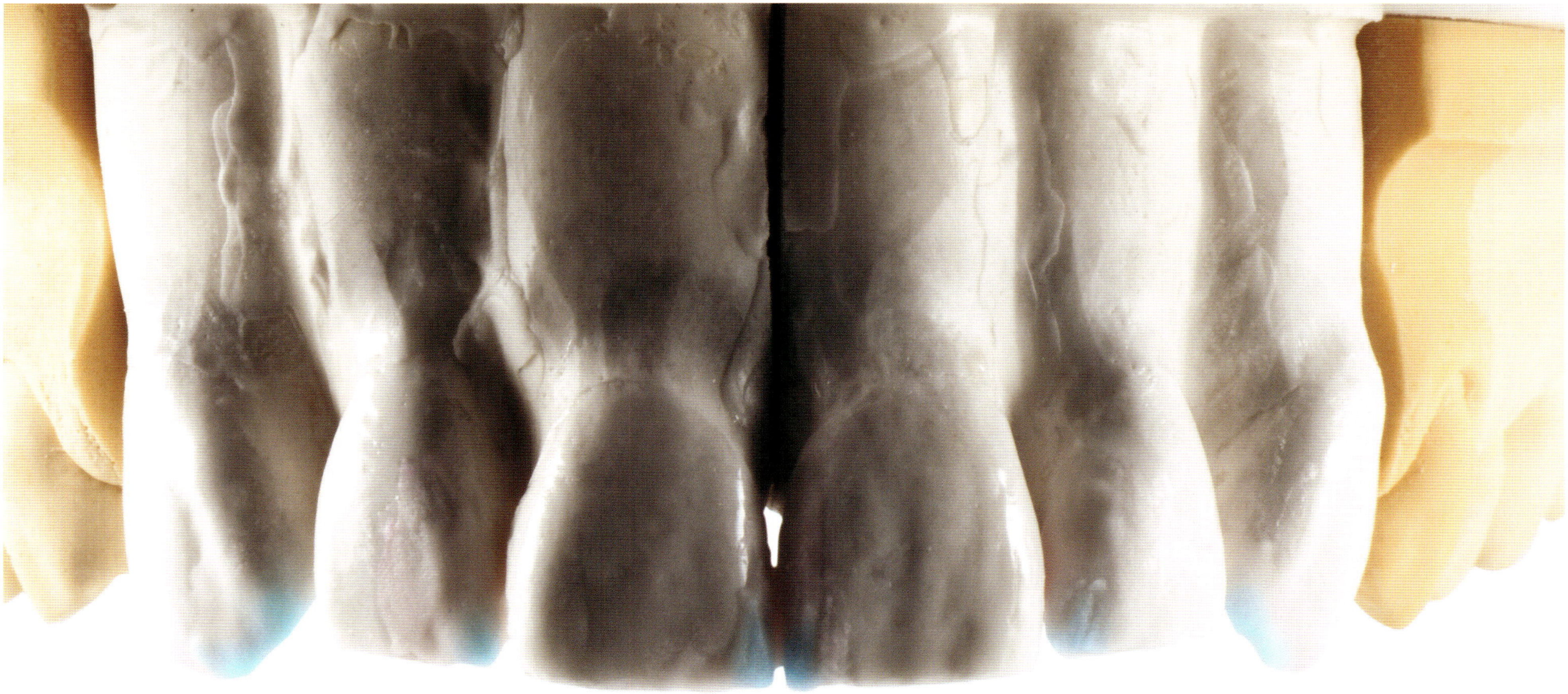

6

Aplicação das massas incisais transparentes azuladas, reproduzindo assim as áreas de absorção de luz incisal com naturalidade.

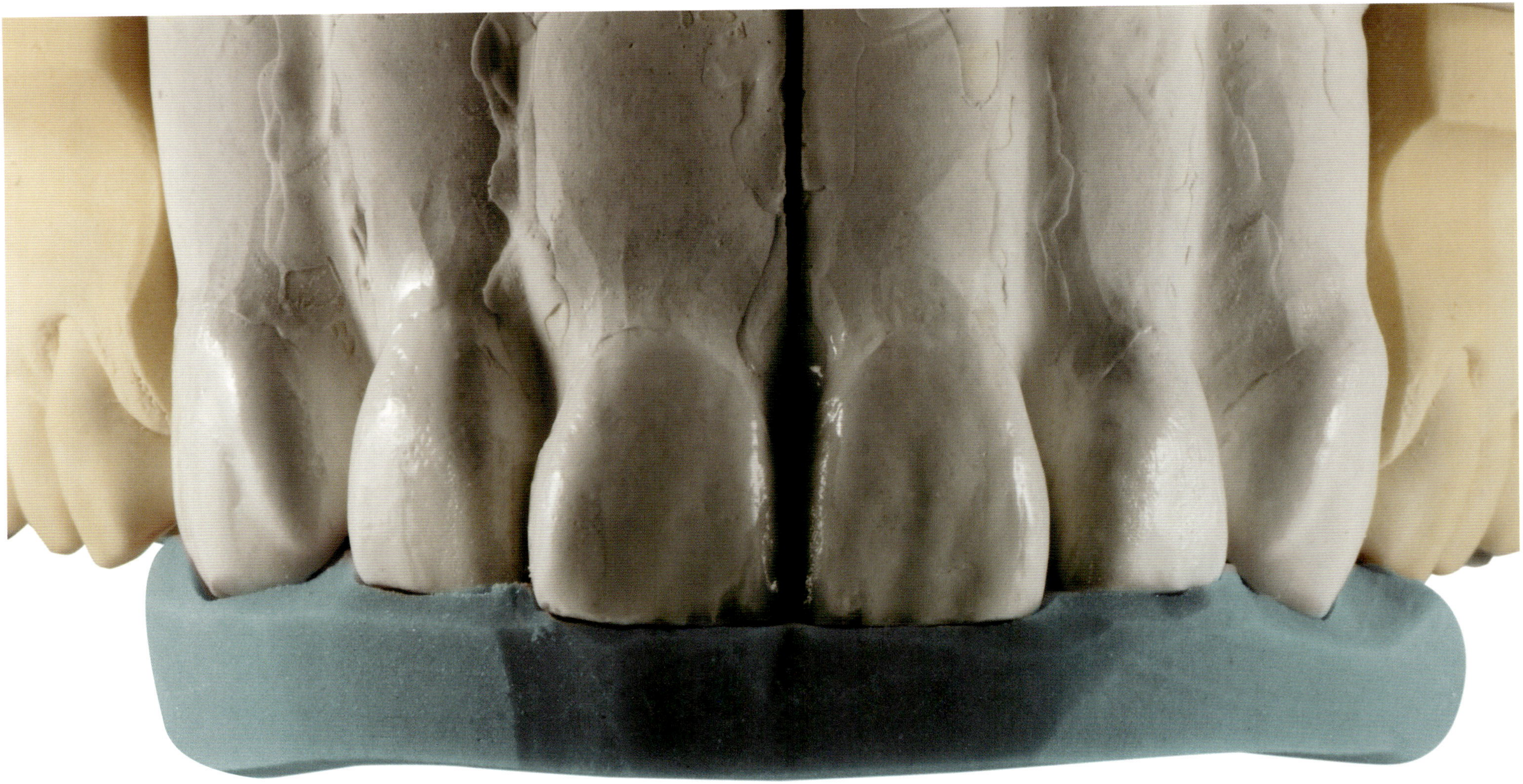

7

Resultado obtido após a queima dessa primeira camada cerâmica. A conferência com a muralha de silicone é obrigatória em todos os passos, guiando o espaço necessário para as etapas seguintes da estratificação.

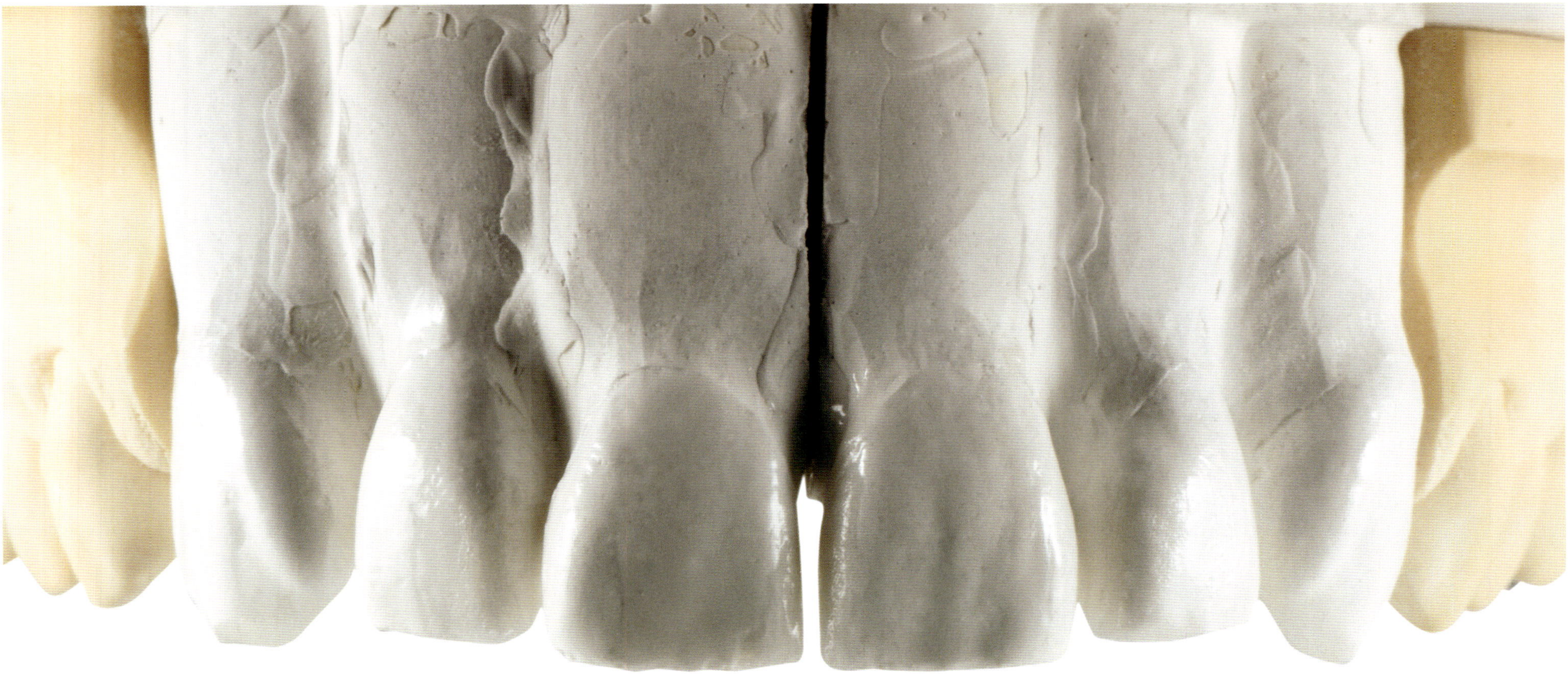

8

Observando essa primeira queima notamos a dificuldade na visualização das cores, já que em uma finíssima espessura de cerâmica fica quase impossível identificar onde foi feita a estratificação dessa primeira camada.

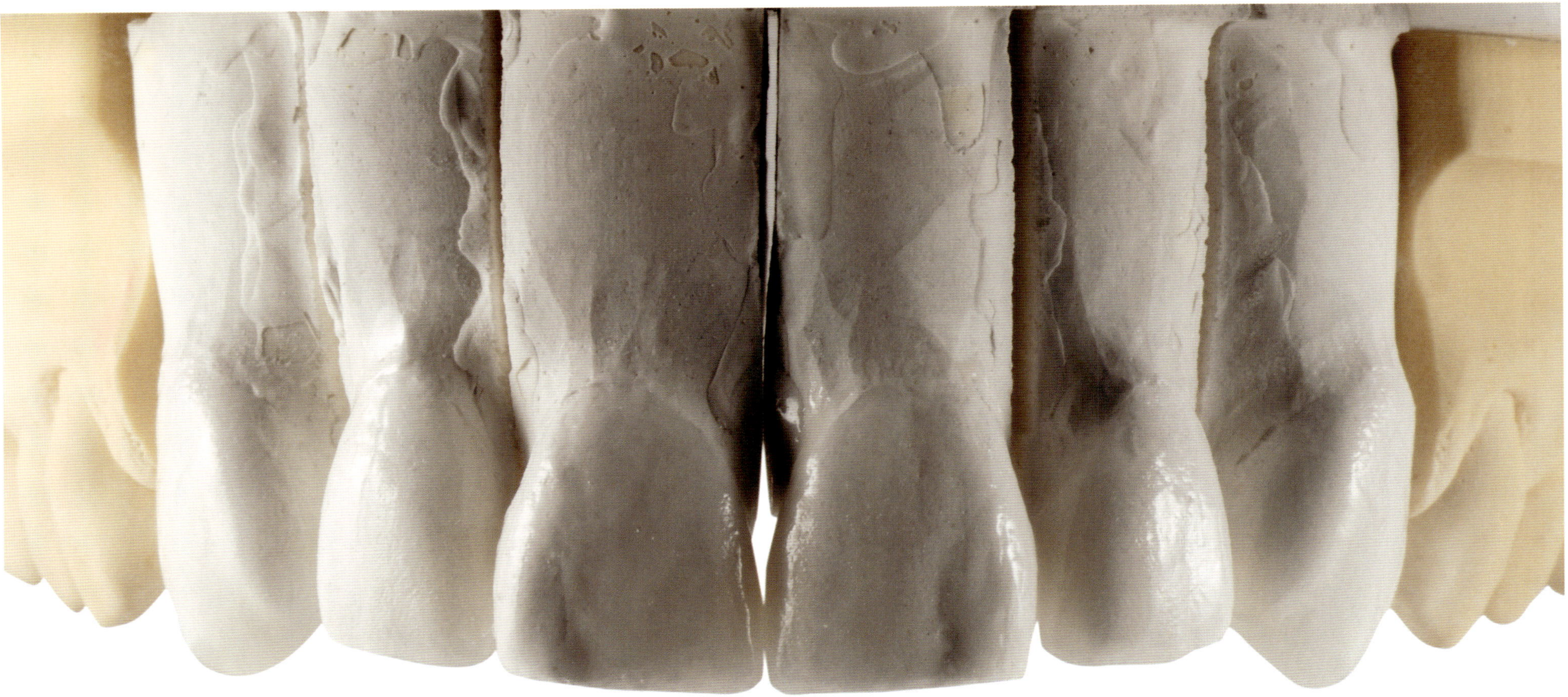

9

Na técnica de estratificação em duas camadas buscamos reproduzir a dentina no primeiro estágio e o esmalte no fechamento da forma. É nesse passo que fazemos o sobrecontorno, invadindo a face vestibular do dente, criando um efeito de continuidade que possibilite maior integração e mimetismo na restauração definitiva.

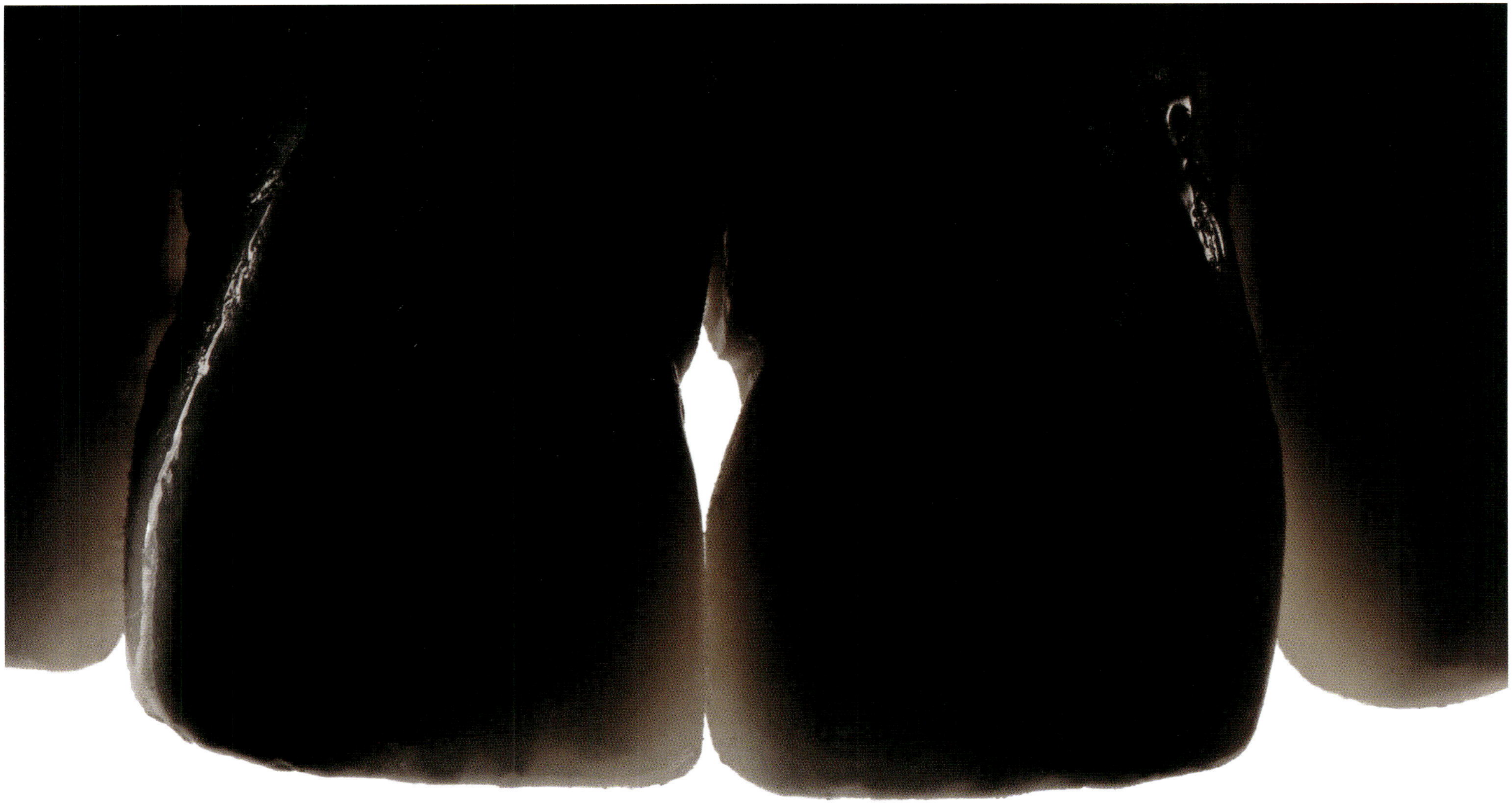

10

Podemos notar por luz transmitida quais áreas foram restauradas. A opalescência e a fluorescência das cerâmicas vítreas de fuorapatita são bastante naturais e integram-se perfeitamente com a reflexão, absorção e transmissão de luz dos dentes naturais.

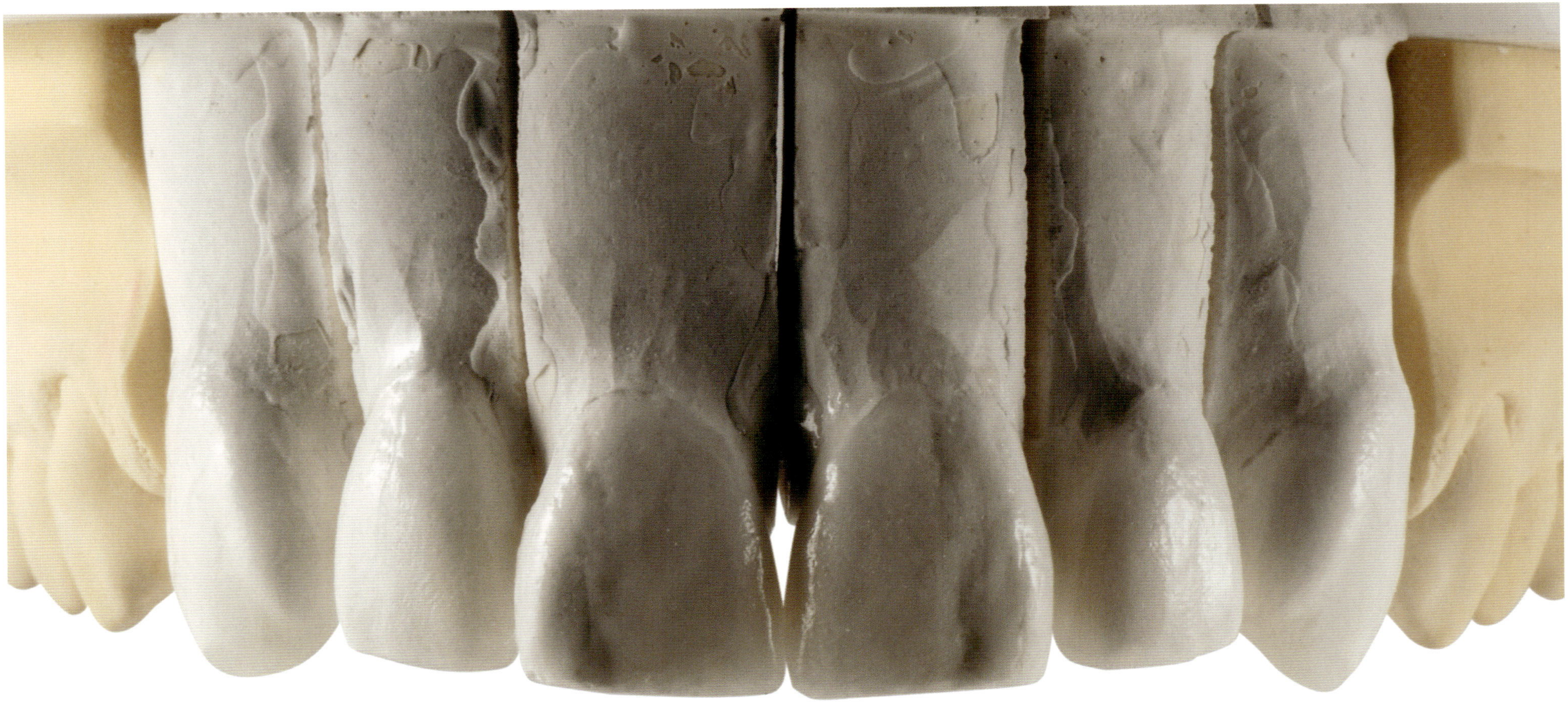

11

Finalizada a estratificação, as restaurações passarão pelo processo de acabamento, em que será trabalhada a texturização da superfície e refinamento das bordas das restaurações.

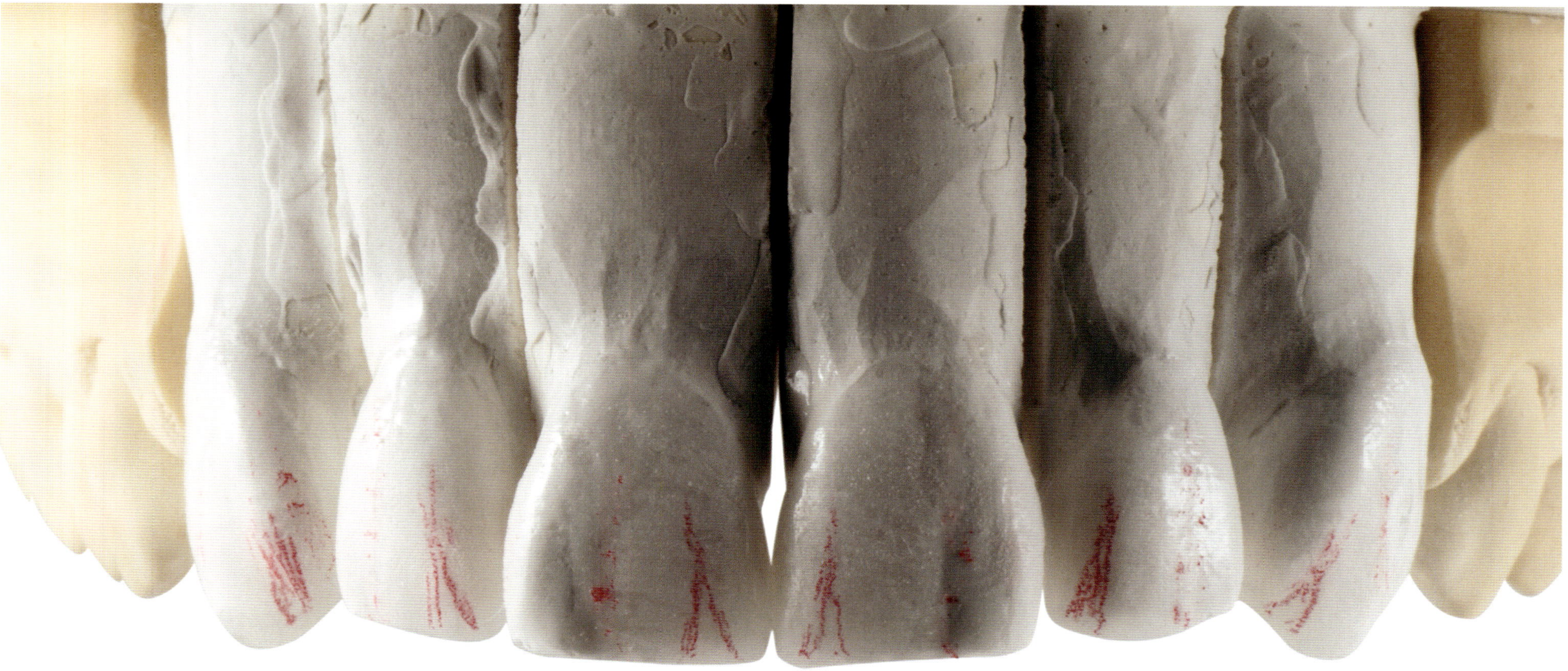

12

O acabamento é bastante minucioso, pois devemos tomar muito cuidado para não perfurar a camada cerâmica, que é extremamente delgada.

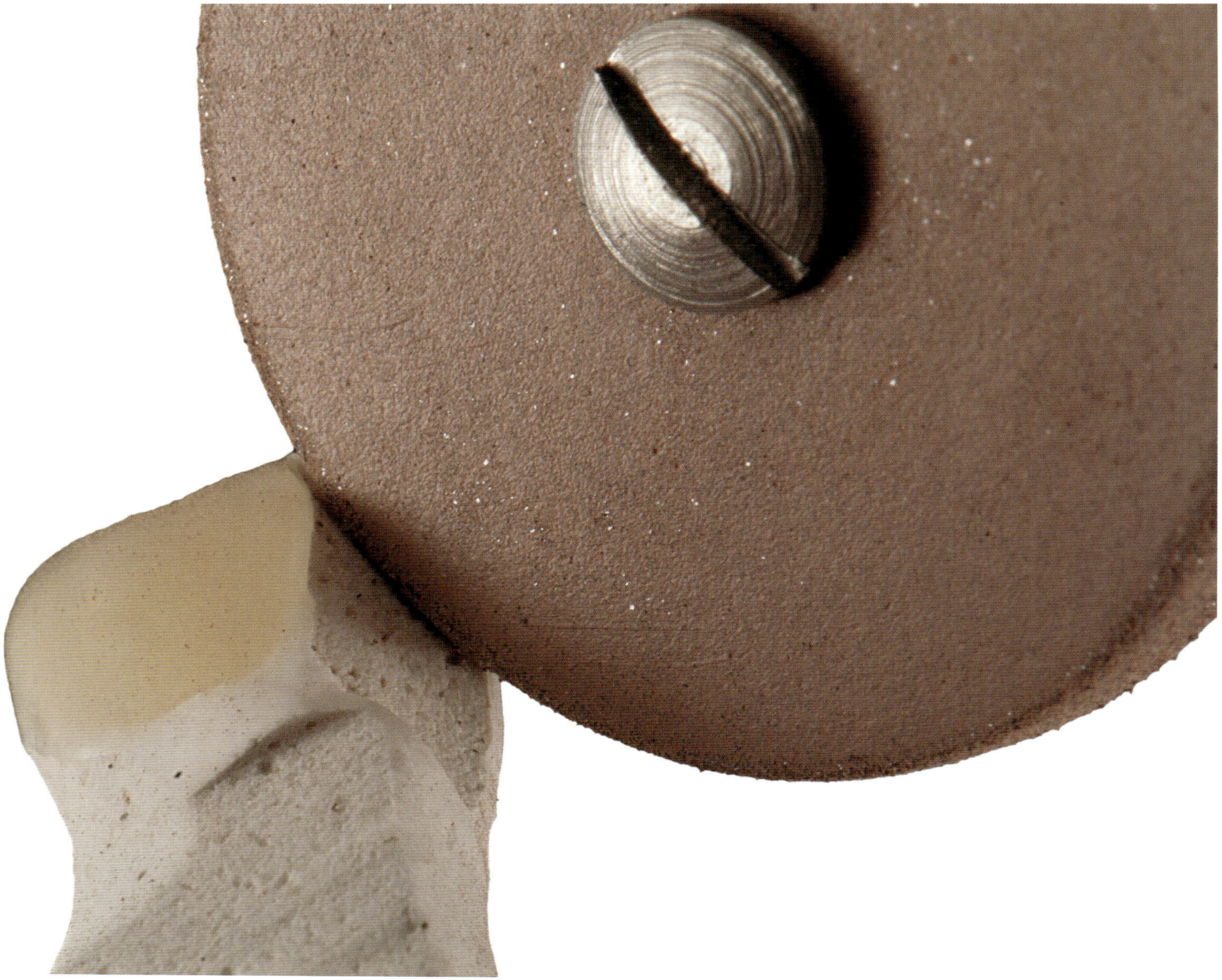

13

Após o acabamento, glazeamento e polimento das cerâmicas iniciamos o processo denominado "desinclusão". Consiste em destruir o revestimento refratário que está unido à cerâmica, por meio de jateamento com óxido de alumínio. Devemos utilizar óxido de granulometria bastante fina, pois se tratam de restaurações extremamente delgadas e delicadas.

Podemos observar no detalhe da fotografia que antes do jateamento é recomendada a delimitação dessas restaurações com uma borracha de médio desgaste, reduzindo assim significativamente o risco de fraturas no processo de desinclusão.

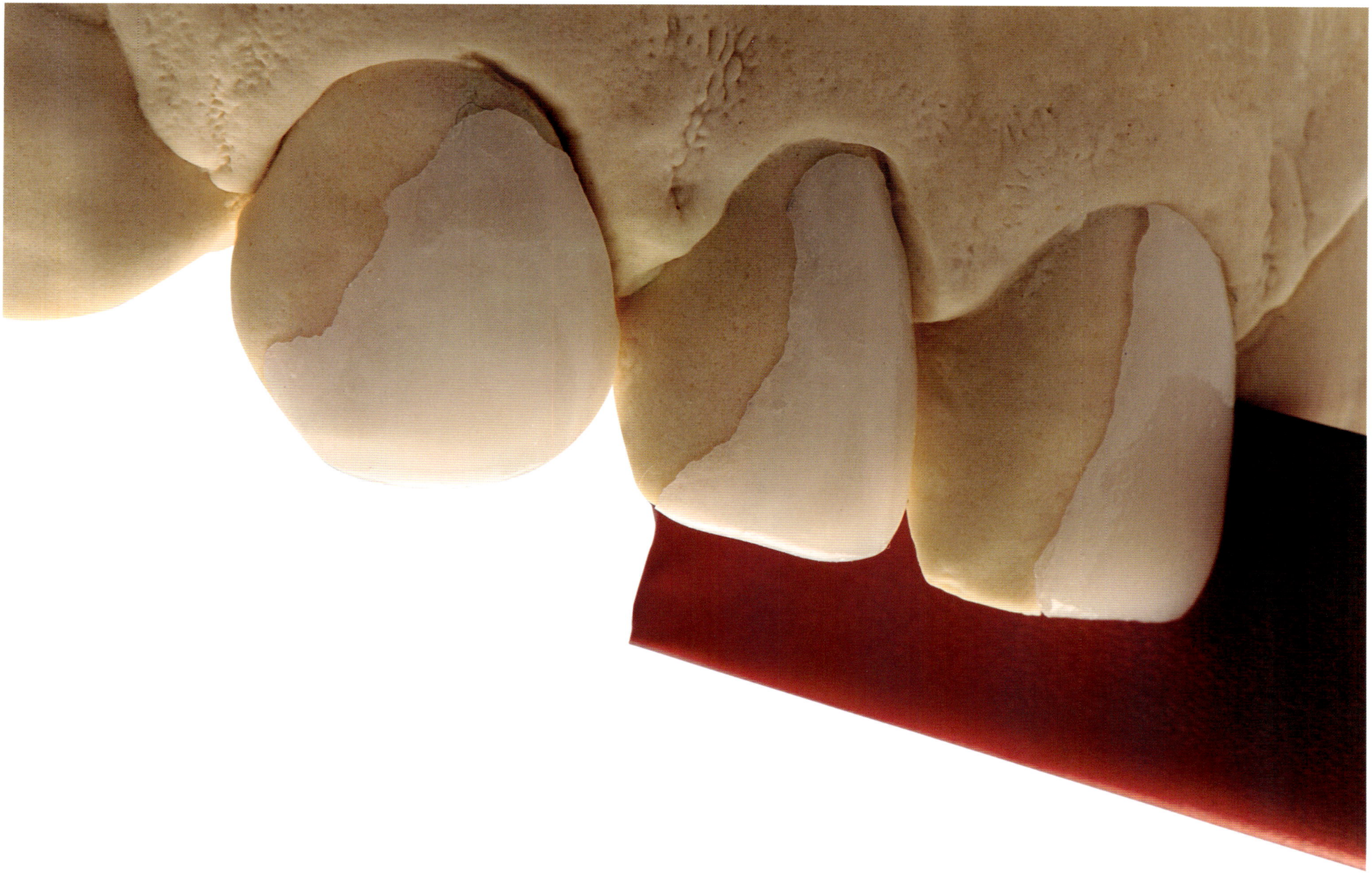

14

Após a conferência do assentamento individual de cada restauração no modelo troquelizado, transferimos os fragmentos para um modelo sólido, o qual nos auxiliará no ajuste fino dos pontos de contato interproximais e, principalmente, na preservação da arquitetura gengival.

Agora, essas peças estão prontas para serem enviadas ao dentista.

Acompanhe o vídeo PRECISION - ETAPA LABORATORIAL no site **www.atelieoral.com.br**

6.5 RESISTÊNCIA DAS RESTAURAÇÕES

O grande receio de dentistas e técnicos de confeccionar fragmentos e lentes de contato está no risco de fratura dessas restaurações no momento do transporte e da prova clínica.

As cerâmicas feldspáticas e de fluorapatita (ambas aplicadas sobre refratário) apresentam resistência à flexão de 80 MPa antes de serem cimentadas. Já as cerâmicas reforçadas – dissilicato de lítio – apresentam resistência bem superior, de 400 MPa antes da cimentação.

Por conta dessa diferença de resistência, a maioria dos laboratórios prefere confeccionar os fragmentos e as lentes de contato com cerâmicas injetadas de dissilicato de lítio, pois assim correm menos riscos de fratura das restaurações durante a manipulação das mesmas.

Podemos considerar esse raciocínio equivocado, ainda mais quando levamos em conta as características dos cristais da cerâmica. Como já vimos, as cerâmicas injetadas não são indicadas para fragmentos parciais, uma vez que não aceitam acabamento de superfície pós-cimentação, o que comprometeria a estética ao longo dos anos.

O argumento definitivo, contudo, é que a resistência das cerâmicas praticamente iguala-se após a cimentação. A explicação disso é o principio da união adesiva, que garante resistência à restauração por meio de transferência de tensão de um substrato a outro.

Não existe, portanto, vantagem de utilizar cerâmicas injetadas pensando que isso resultará em restaurações mais resistentes na boca dos pacientes.

CUIDADO: FRÁGIL

RESISTÊNCIA DA CERÂMICA	
ANTES DA CIMENTAÇÃO	**DEPOIS** DA CIMENTAÇÃO
DISSILICATO DE LÍTIO 400MPA FELDSPÁTICA 80MPA	DISSILICATO DE LÍTIO ≅ FELDSPÁTICA

A UNIÃO ADESIVA NOS GARANTE RESISTÊNCIA.
TRANSFERÊNCIA DE TENSÃO DE UM SUBSTRATO AO OUTRO.

6.6 PROVA DAS RESTAURAÇÕES

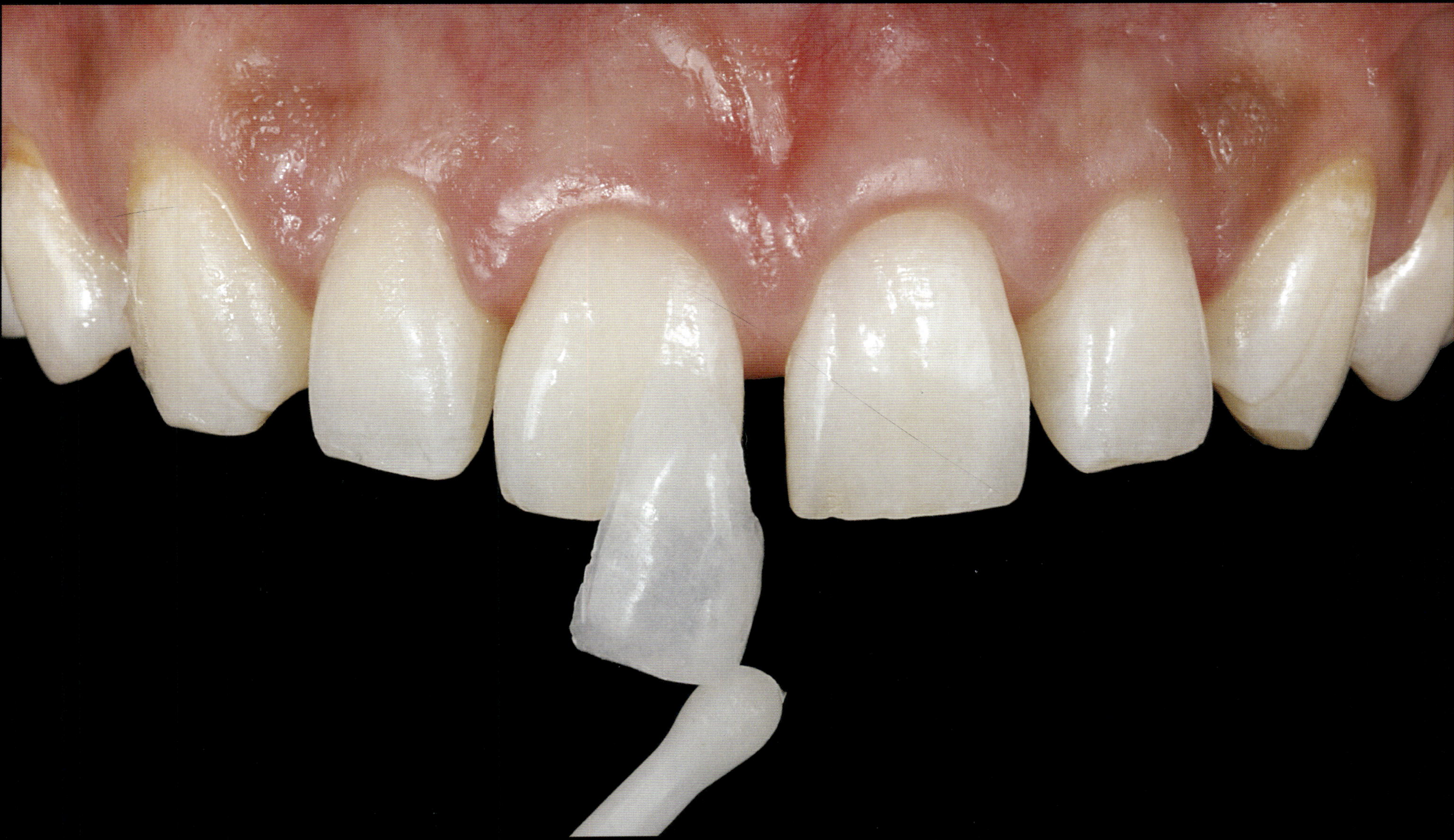

A fragilidade das restaurações exige do dentista habilidade para a manipulação das mesmas durante a etapa de prova clínica. Essa habilidade é obtida com a prática e a repetição dos procedimentos.

Sempre há uma curva de aprendizado para novos desafios, de tal forma que gostaríamos de dizer aos colegas para não se frustrarem em caso de fratura de algum fragmento ou lente de contato. É algo perfeitamente normal.

A etapa de prova das restaurações se divide em duas – prova seca e prova úmida.

A prova seca consiste em conferir a adaptação e pontos de contato. Inicia-se com a prova individual de cada uma das restaurações, seguida da prova em conjunto. A prova individual proporciona mais precisão na conferência da adaptação, enquanto a prova coletiva oferece melhor noção dos pontos de contato.

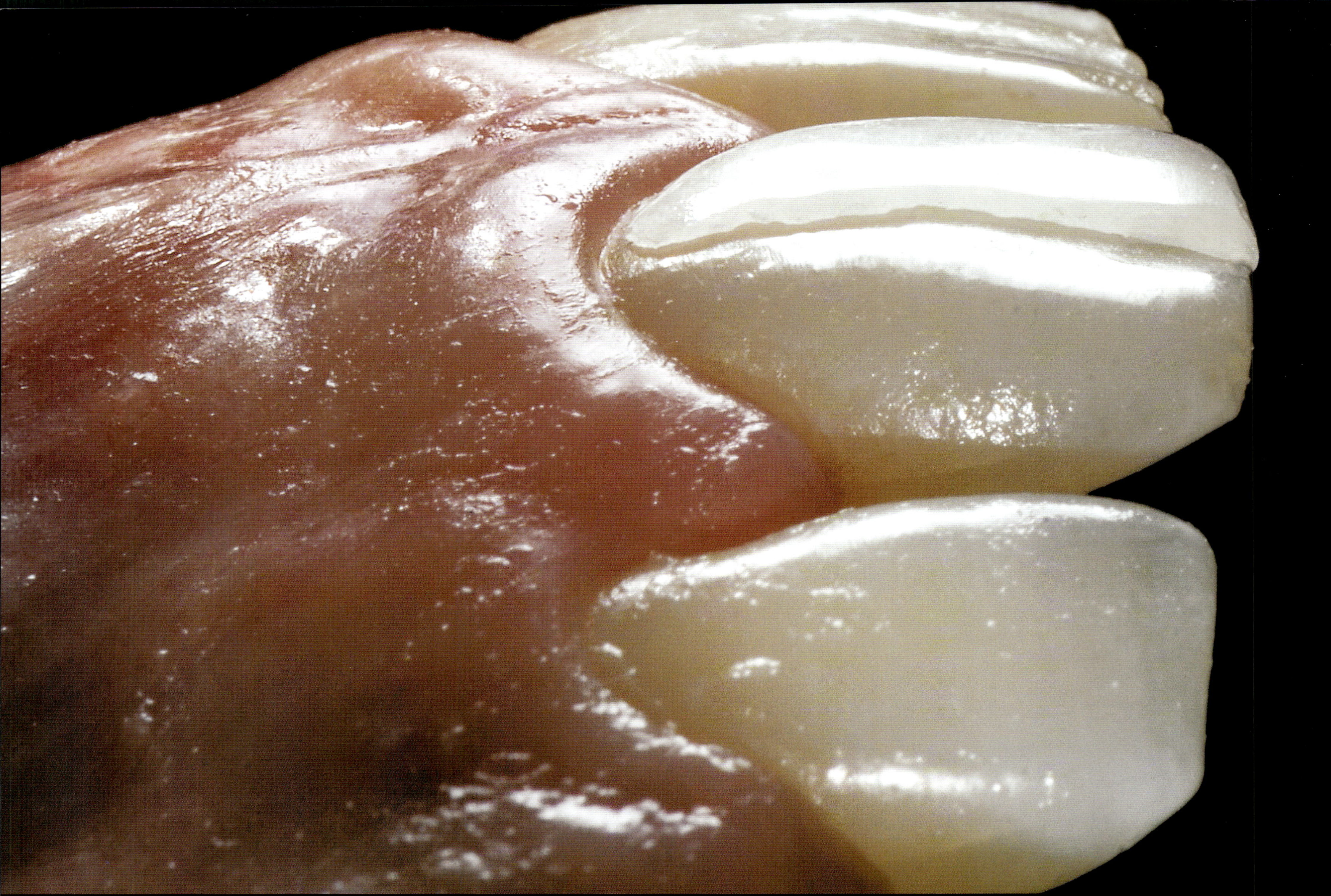

Ainda na prova seca, é preciso ser criterioso quanto aos acabamentos que serão necessários após a cimentação. Para isso, deve-se produzir fotos de diversos ângulos, clareando assim a visualização do dentista.

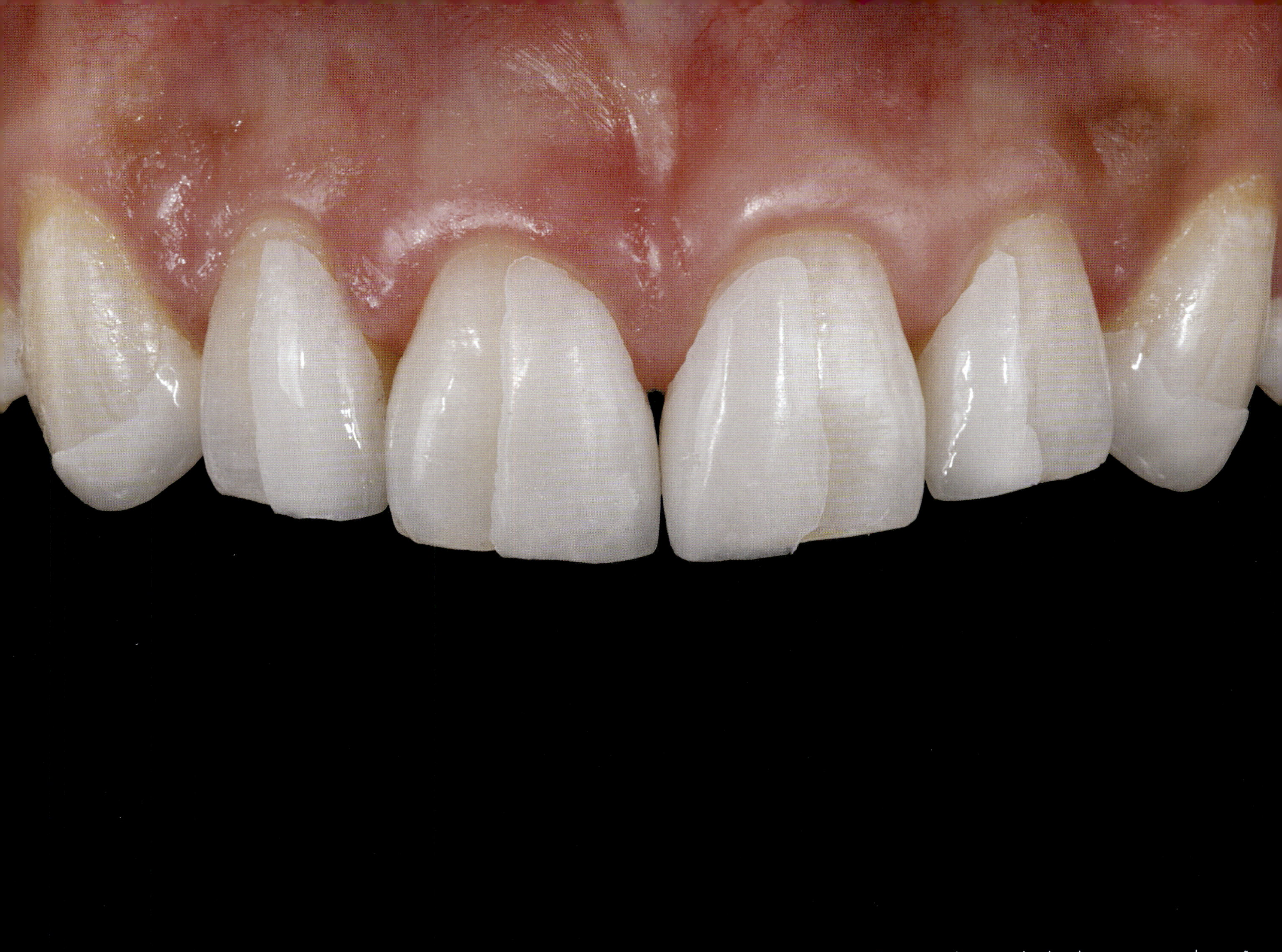

Na foto podemos observar como os fragmentos apresentam valor maior – ou seja, aparentam estar mais claros que os dentes naturais. Isso foi propositalmente realizado, e logo vamos entender a razão.

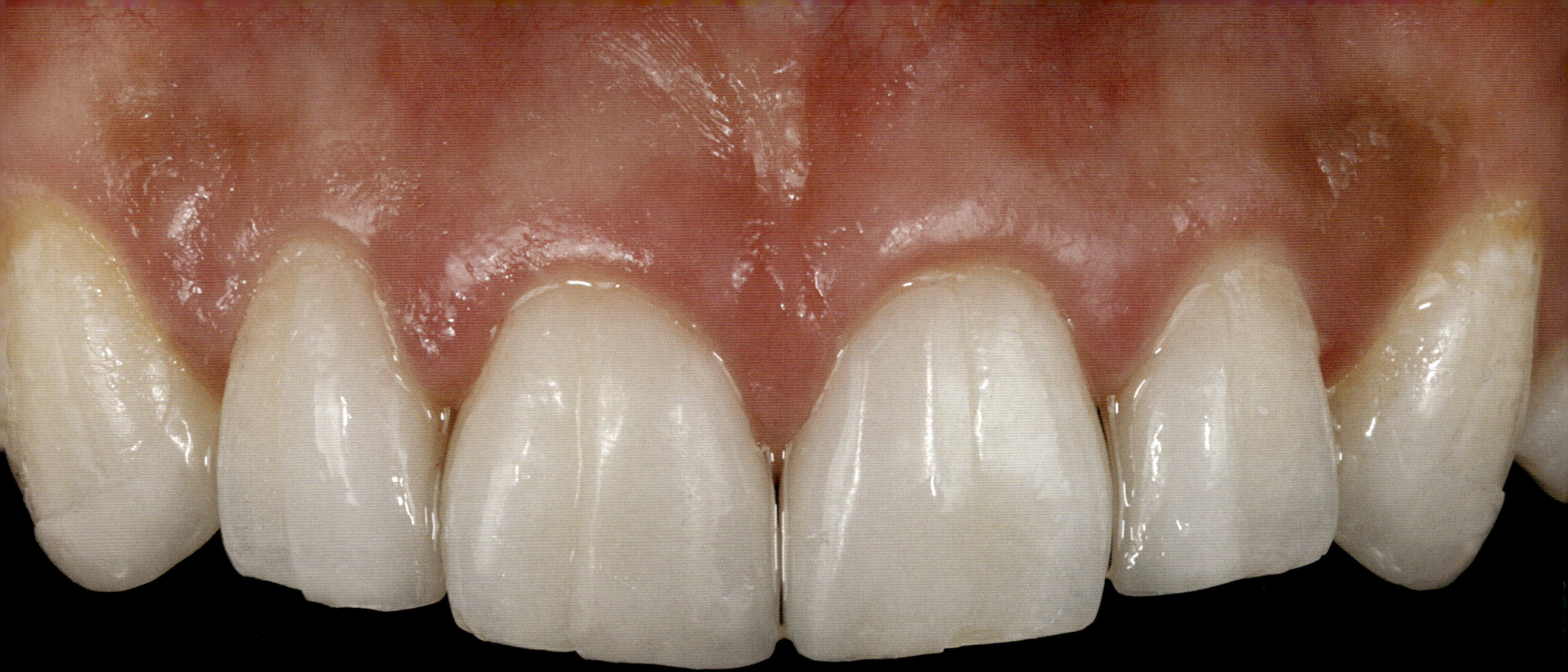

A prova úmida consiste em utilizar uma pasta try-in, específica para prova de cerâmica, no interior da restauração, com o objetivo de simular o efeito que o cimento terá sobre a restauração.

No mercado, o cimento Variolink Venner (Ivoclar Vivadent) apresenta três variações de valor do cimento e da pasta try-in, permitindo ao profissional a correta seleção do cimento.

Após a cimentação há diminuição do valor da restauração, fator que pode levar a resultados frustrantes - as restaurações aparentam estar acizentadas, característica da diminuição do valor.

Para assegurar que isso não aconteça, a Ivoclar Vivadent desenvolveu o cimento Variolink Venner que apresenta diferentes valores: transparente, alto valor e baixo valor, possibilitando ao dentista escolher aquele que melhor garanta a manutenção das características da cerâmica após a cimentação.

O Ateliê Oral utiliza cimento transparente em 100% dos casos, pois, sabendo do efeito de diminuição do valor após a cimentação, o laboratório já confecciona as restaurações com um valor maior. Essa sensibilidade é obtida com o tempo, resultado da experiência acumulada pelo laboratório.

Na foto da página 83, podemos notar que os fragmentos estavam com um valor exagerado na prova seca e, na prova úmida (foto acima), com try-in transparente, os fragmentos já estavam com o mesmo valor dos dentes naturais. Cabe a cada um decidir a melhor forma de trabalhar, pois ambas poderão proporcionar excelentes resultados.

VALOR É A QUANTIDADE DE BRANCO E PRETO.

6.7 CONDICIONAMENTO INTERNO DA RESTAURAÇÃO

Para dar sequência ao processo de cimentação, as restaurações serão submetidas ao condicionamento interno de superfície.

Acompanhe o vídeo PRECISION - CONDICIONAMENTO INTERNO DAS RESTAURAÇÕES CERÂMICAS no site **www.atelieoral.com.br**

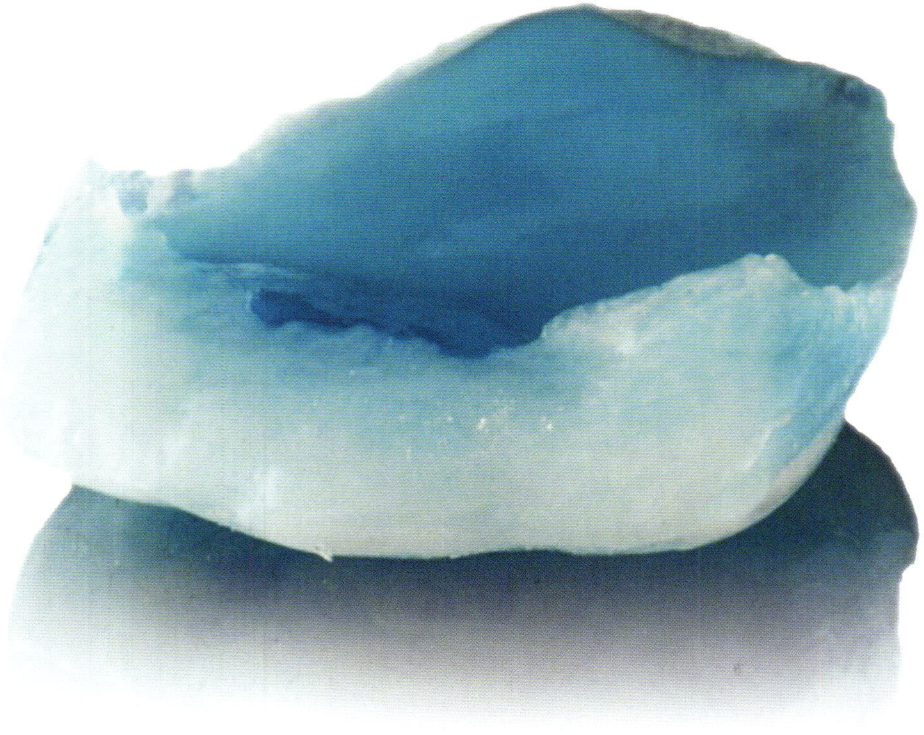

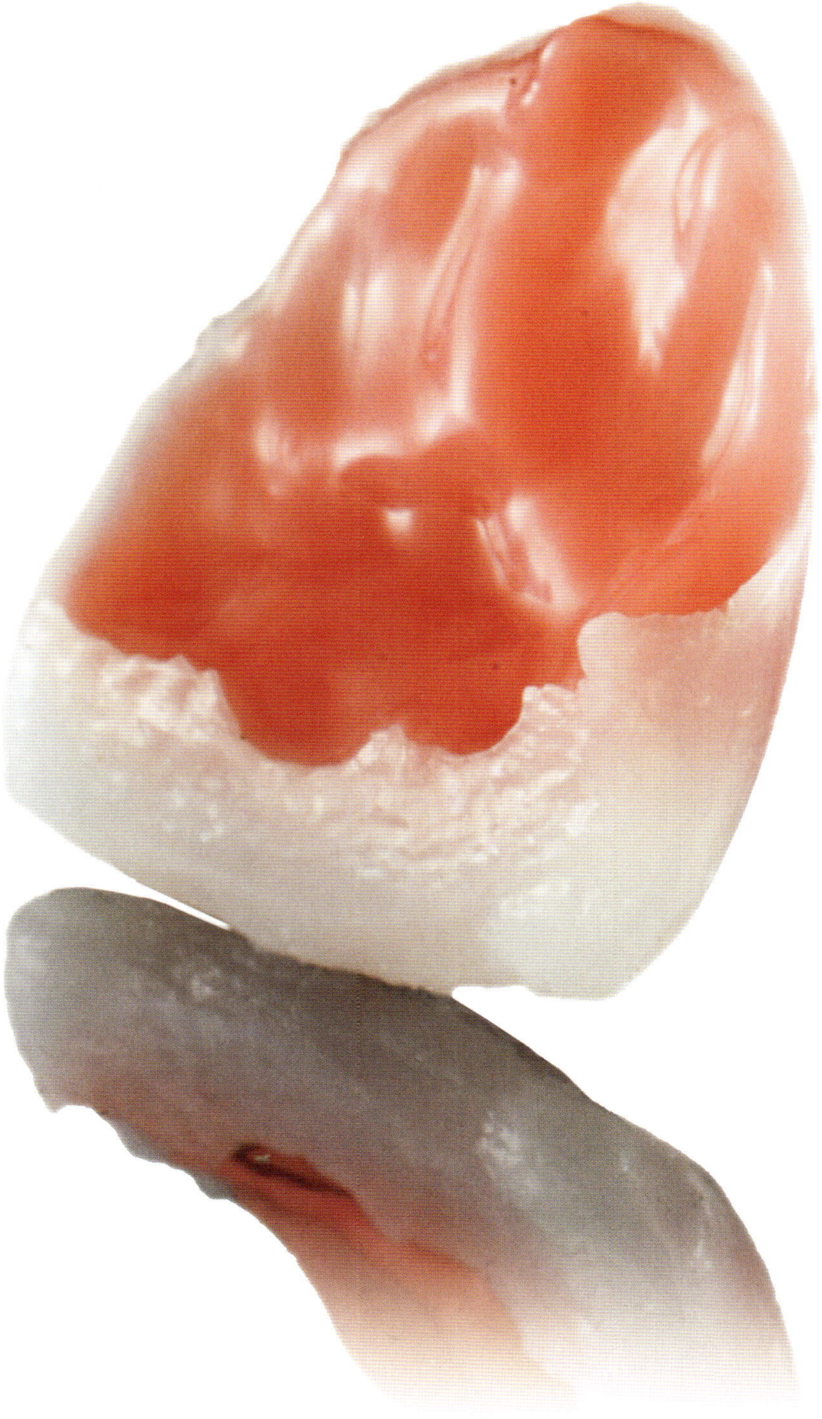

6.8 CONDICIONAMENTO DA ESTRUTURA DENTAL

A superfície dental também necessita de condicionamento, processo que deve obedecer às etapas descritas a seguir.

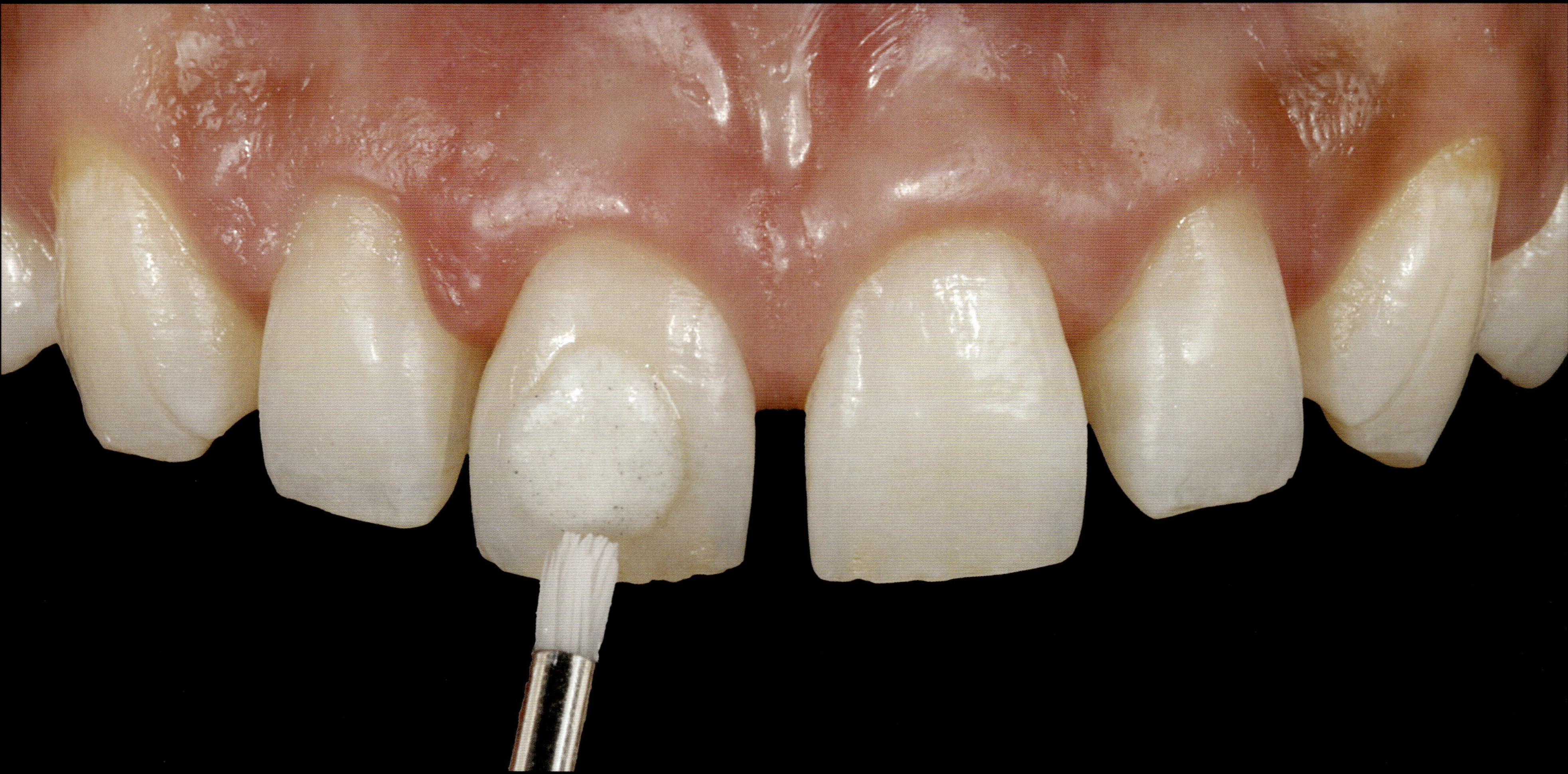

1

Limpeza da superfície do esmalte com pedra-pomes e clorexidina (misturados, formando uma pasta).

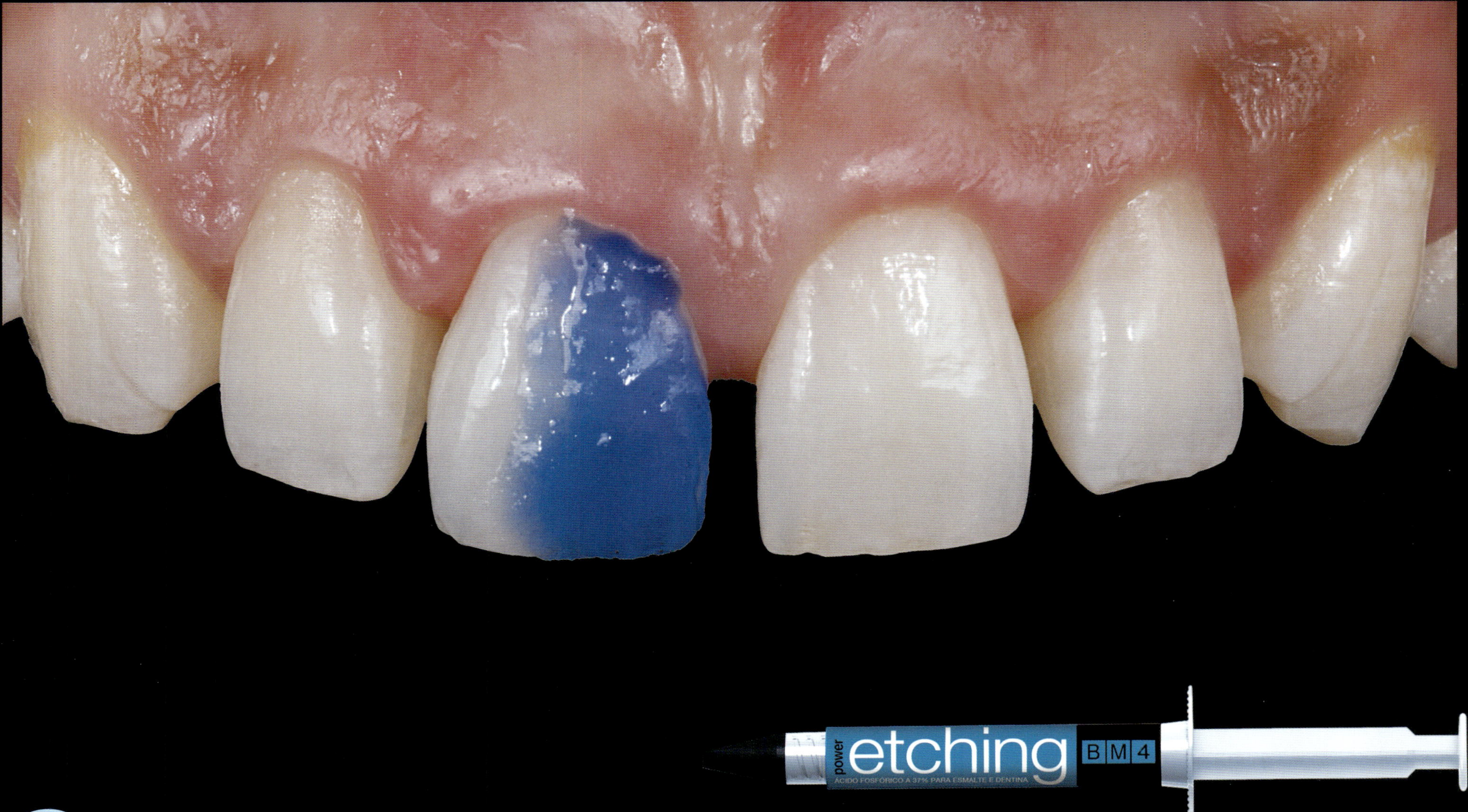

2

Aplicação do ácido fosfórico – Power Etching – BM4 – por 30 segundos.

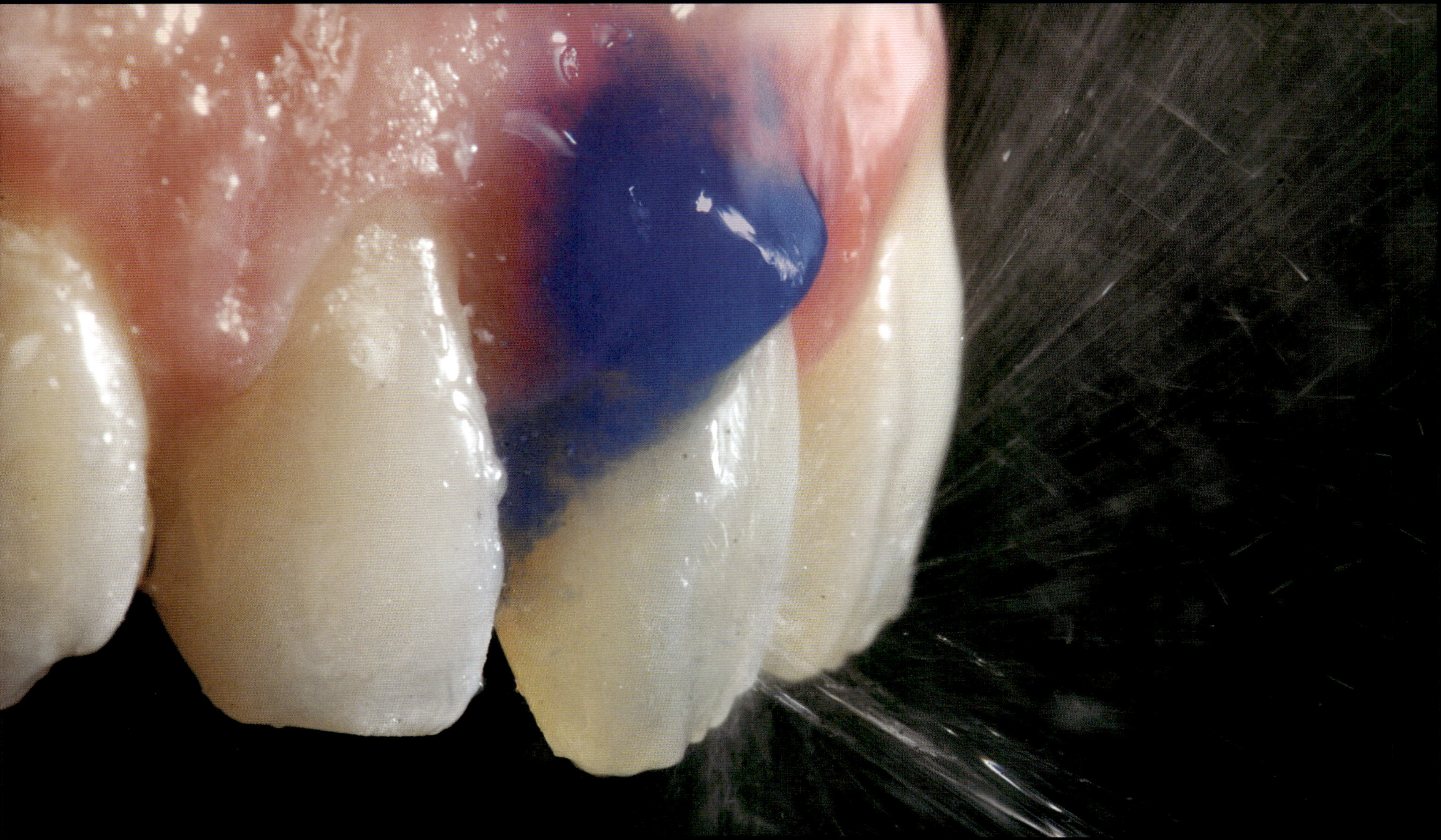

3

Lavagem abundante com água.

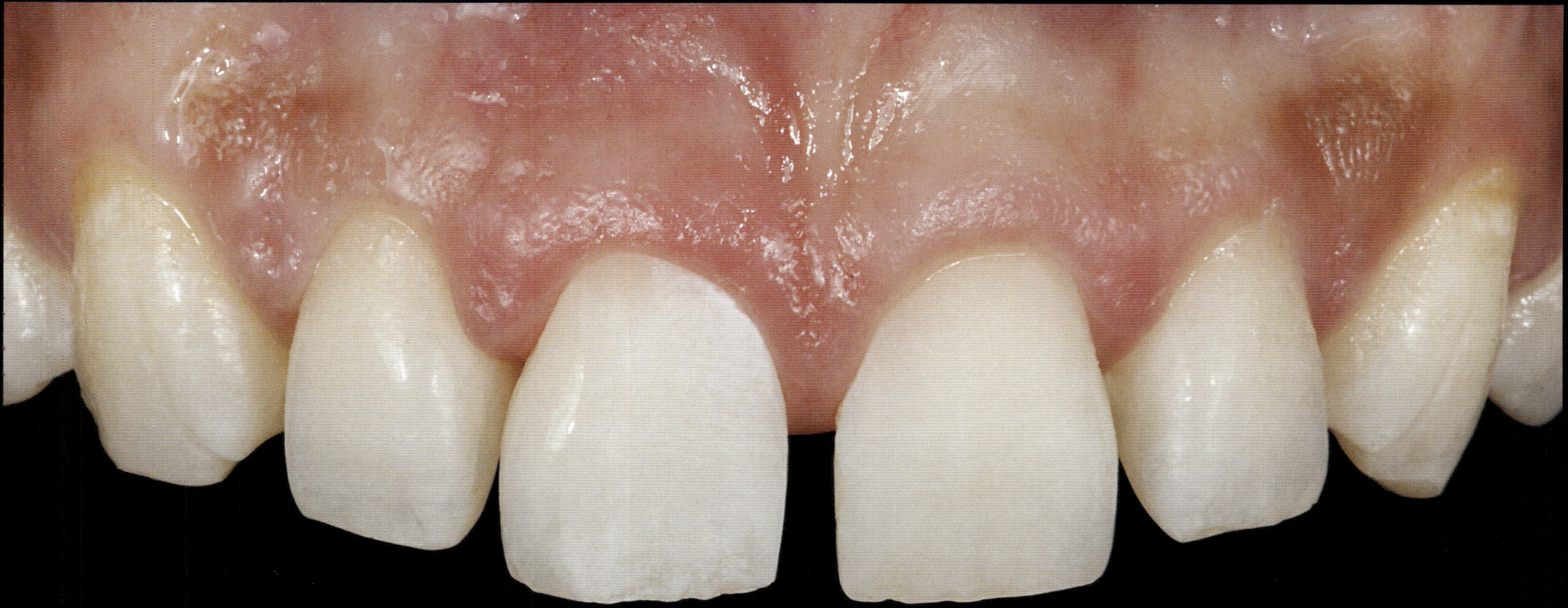

4

Secagem total da superfície de esmalte.

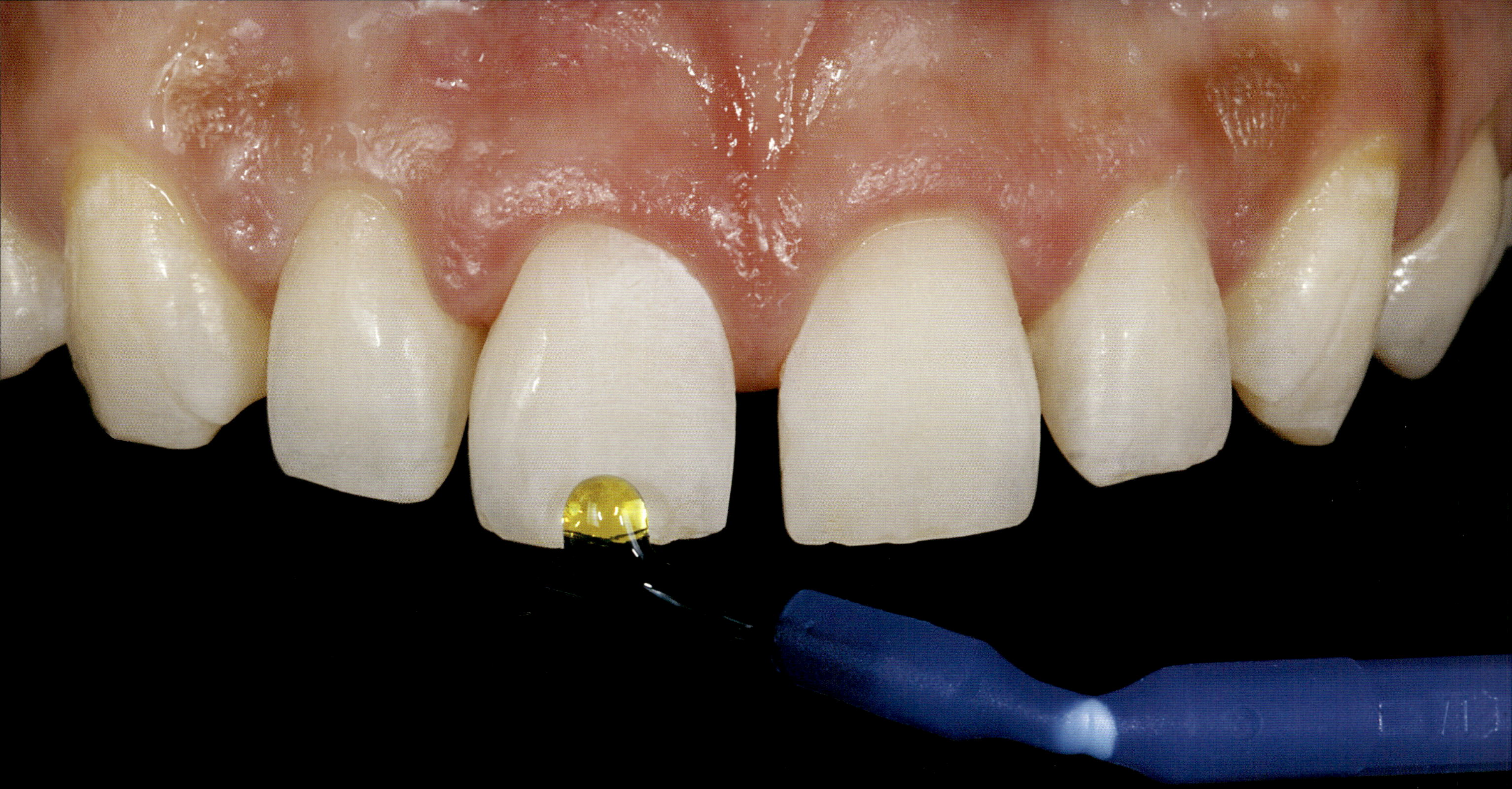

Aplicação do sistema adesivo Tetric NBond (Ivoclar Vivadent), mínimo de duas camadas. Remover o excesso com sugador cirúrgico.

O adesivo não deve ser polimerizado – isso é válido para o dente e para a restauração. O objetivo é minimizar o risco de desadaptação da restauração durante o processo de cimentação. Como se trata de restaurações extremamente finas, a transmissão de luz pela cerâmica será efetiva, gerando a polimerização do conjunto adesivo-cimento de uma única vez.

5

Estando as duas superfícies em questão prontas para o processo de cimentação, o passo seguinte é preencher as restaurações com Variolink Venner (Ivoclar Vivadent), cimento resinoso transparente e fazer a acomodação da peça sobre a estrutura dental. Nesse momento, deve-se redobrar o cuidado com a pressão exercida sobre a restauração, para que fraturas não ocorram. A seguir podemos acompanhar a sequência clínica do processo de cimentação.

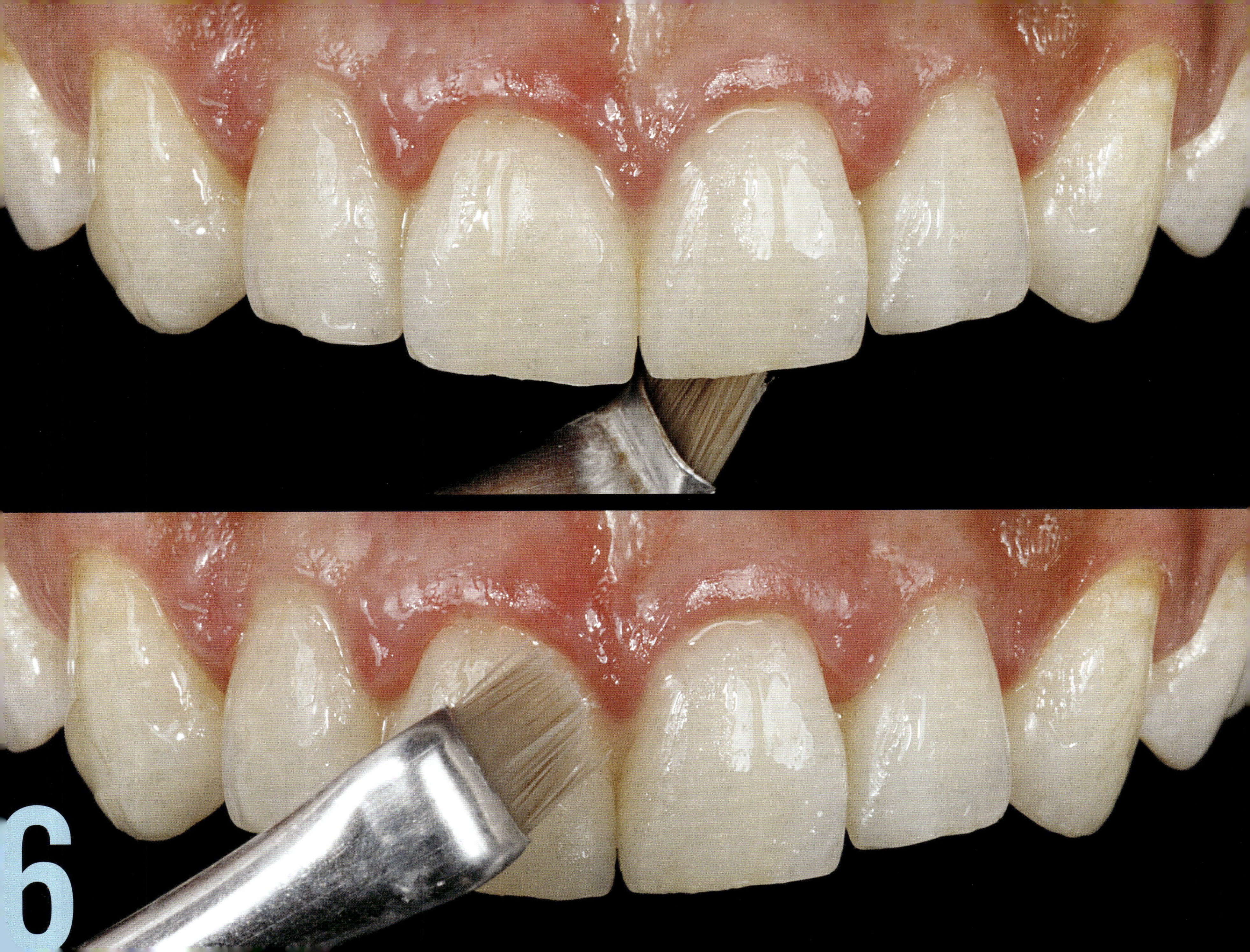

6

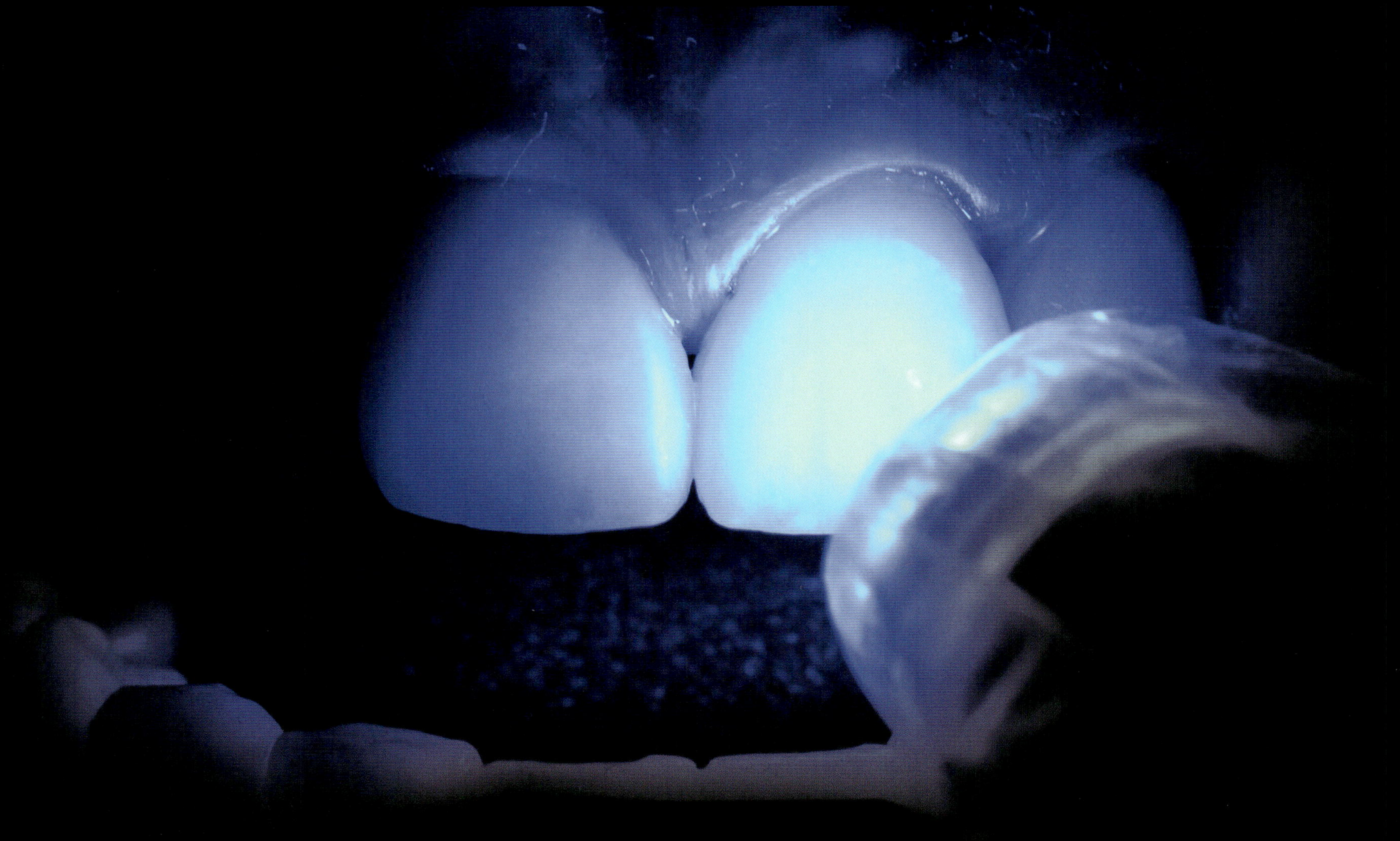

7

Polimerização por 60 segundos por face dental.

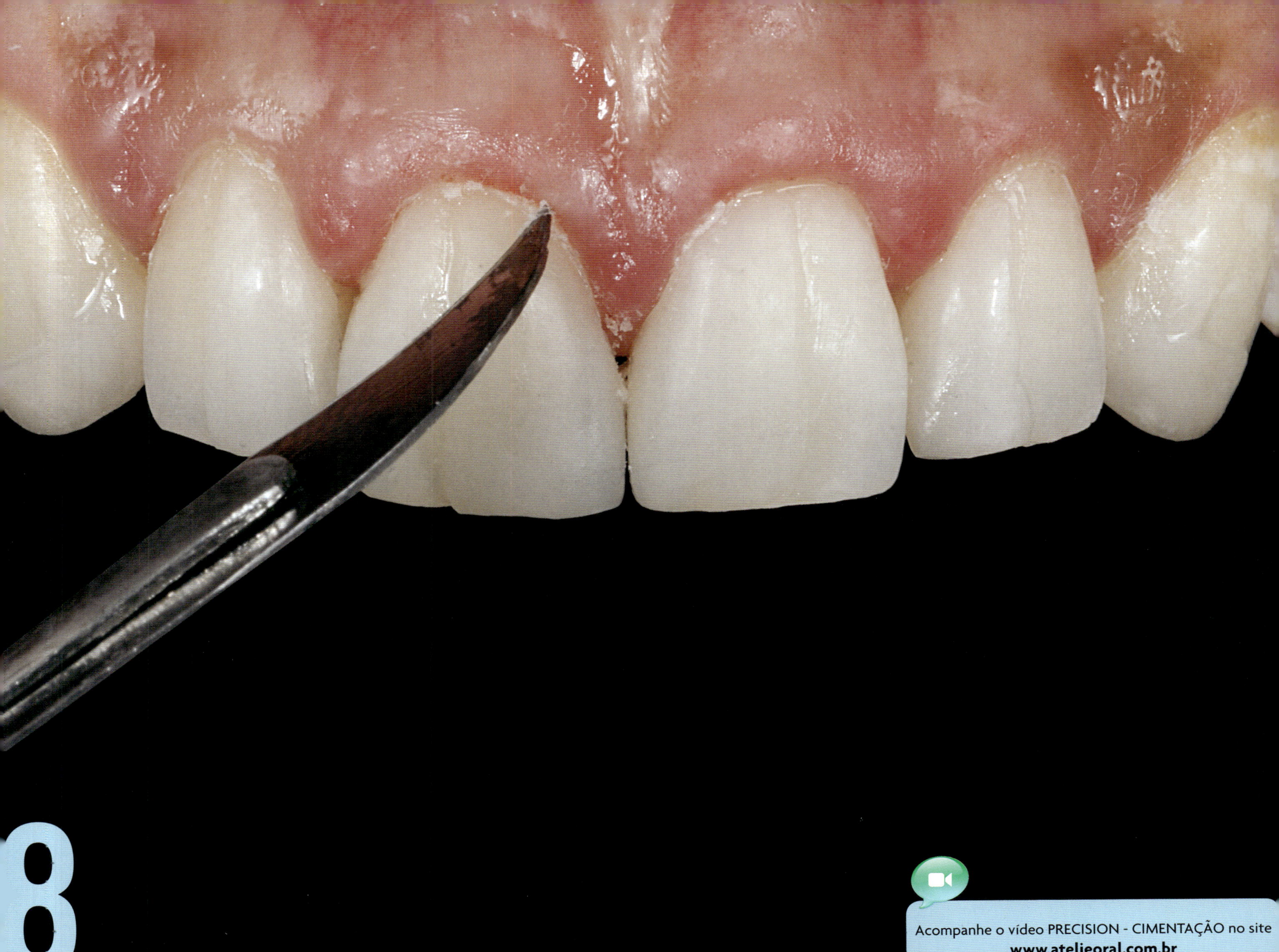

8

Remoção do cimento resinoso com lâmina de bisturi número 12C

Acompanhe o vídeo PRECISION - CIMENTAÇÃO no site
www.atelieoral.com.br

se trata de lentes de contato e fragmentos parciais.

A etapa de acabamento e polimento de fragmentos parci exige habilidade do dentista em anatomia dental, pois se necessária a reanatomização do fragmento, para que es se torne praticamente invisível aos olhos humanos.

Para alcançar um resultado adequado de acabamen e polimento, deve-se ter em mente algumas regras c facilitarão a execução desse processo.

REGRA 1

Utilizar brocas diamantadas de granulação fina, evitan grandes danos à superfície da cerâmica.

REGRA 2

O movimento da broca deve ter sempre o sent cerâmica-dente, evitando assim desgaste de estrut dental sadia.

REGRA 3

Respeitar a sequência de borrachas para acabamen de cerâmica, de acordo com definição do fabrican garantindo assim o polimento efetivo da restauração.

REGRA 4

Garantir que a rotação da borracha esteja no sent contrário ao movimento que está sendo realizado, pois assim a borracha estará sendo efetiva.

Com esses conceitos entendidos, podemos iniciar a et de acabamento e polimento realizada nesta sequência.

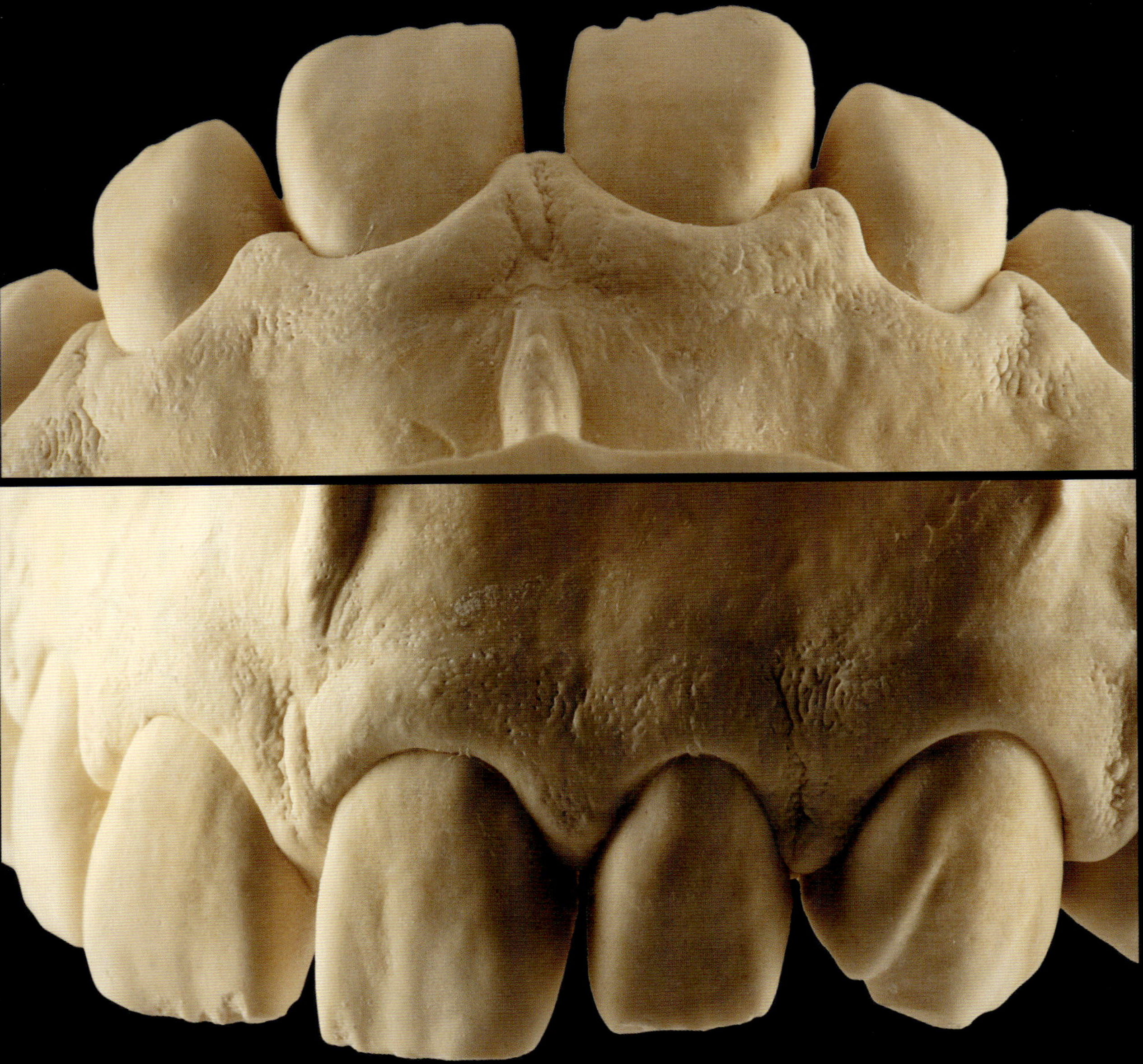

Deve-se analisar o modelo inicial do paciente para entender a forma e textura de superfície préexistente, facilitando a reprodução dessas características no fragmento cimentado.

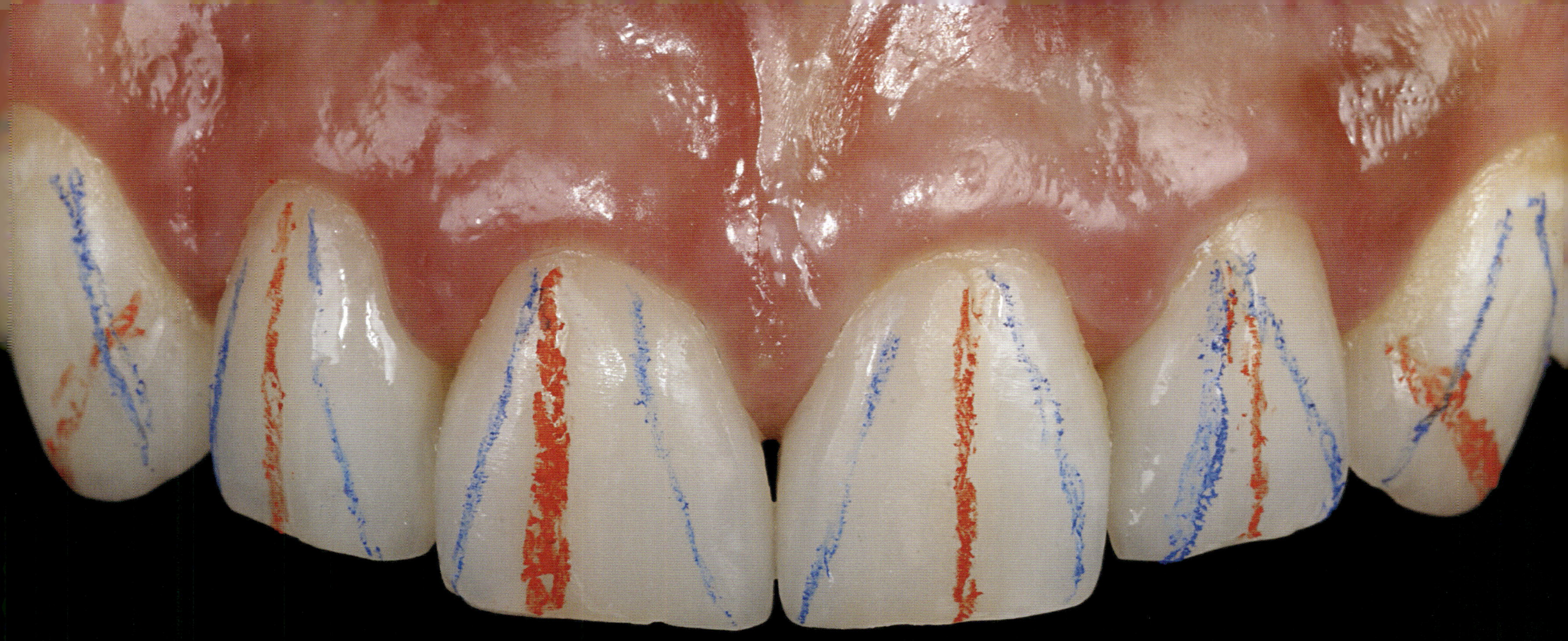

1

Com um lápis d'água azul, iremos delimitar a área plana (área de reflexão de luz) do dente. Com um lápis d'água vermelho, delimitamos a região de emenda da restauração

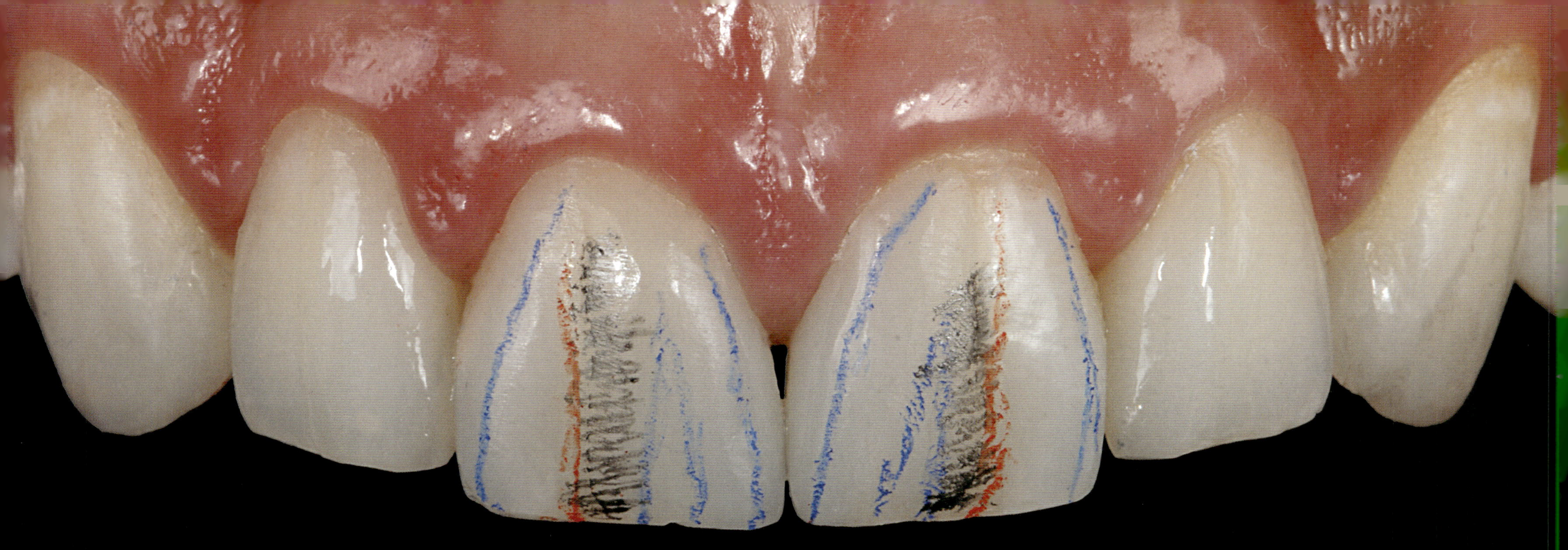

2

Com um lápis preto, pintamos a área de sobrecontorno que deve ser removida no acabamento. Para isso, como visto na figura, precisamos definir uma área de textura, também em azul, que será a região de mascaramento da margem da restauração. As áreas de textura são as de eleição para esse fim, pois são regiões de menor reflexão de luz. Dessa forma, a mimetização da restauração torna-se mais fácil, pois a emenda fica praticamente imperceptível.

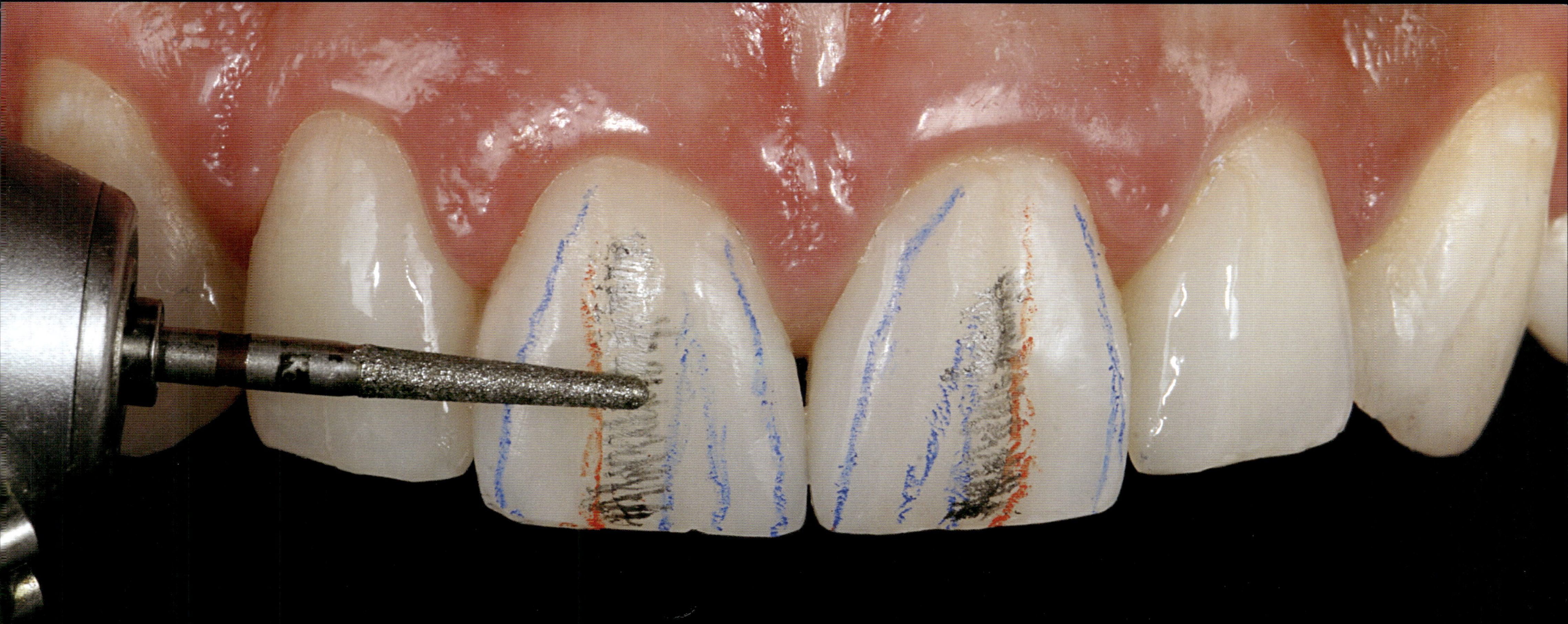

3

Uma broca diamantada troncocônica de granulação fina (o Ateliê Oral desenvolveu um modelo próprio de broqueiro e disponibiliza o kit de brocas Ateliê Oral no site www.atelieoral.com.br) será utilizada para iniciar os desgastes nas regiões que foram pintadas com o lápis preto. Sempre que possível, deve-se utilizar a broca em posição perpendicular à restauração cerâmica, reduzindo as fraturas nas bordas da restauração. Em alguns casos, devido à dificuldade clínica e posição do dente, isso não é possível, restando a opção da broca estar paralela à restauração cerâmica. Em situações como essa, a broca deve realizar o movimento respeitando o sentido restauração-dente, evitando desgaste desnecessário de estrutura dental.

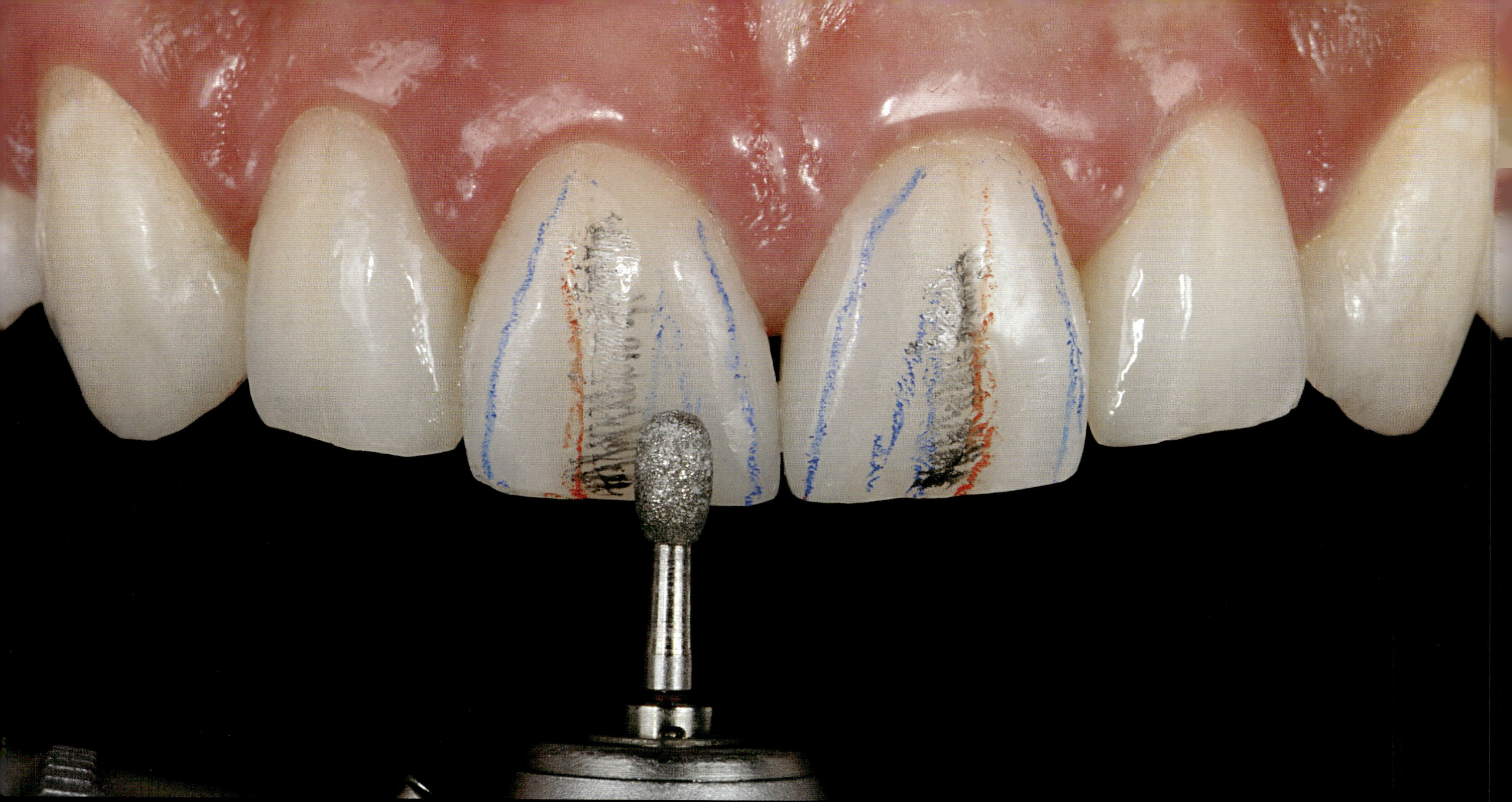

4

Após esses desgastes iniciais com uma broca em forma de pera, iniciamos a texturização da superfície. O objetivo é começar a levar a região de emenda para dentro da textura.

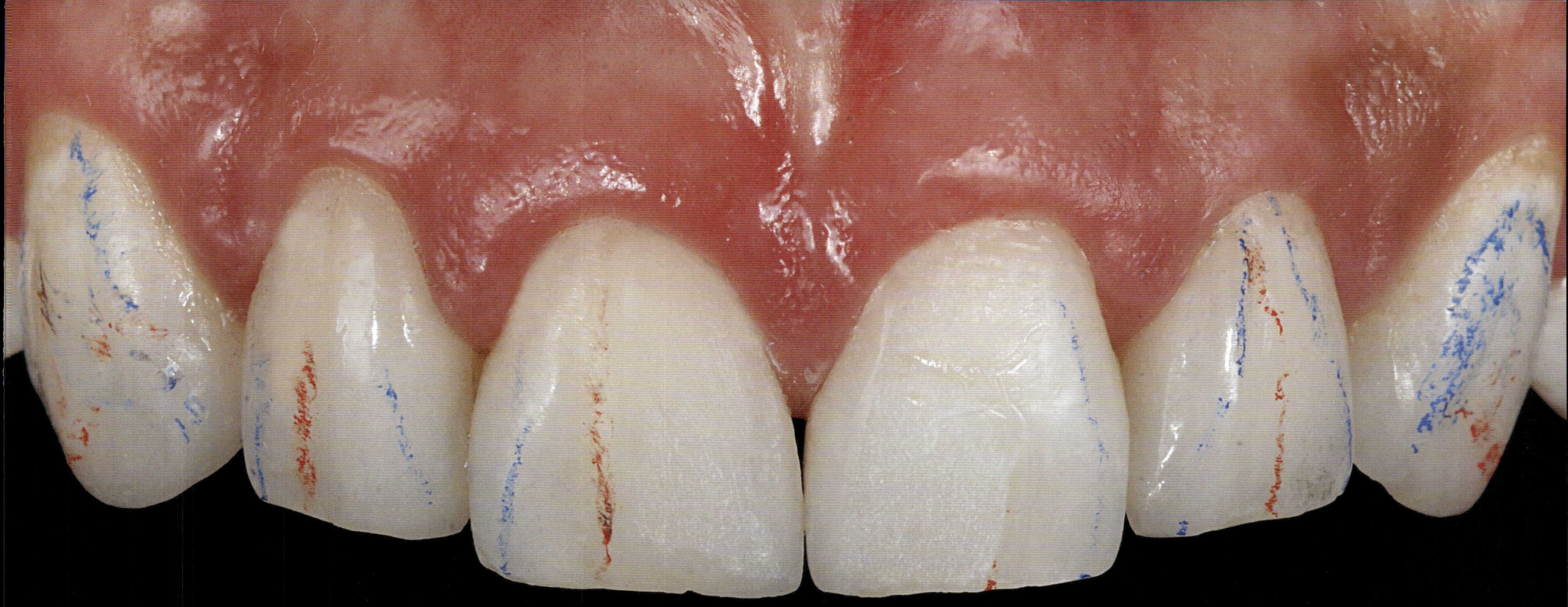

5

Na foto acima, podemos observar o resultado desses desgastes já citados e verificar como já são imperceptíveis os limites da restauração.

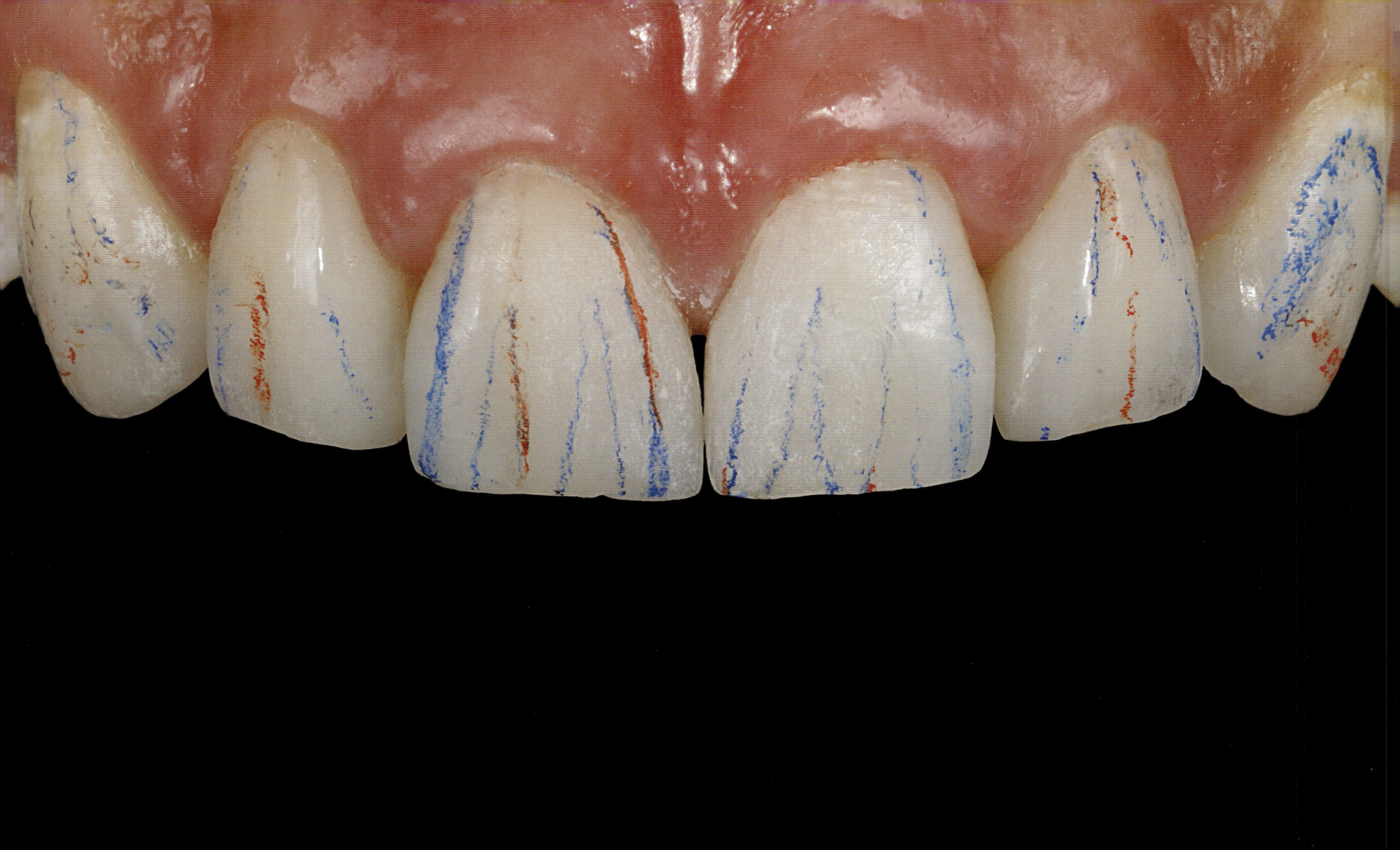

6

Novamente com lápis colorido, iremos delimitar a área de brilho e textura do dente com a
cor azul. Com o lápis vermelho

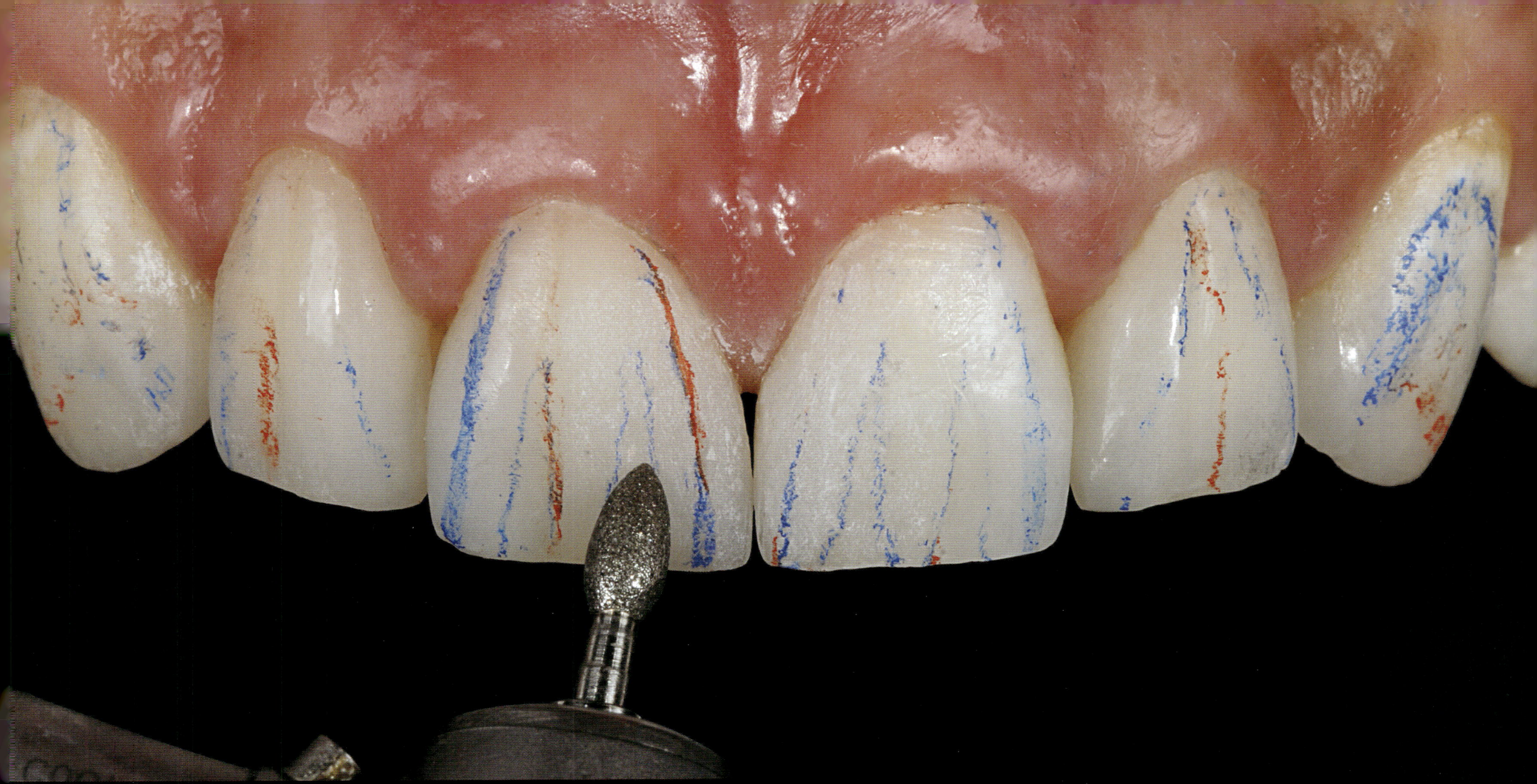

7

Com as brocas troncocônica e pera, iremos aperfeiçoar os detalhes de forma e textura

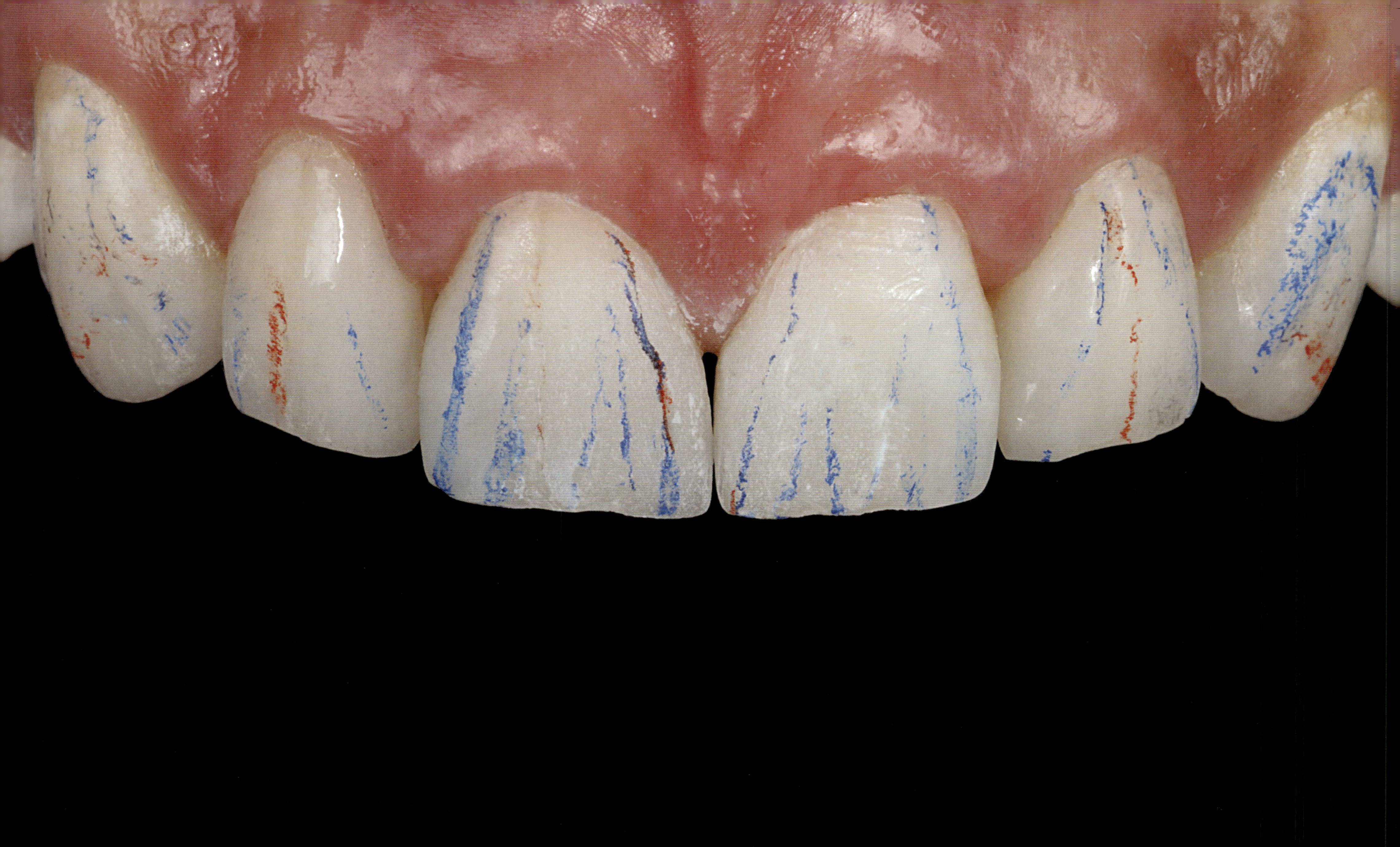

8

Forma e textura praticamente finalizadas

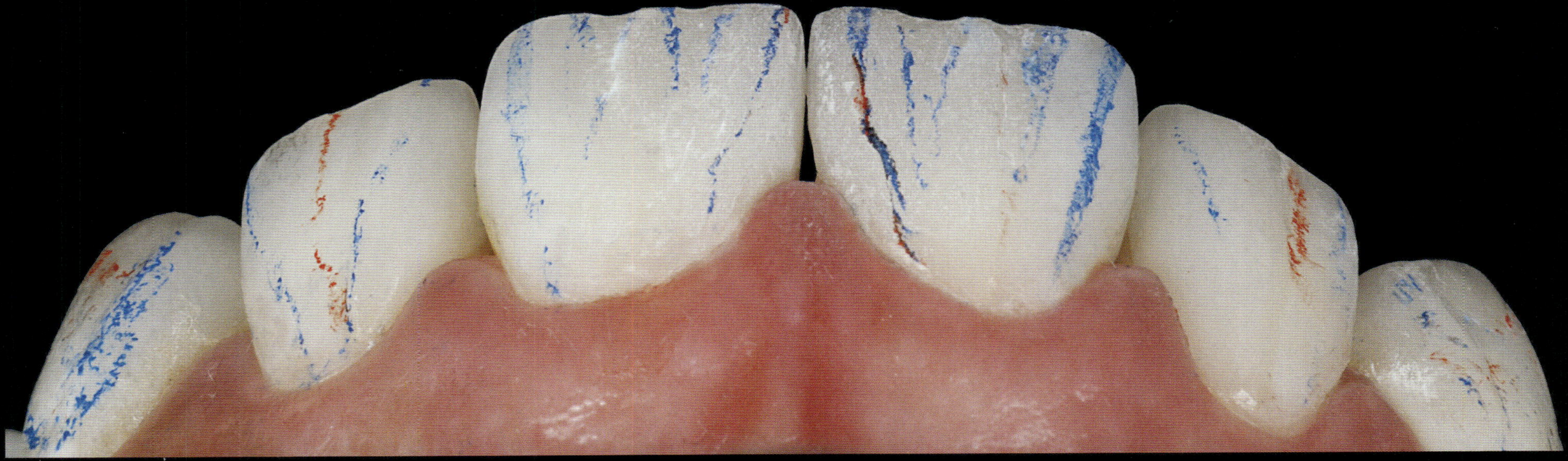

9

Fotos de diversos ângulos são realizadas, para que tenhamos melhor visualização da textura e dos limites da restauração.

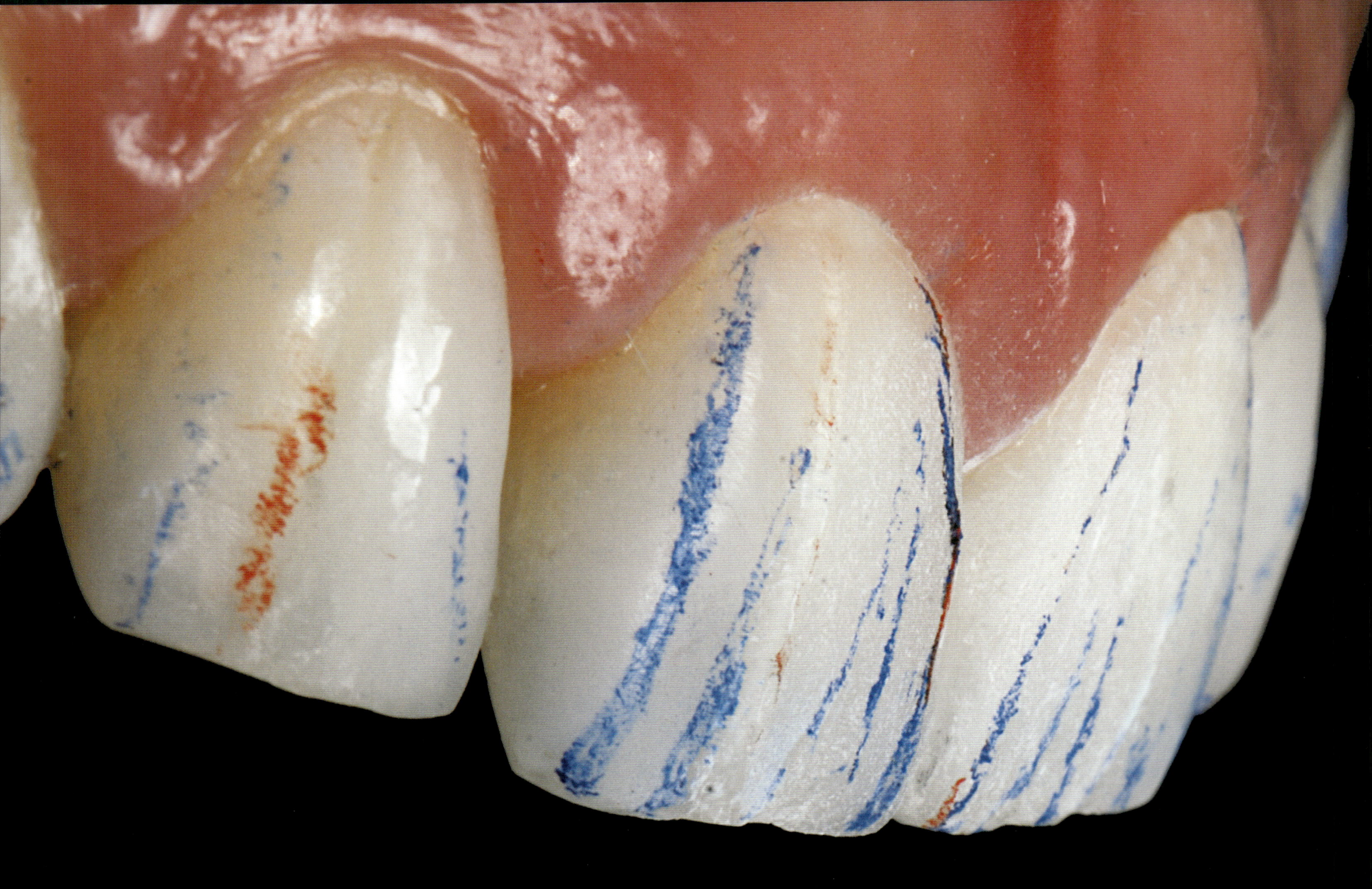

10

Fotos de diversos ângulos são realizadas, para que tenhamos melhor visualização da textura e dos limites da restauração.

O POLIMENTO DA SUPERFÍCIE É O PRÓXIMO PASSO. ESSA ETAPA É REALIZADA COM BORRACHAS PARA CERÂMICA – (KIT ATELIÊ ORAL), QUE APRESENTAM-SE NAS CORES AZUL, ROSA E CINZA. CADA UMA DAS BORRACHAS TEM UM DETERMINADO NÍVEL DE ABRASIVIDADE, SENDO A AZUL A MAIS ABRASIVA, A ROSA COM ABRASIVIDADE MÉDIA E A CINZA COM ABRASIVIDADE NULA, SERVINDO SOMENTE PARA GANHO DE BRILHO DA SUPERFÍCIE. A SEQUÊNCIA CORRETA DE UTILIZAÇÃO DESSE SISTEMA DE BORRACHAS É DA MAIS ABRASIVA PARA A MENOS ABRASIVA, GARANTINDO ASSIM A QUALIDADE DE POLIMENTO.

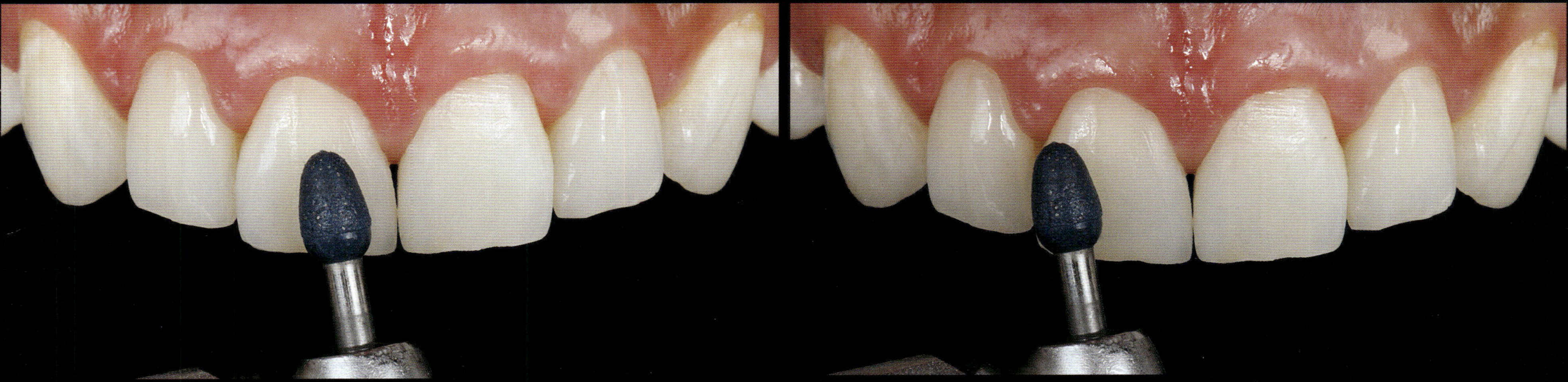

11

Antes de iniciarmos o polimento temos que lembrar da regra número 4 descrita anteriormente: a borracha deve ter uma rotação contrária ao movimento que está sendo feito, lembrando que o movimento deve ser sempre da restauração para o dente. O kit de borrachas Ateliê Oral - disponibilizados no site www.atelieoral.com.br.

A borracha azul é a primeira a ser utilizada. Com ela refinaremos o acabamento e texturização previamente feitos com as pontas diamantadas.

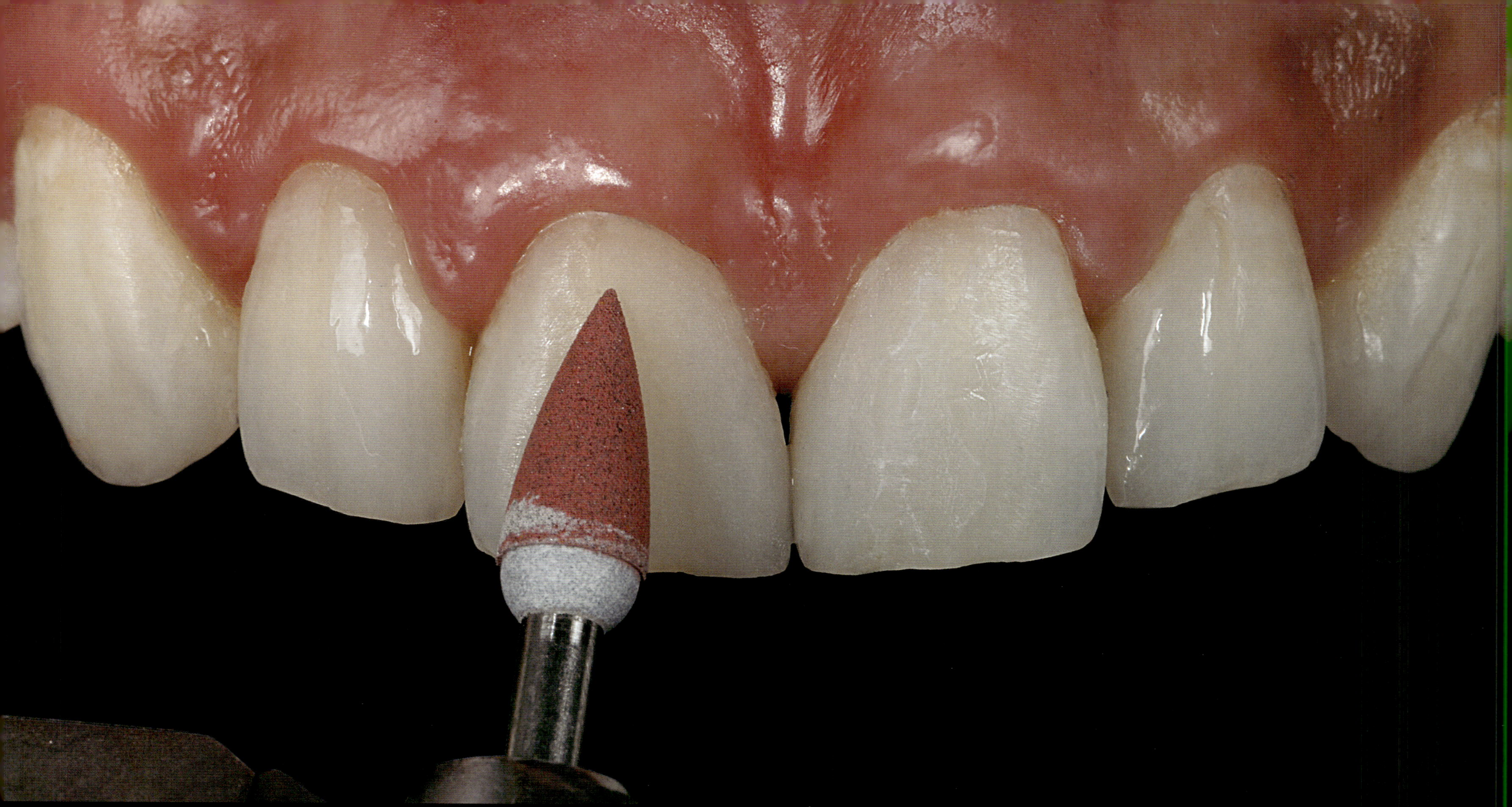

12

A borracha rosa é utilizada em seguida e será a responsável pelo polimento efetivo da superfície.

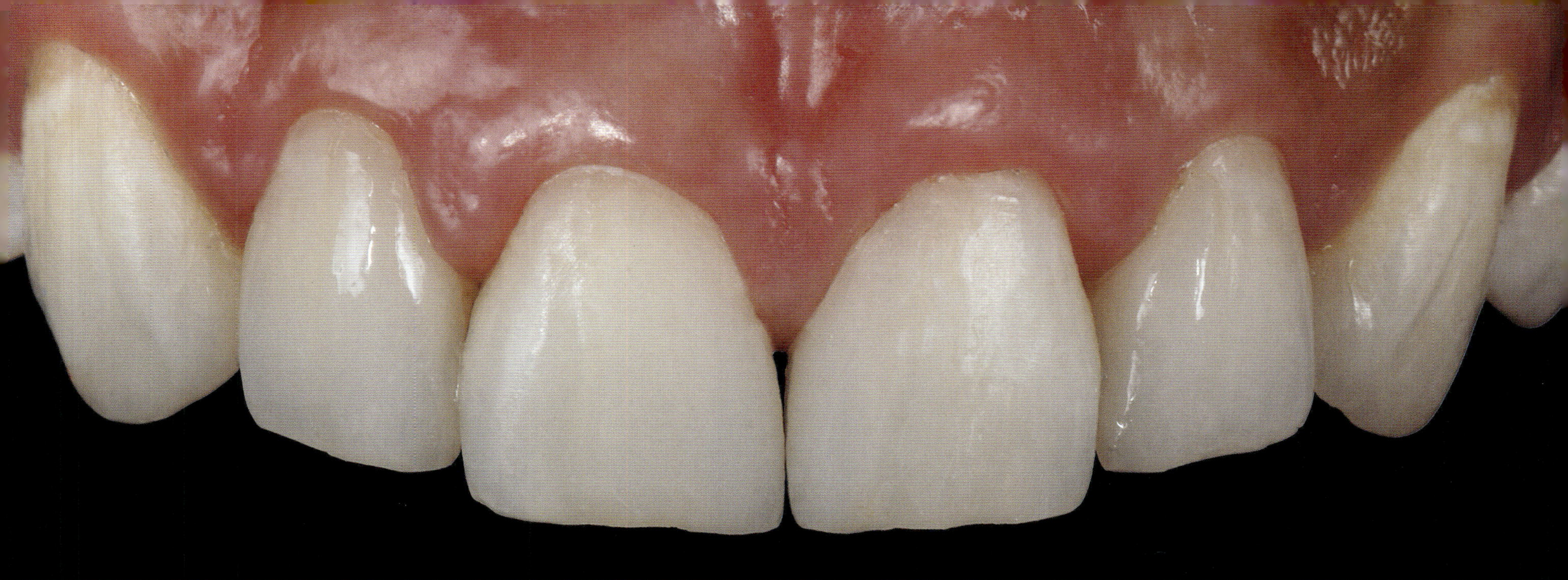

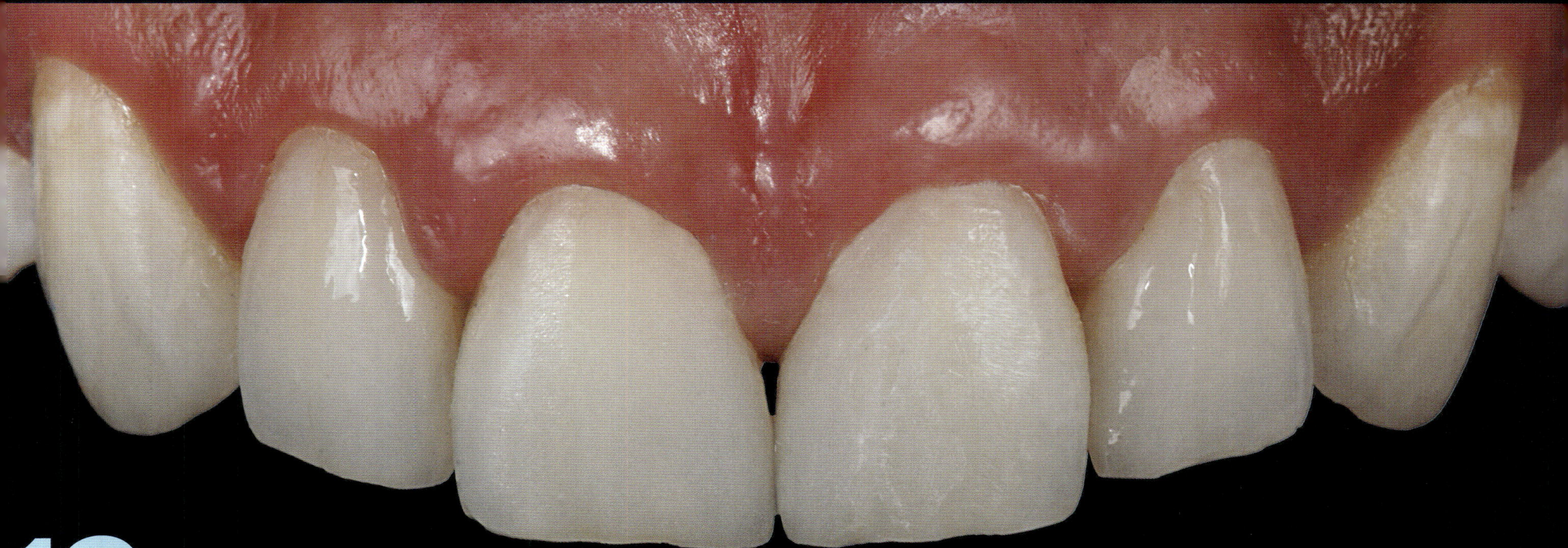

13

Nas fotos acima podemos acompanhar a diferença de superfície logo após a utilização de cada uma das borrachas. A primeira foto após a borracha azul e a segunda após a borracha rosa.

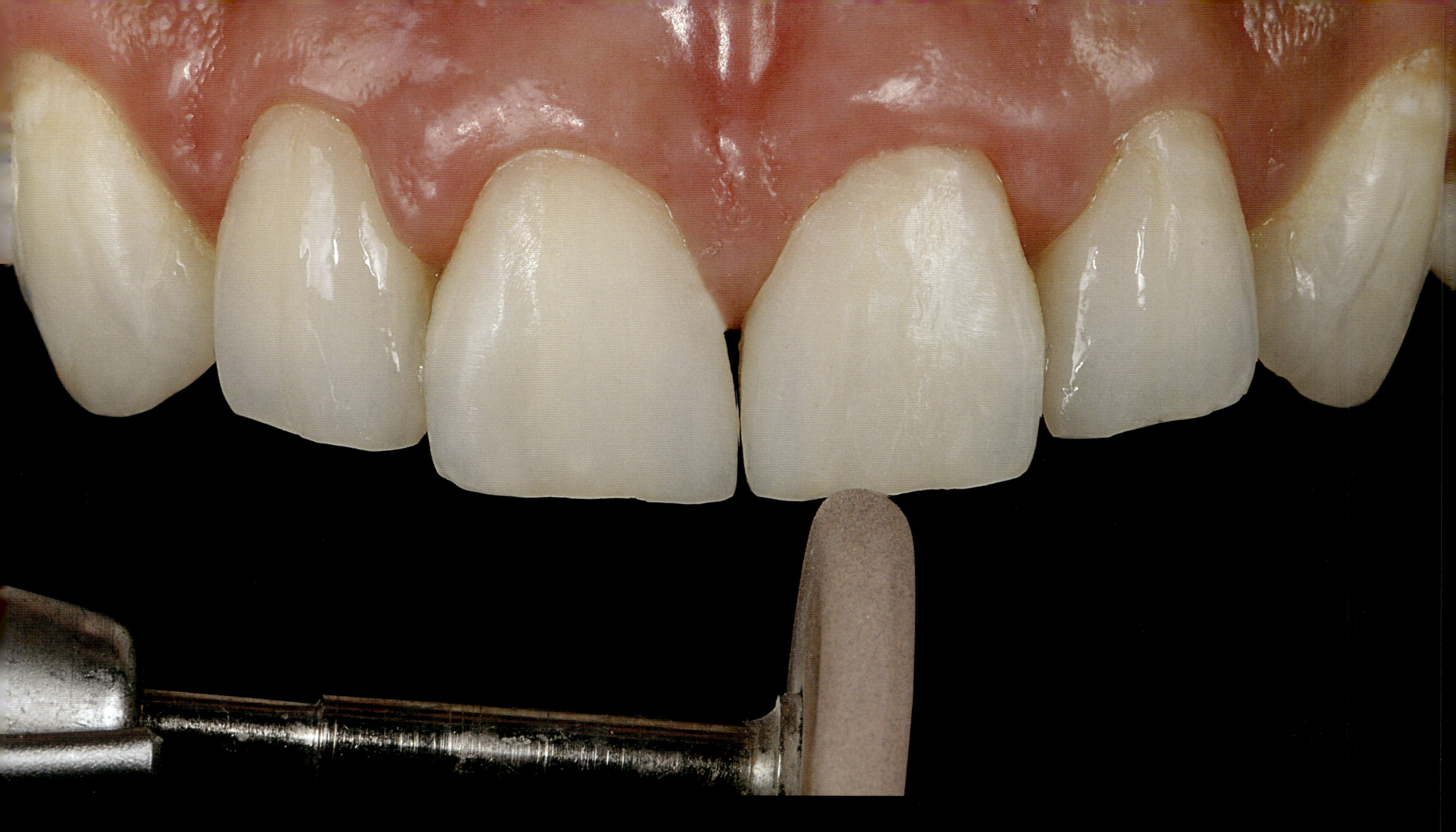

14

Com uma borracha exacerapol de peça reta, fazemos os ajustes de borda incisal.

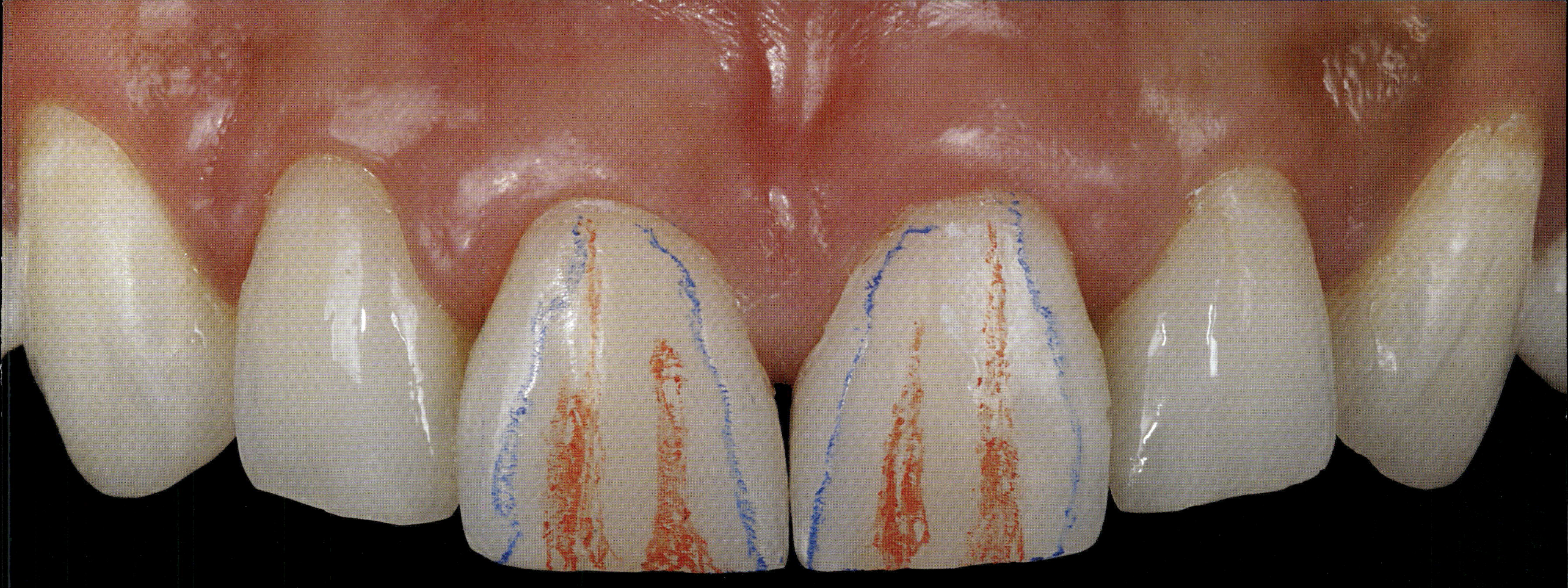

15

Novamente iremos utilizar os lápis coloridos. Com o lápis azul marcamos as áreas de reflexão de luz dos dentes, já com o lápis vermelho marcamos as texturas de superfície. Essa marcação é de extrema importância, pois define quais áreas deverão receber o brilho de superfície, a ser realizado com a borracha cinza.

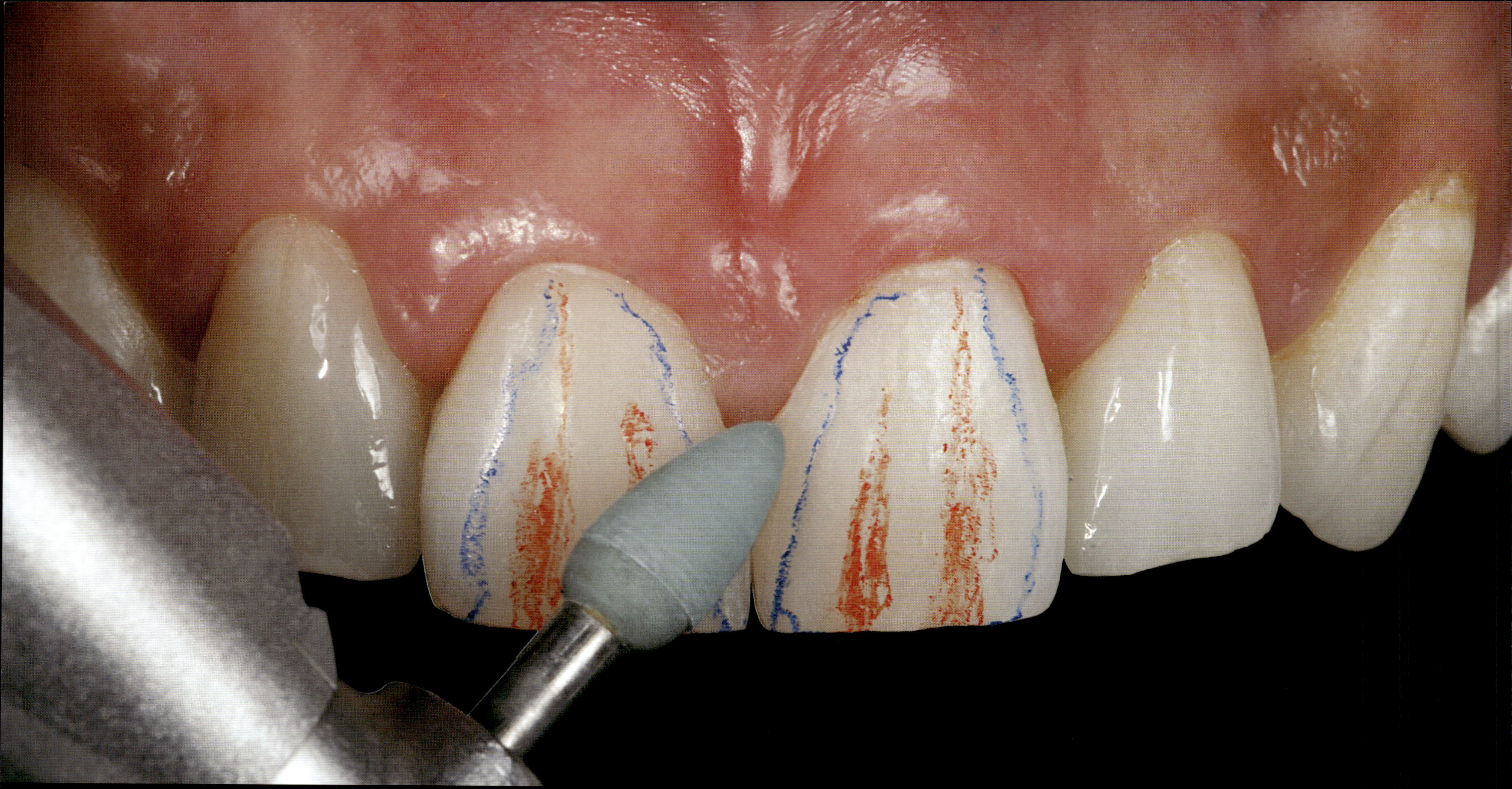

16

A borracha cinza só é utilizada nas regiões de reflexão de luz, pois essas exigem alto brilho. Nas regiões de texturas, pintadas de vermelho, não devemos utilizar a borracha cinza, pois são áreas que não devem apresentar brilho para garantir a estética ideal da face vestibular do dente.

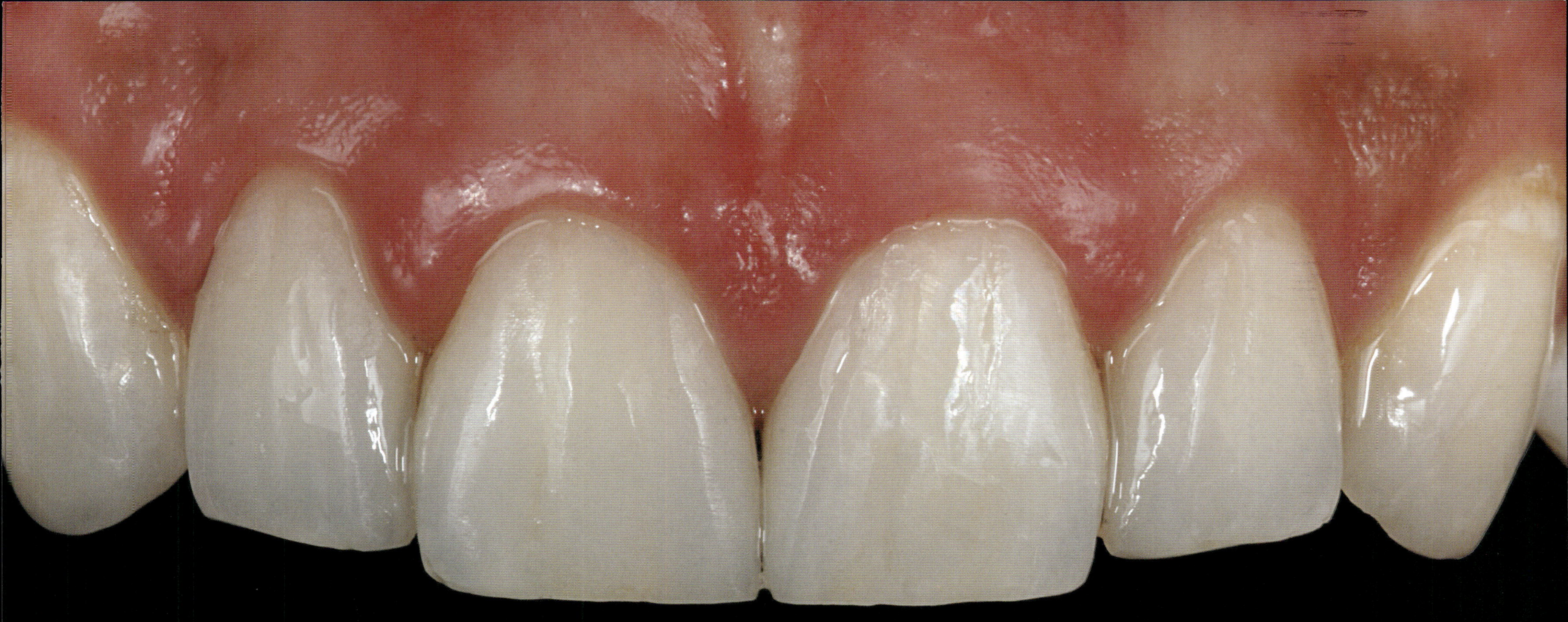

17

Novas fotos de diversos ângulos são realizadas para confirmar a naturalidade e mimetismo obtidos com os fragmentos parciais – os quais dificilmente são identificados, mesmo em closeup.

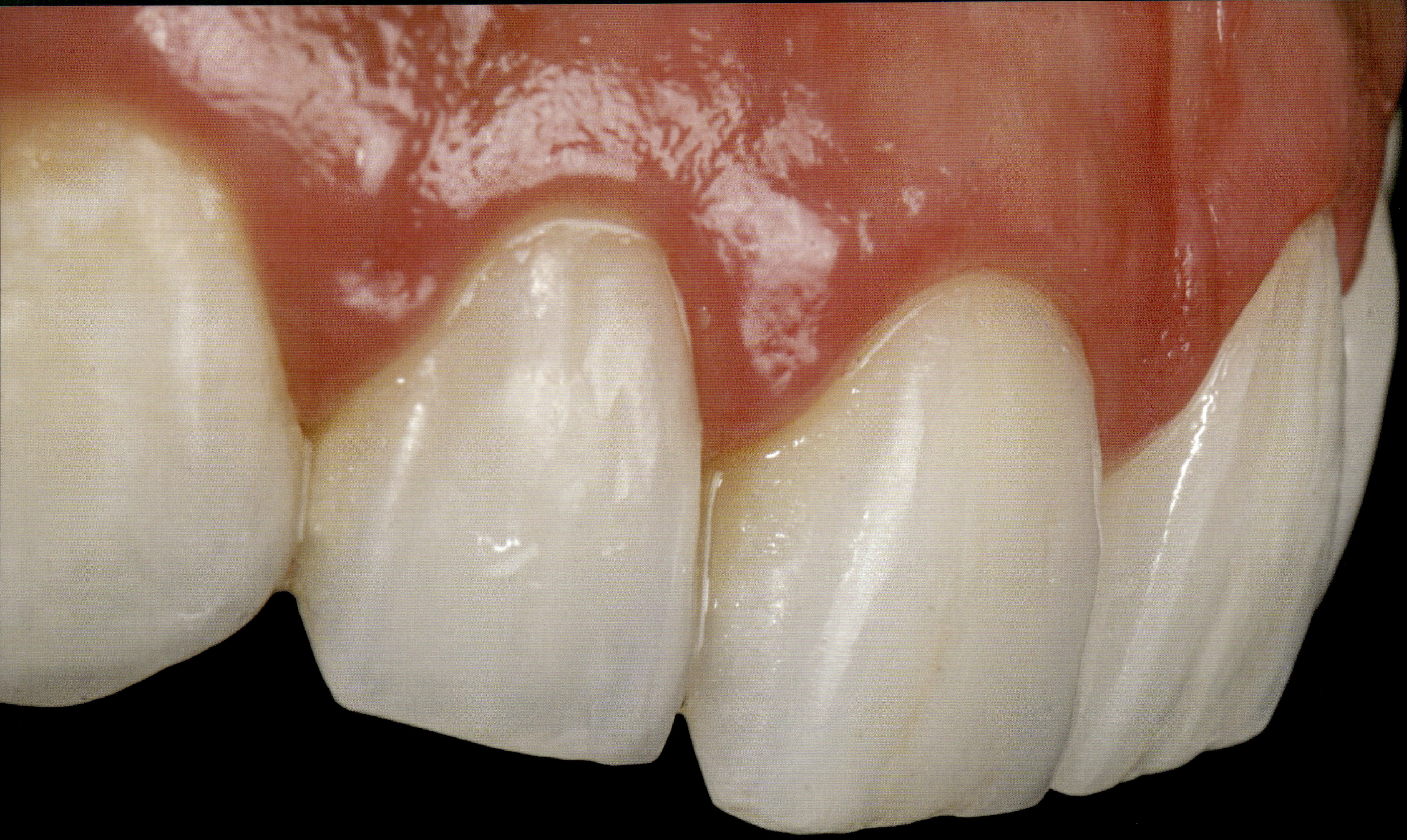

18

Textura mesial do dente 21 (fragmento) e textura distal do 21 (esmalte).

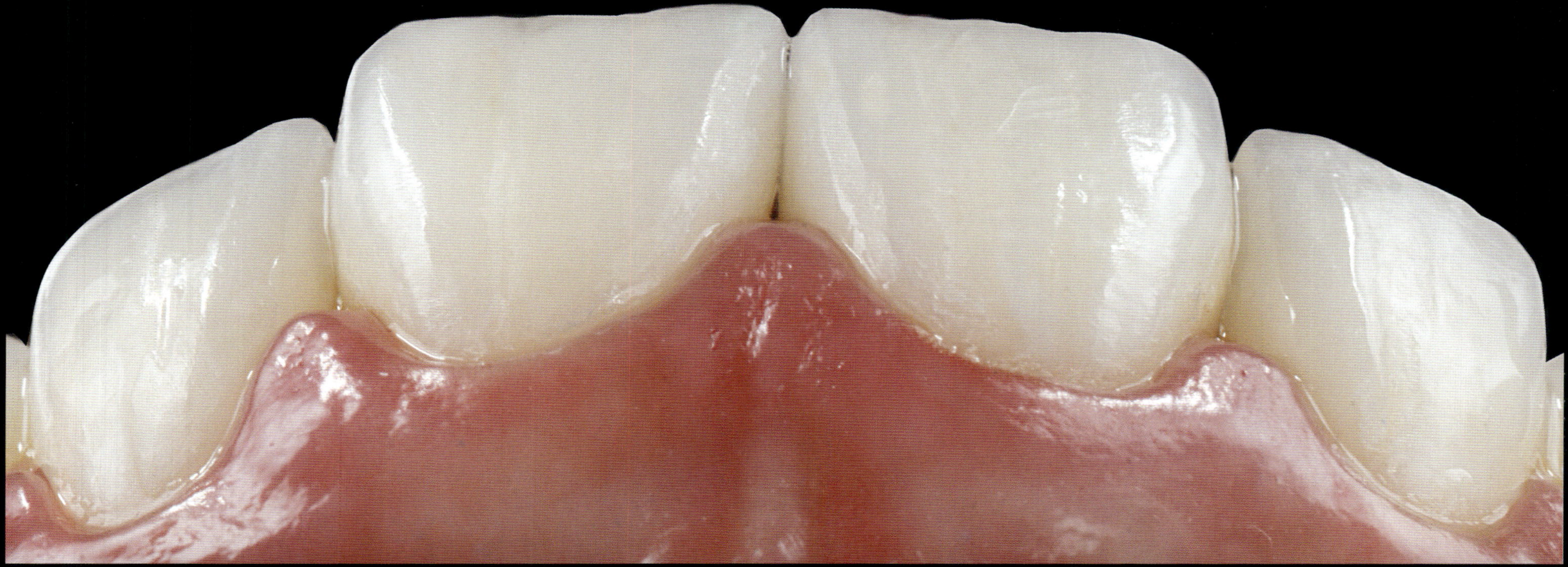

19

Margens dos fragmentos mascarados na região de textura dental.

Acompanhe o vídeo PRECISION - ACABAMENTO E POLIMENTO no site **www.atelieoral.com.br**

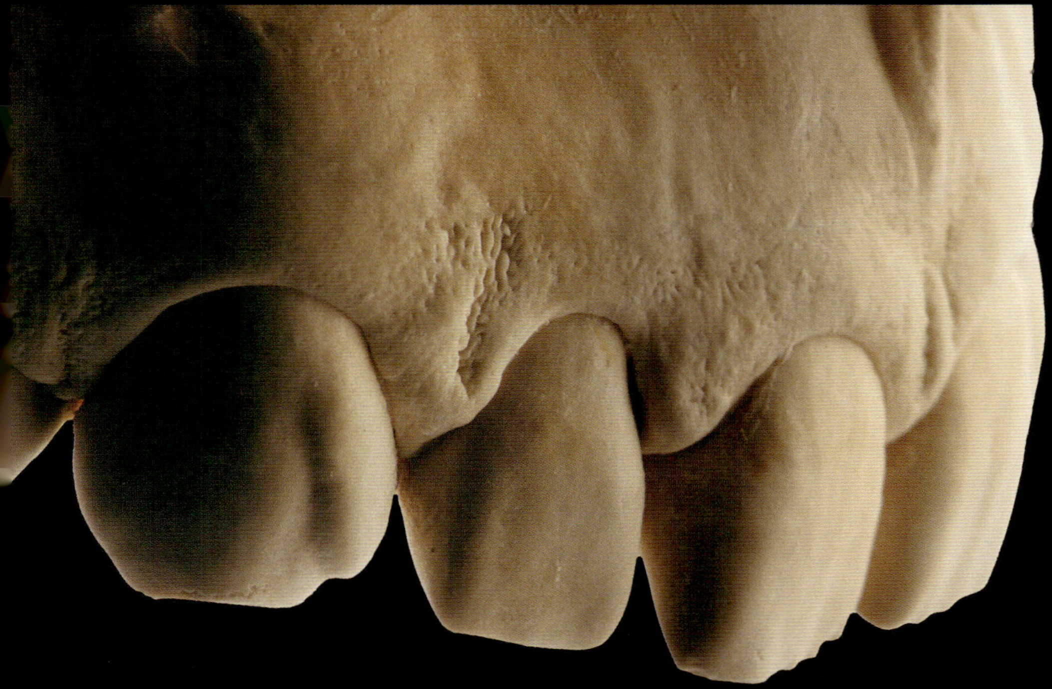

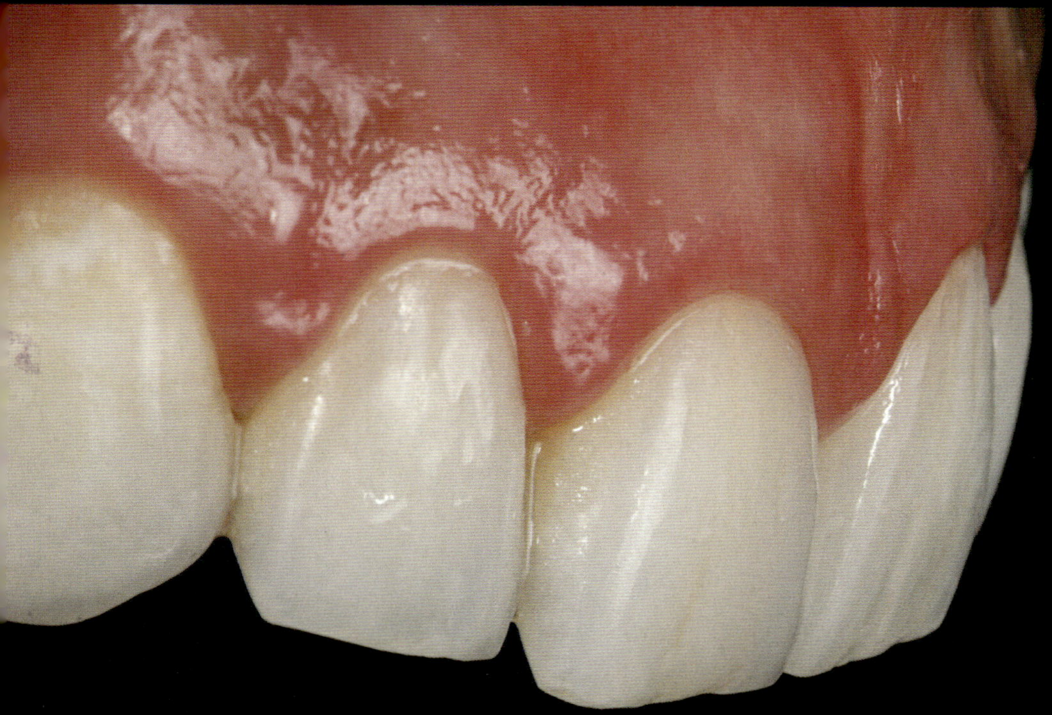

Em seguida, podemos observar uma comparação do modelo inicial e do caso finalizado, mostrando como o padrão de textura e forma foram preservados, deixando as restaurações extremamente naturais.

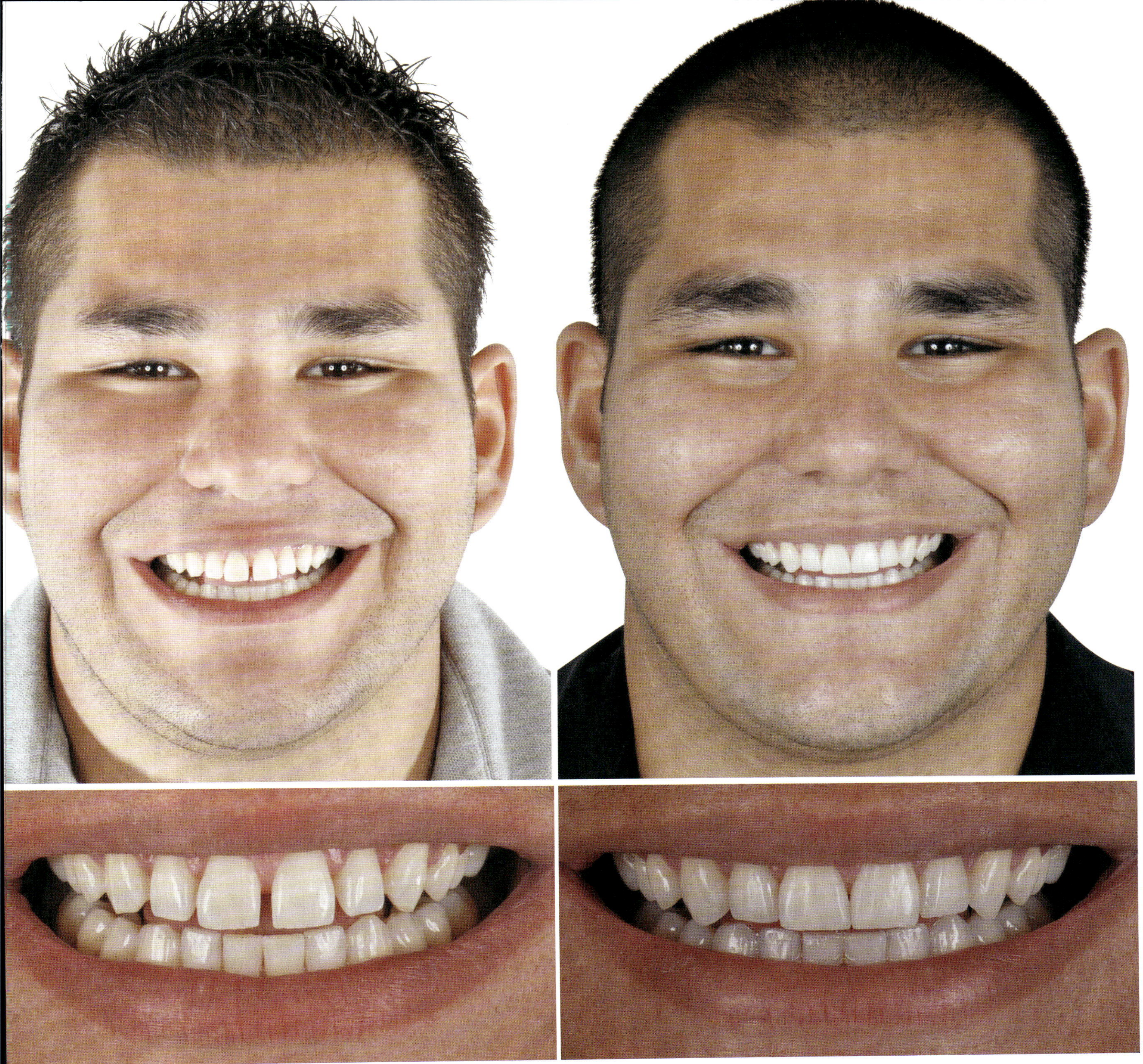

A integração do novo sorriso aos traços faciais do paciente pode ser observada nas figuras ao lado, que comparam o antes e o depois.

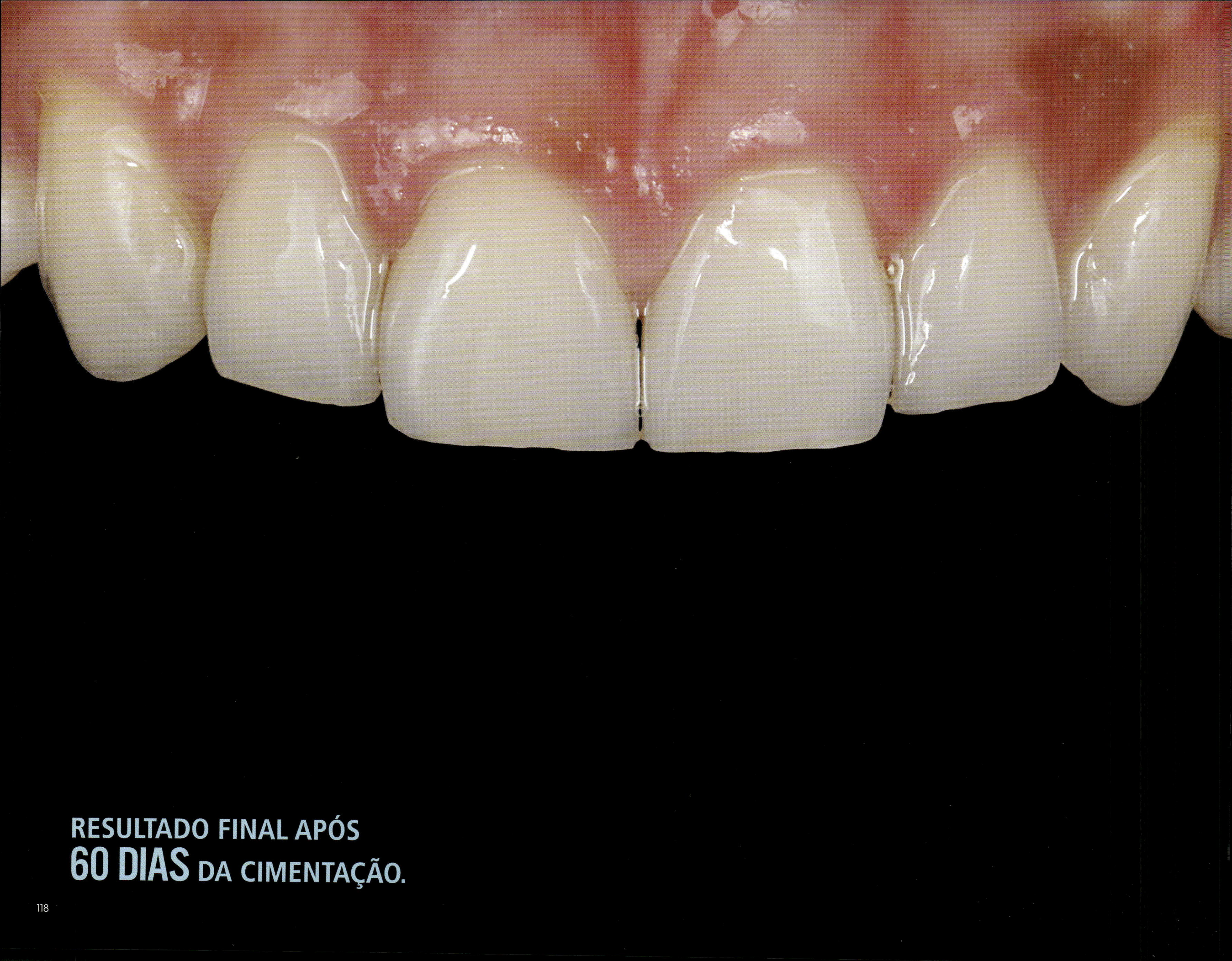

RESULTADO FINAL APÓS
60 DIAS DA CIMENTAÇÃO.

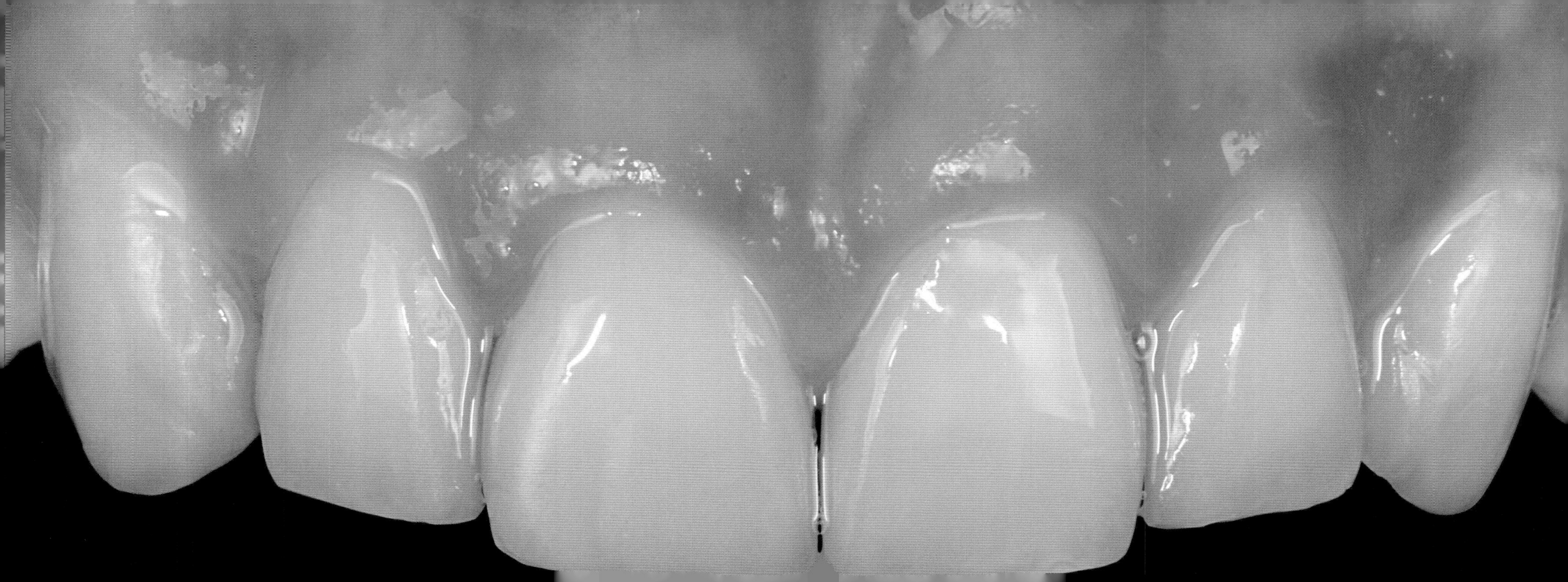

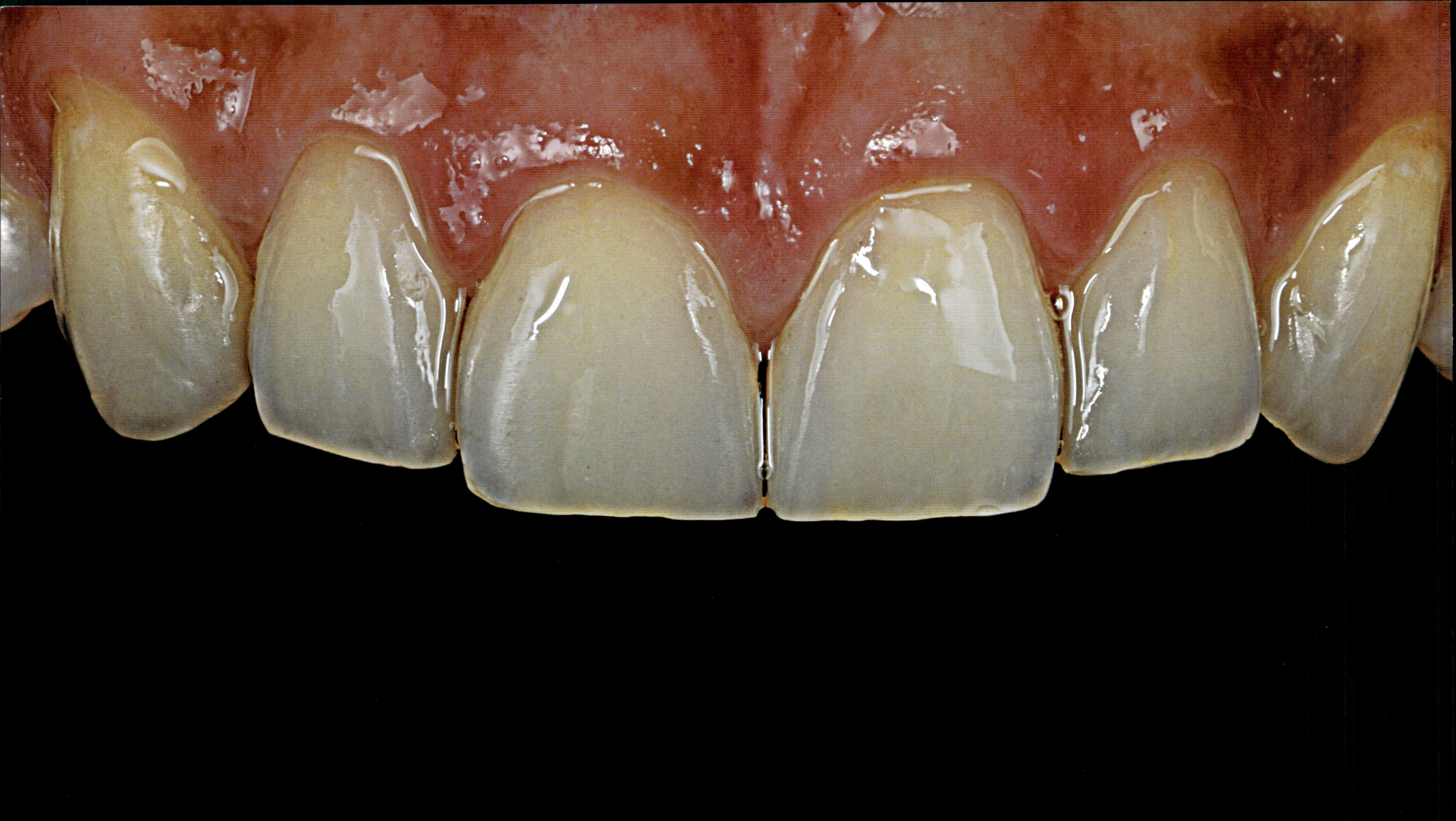

FOTO COM CONTRASTE E SATURAÇÃO AUMENTADOS MOSTRANDO A NATURALIDADE DOS FRAGMENTOS. PODEMOS OBSERVAR AS CARACTERÍSTICAS DE TRANSLUCIDEZ E ABSORÇÃO INCISAL OBTIDAS NAS RESTAURAÇÕES.

CONCLUSÃO

O entendimento das diferenças entre lente de contato e fragmentos parciais é essencial para um resultado final de excelência. Somente com esse entendimento o profissional poderá fazer as indicações corretas e trabalhar com previsibilidade.

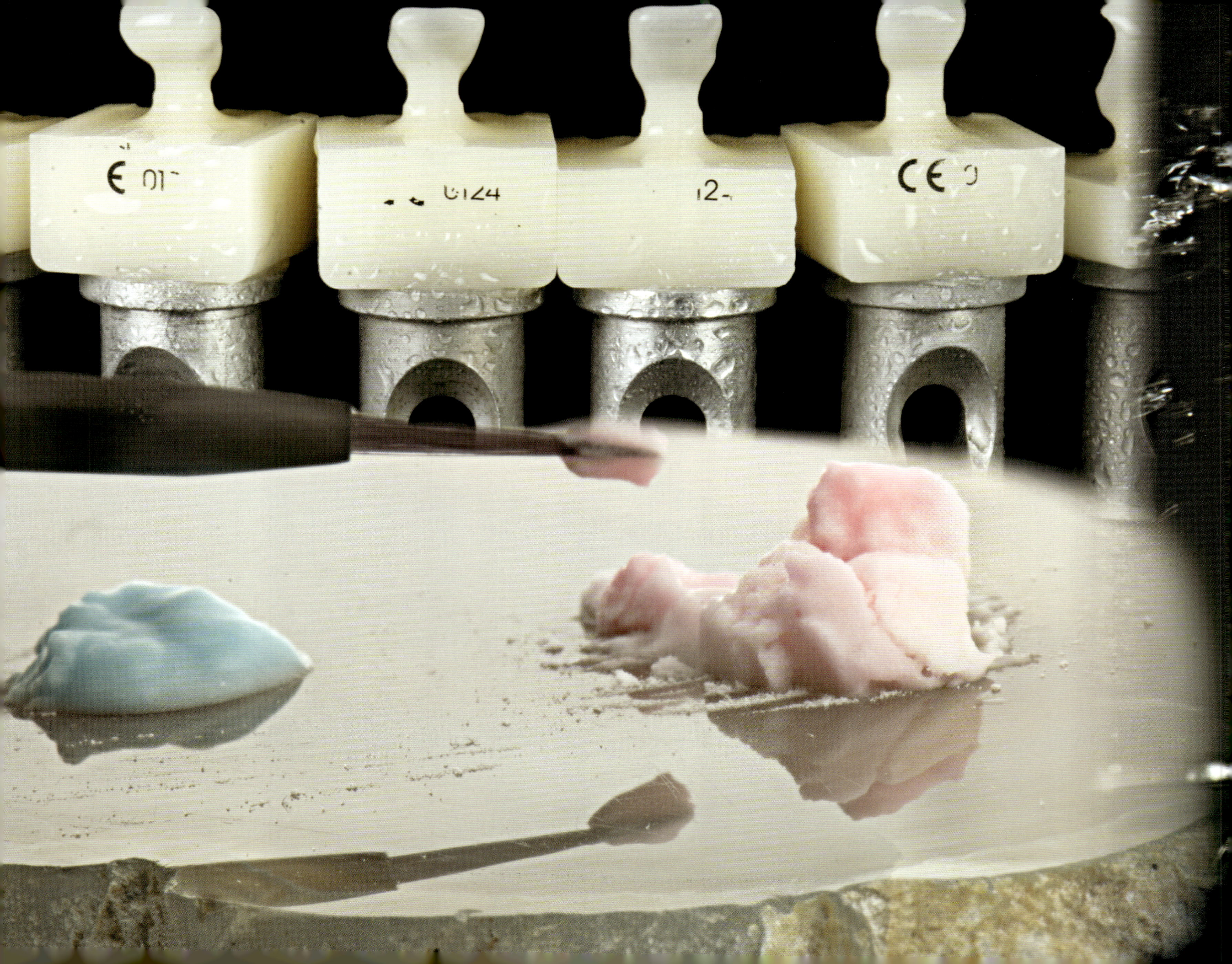

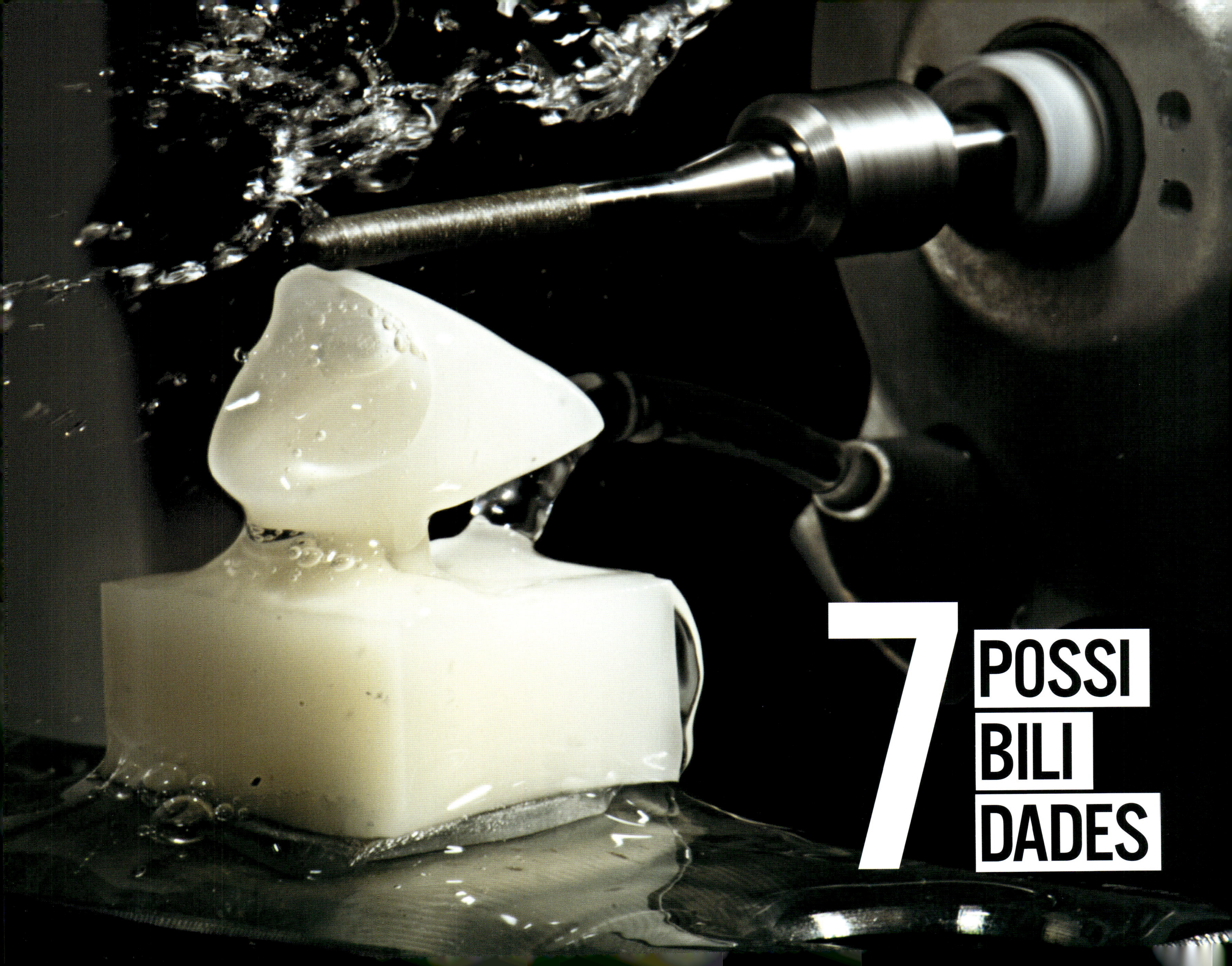

7 POSSI BILI DADES

POSSÍVEIS APLICAÇÕES

Nas páginas a seguir veremos 6 casos com diferentes indicações para utilização das técnicas de fragmentos parciais e lentes de contato.

CERÂMICA À BASE DE FLUORAPATITA - D'SIGN	CERÂMICA DE DISSILICATO DE LÍTIO - EMAX	CERÂMICA FELDSPÁTICA - CAD

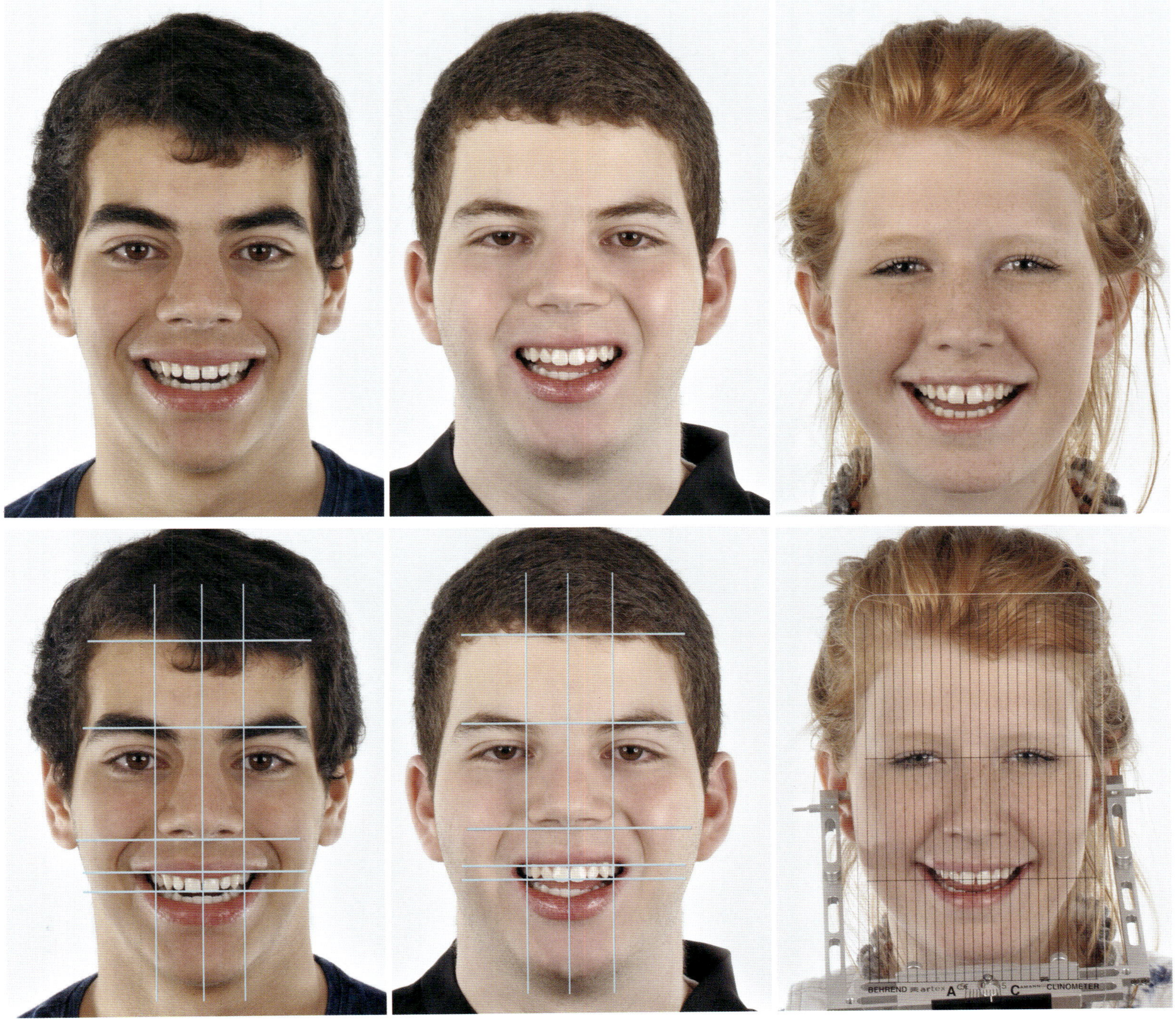

CASO 1

Os três casos a seguir apresentam os diatemas existentes entre os dentes superiores como principal queixa, sendo as lentes de contato a técnica escolhida para resolução dos mesmos.

Será utilizado diferentes cerâmicas (À base de fluorapatita, dissilicato de lítio e feldspática CAD) onde poderemos aprender as diferenças clinícas e laboratoriais existentes em cada uma.

Para a realização do planejamento dos casos seguimos a metodologia descrita no livro "A Arquitetura do Sorriso", que inicia sempre com a análise facial. Observe que nos **casos 1** e **2** a ánalise facial é realizada de forma convencional. Observe que o **caso 3**, realizado com a cerâmica feldspática CAD, será solucionado de forma digital. Podemos observar na figura ao lado a régua utilizada para análise facial, o que facilita a transferência das informações ao modelo de gesso durante a montagem em articulador. Poderemos acompanhar essa etapa mais adiante.

CERÂMICA À BASE DE FLUORAPATITA - D'SIGN | **CERÂMICA DE DISSILICATO DE LÍTIO - EMAX** | **CERÂMICA FELDSPÁTICA - CAD**

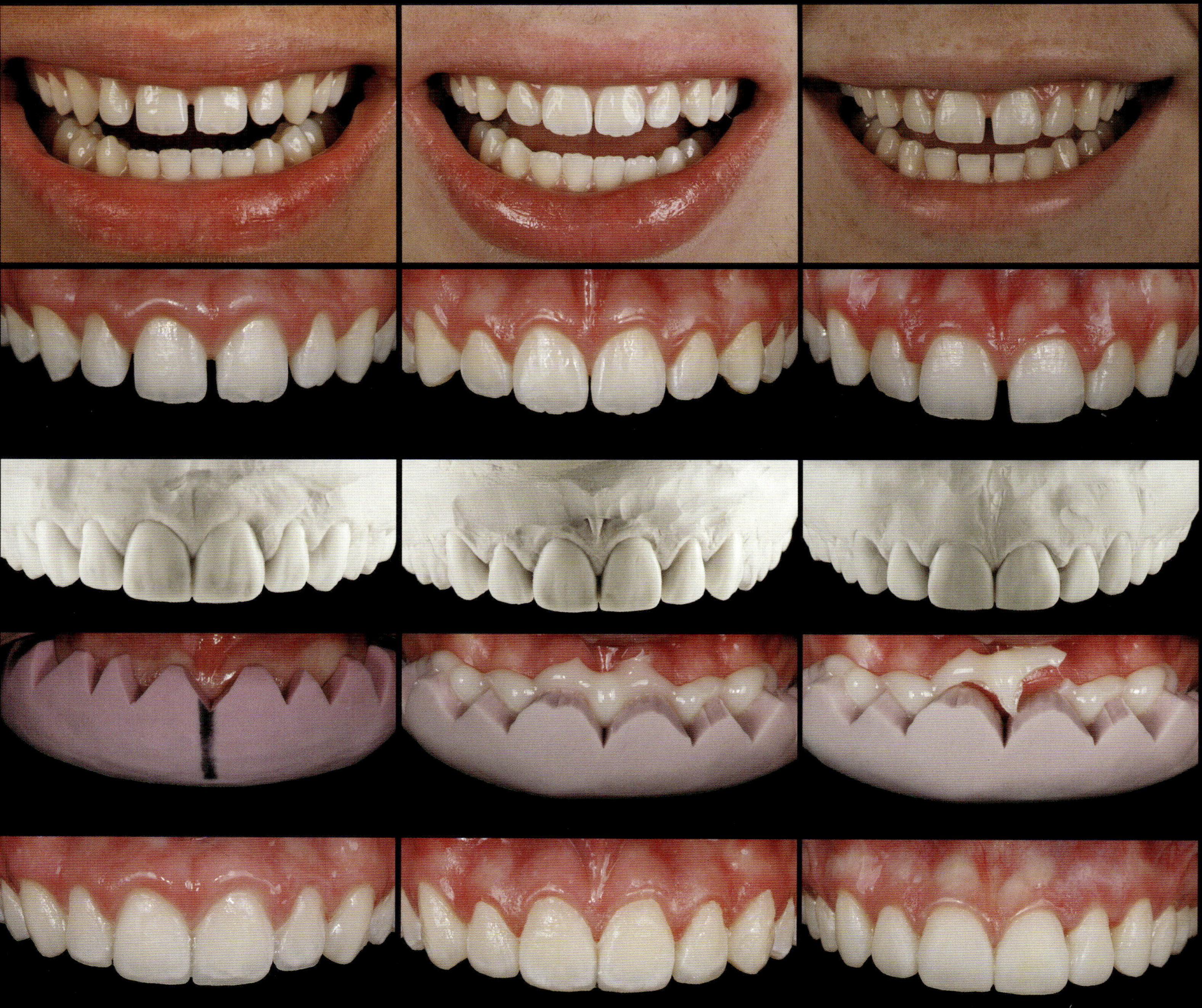

Nas fotos ao lado podemos observar as imagens iniciais dos casos e o planejamento elaborado - enceramento diagnóstico. No **caso 1** foram planejadas 8 lentes de contato na arcada superior. No **caso 2** foram planejadas 6 lentes de contato na arcada superior. No **caso 3** foram planejadas 10 lentes de contato na arcada superior. Logo em seguida acompanhamos a realização do test-drive e o aspecto final do procedimento já com o fechamento dos diastemas e mudanças de forma nos dentes

CERÂMICA À BASE DE FLUORAPATITA - D'SIGN	CERÂMICA DE DISSILICATO DE LÍTIO - EMAX	CERÂMICA FELDSPÁTICA - CAD

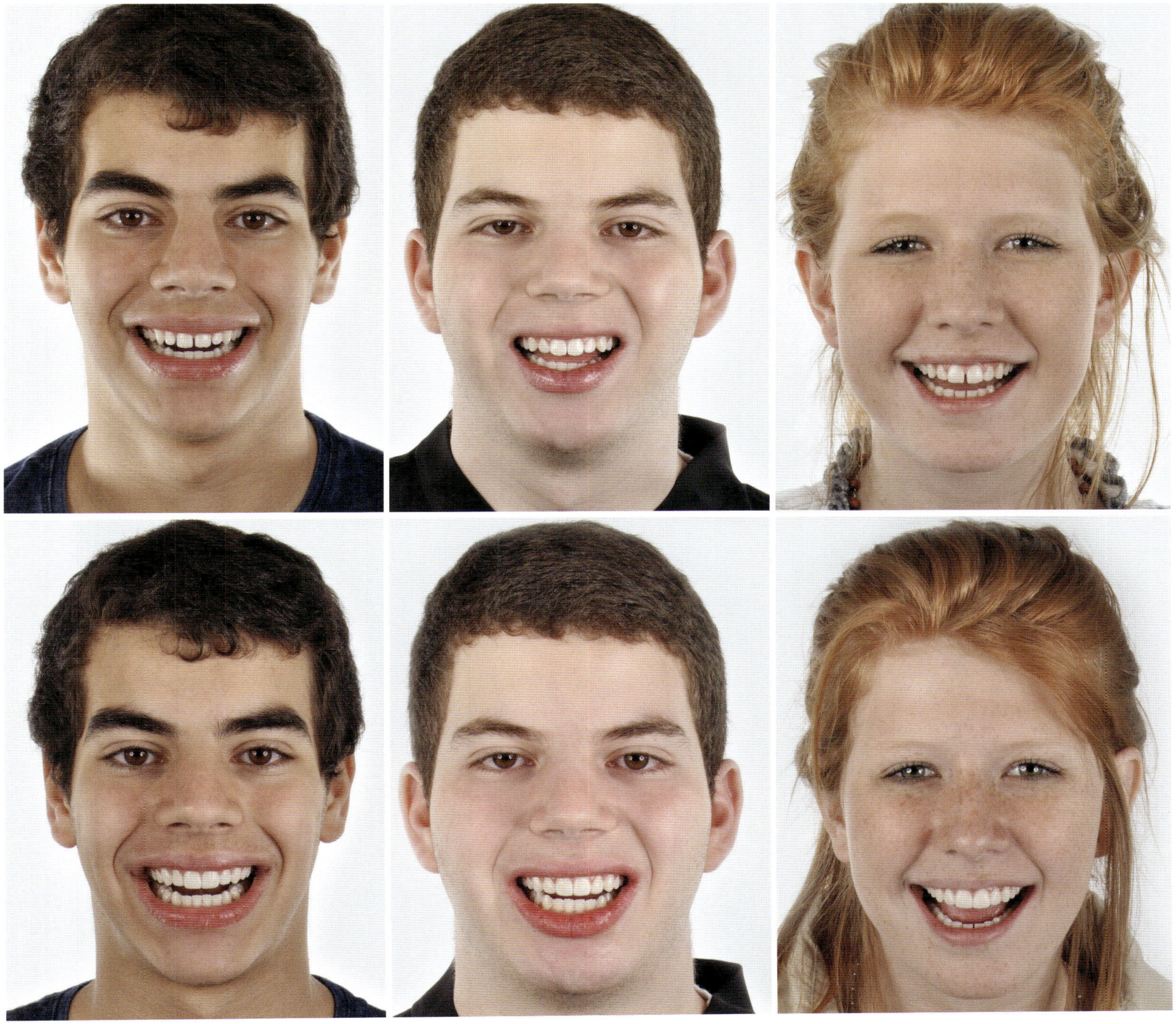

Nas imagens superiores observamos os aspectos iniciais dos casos. Nas imagens inferiores observamos o resultado do test-crive. Caso os pacientes aprovem os resultados estamos aptos a seguir com os tratamentos.

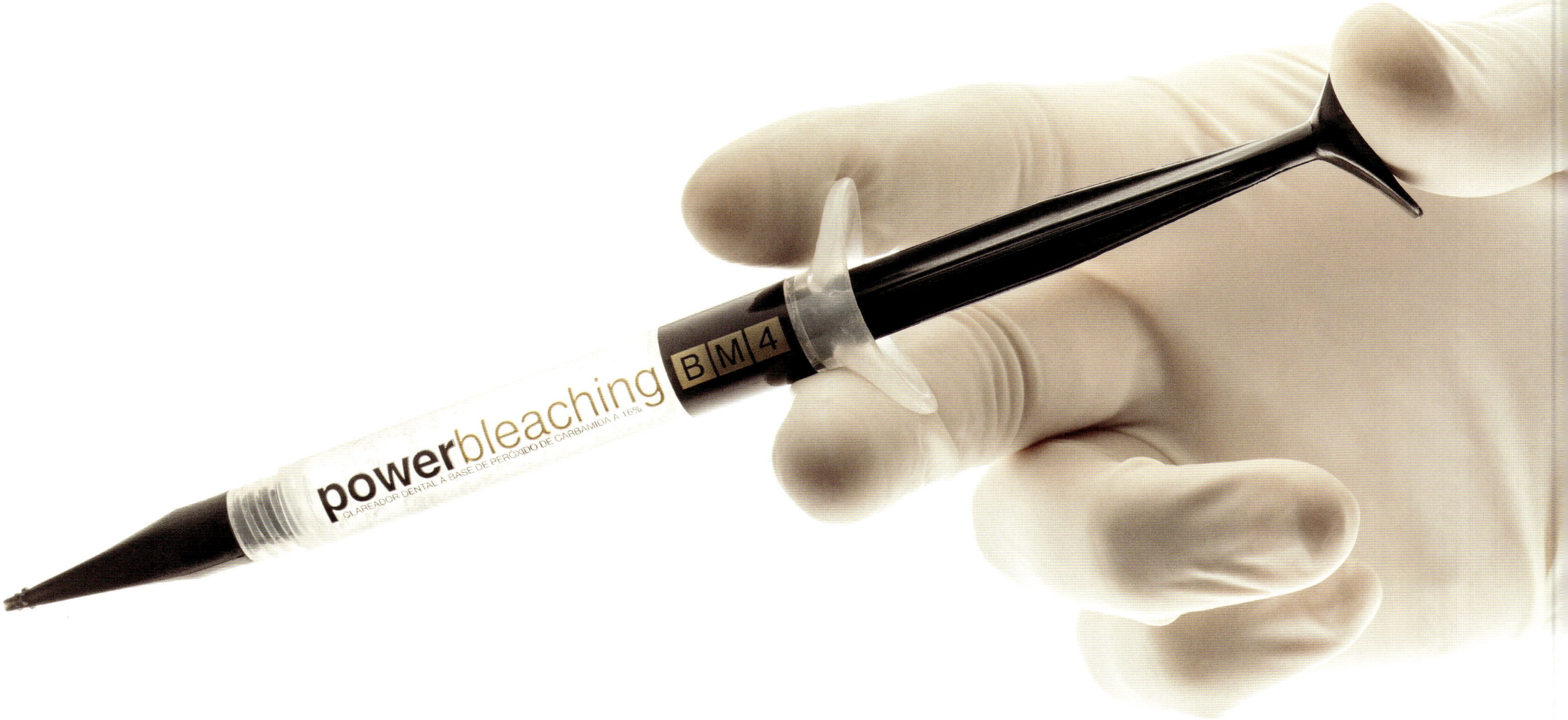

GARANTIR REMANESCENTE CLARO

Como explicado no capitulo 6, a etapa do clareamento é fundamental para garantir a cor das restaurações. Foi utilizado o clareador Power Bleaching - BM4.

CERÂMICA À BASE DE FLUORAPATITA - D'SIGN	CERÂMICA DE DISSILICATO DE LÍTIO - EMAX	CERÂMICA FELDSPÁTICA - CAD

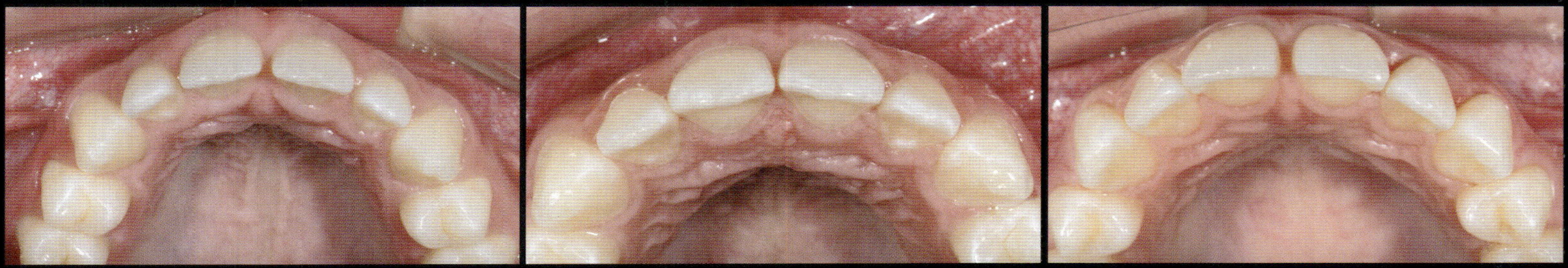

Pela vista oclusal analisamos a presença ou não de retenções nos dentes, o que pode gerar problemas para a adaptação das futuras restaurações.

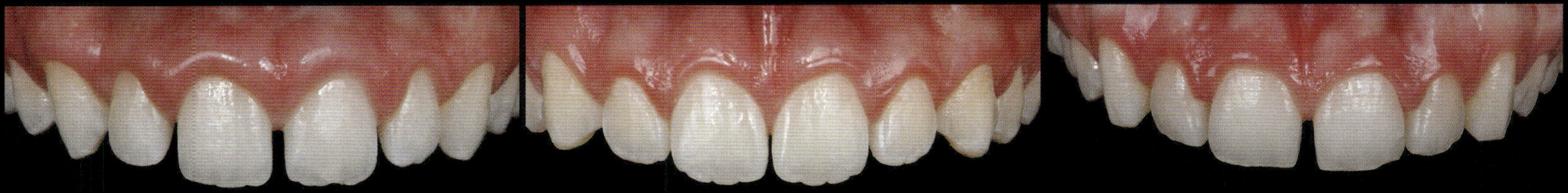

Pela vista vestibular é analisada também a presença ou não de retenções, que podem gerar dificuldades para a realização das lentes de contato.

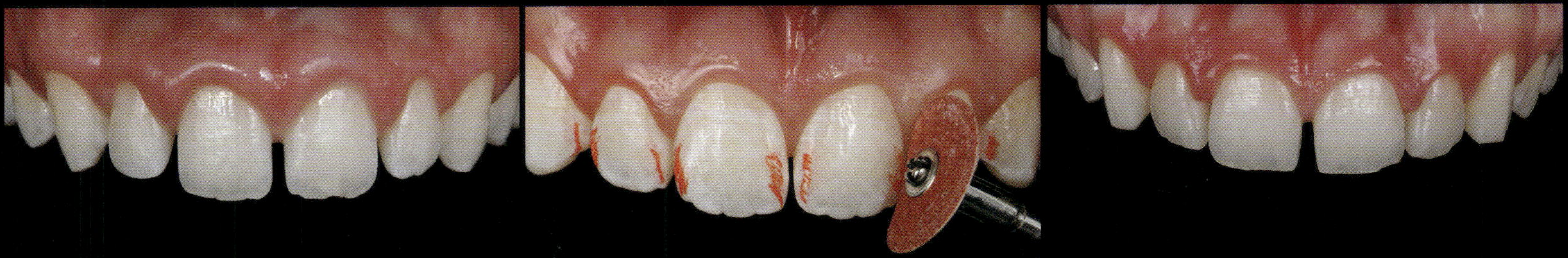

O **caso 1** não apresentava nenhum tipo de retenção, portanto nenhum preparo dental foi necessário. No **caso 2** algumas retenções foram observadas (linhas vermelhas) e com um disco sof-lex essas retenções foram removidas. No **caso 3** também não havia retenções, mas devido à utilização da técnica digital CAD-CAM foi necessária a realização de preparos dentais para garantir a espessura mínima necessária para que a máquina Motion 2 - Amanngirrbach - pudesse usinar os blocos cerâmicos corretamente.

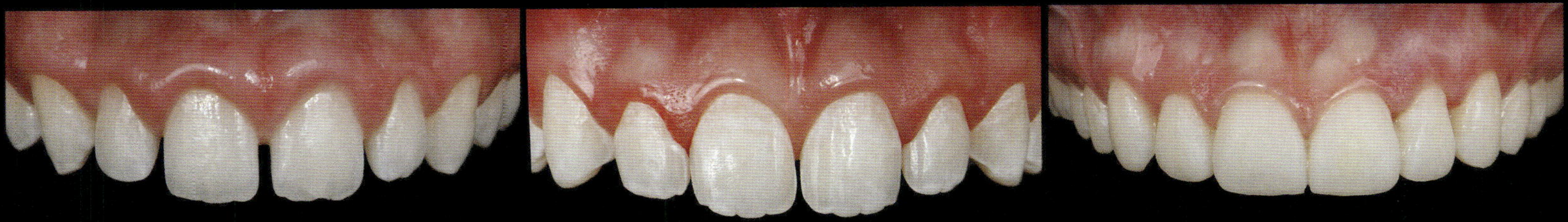

Aspecto dos dentes antes da moldagem final. Observe que no **caso 3** um novo test-drive foi realizado, desta vez com adesão, para que o preparo fosse realizado sobre este – diminuindo, portanto, o desgaste desnecessário de estrutura sadia.

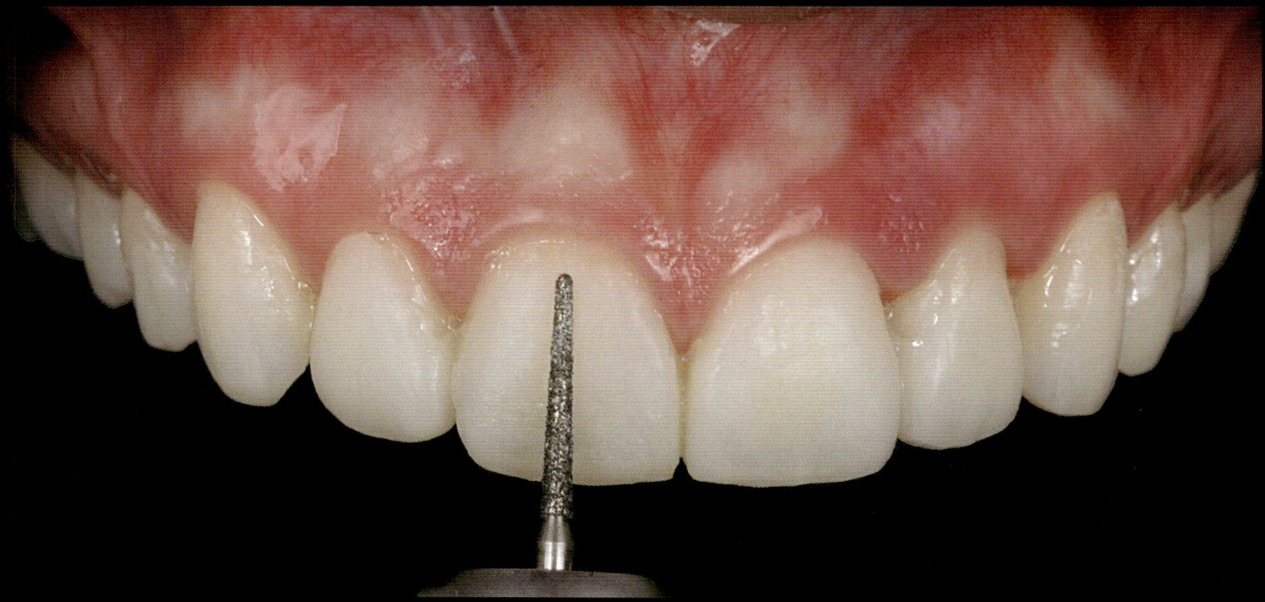

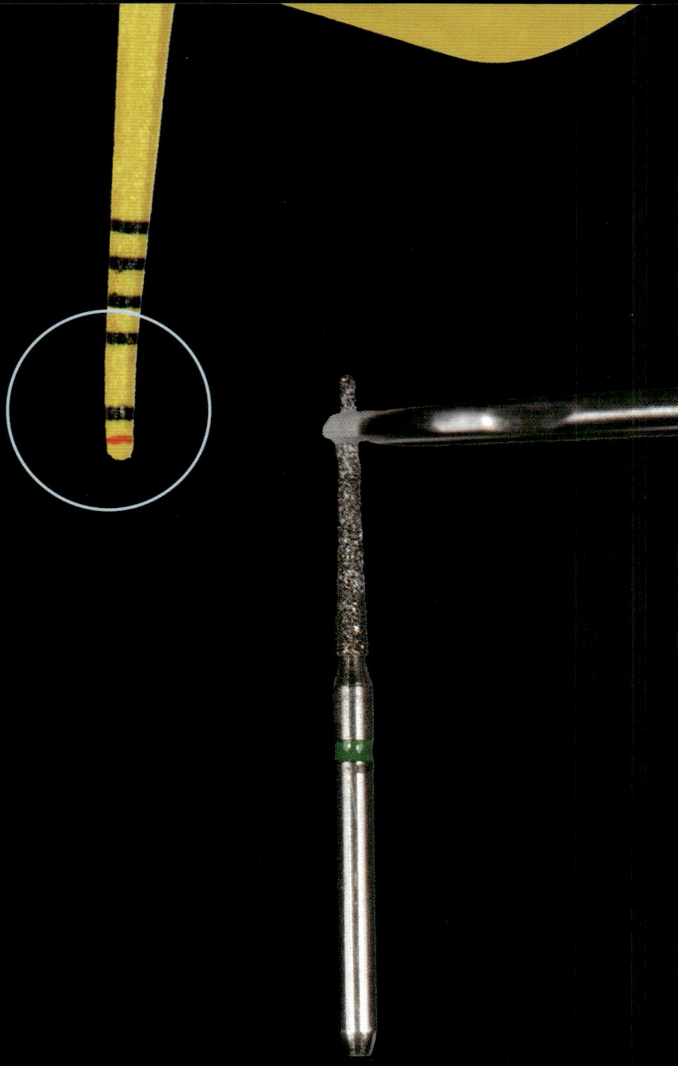

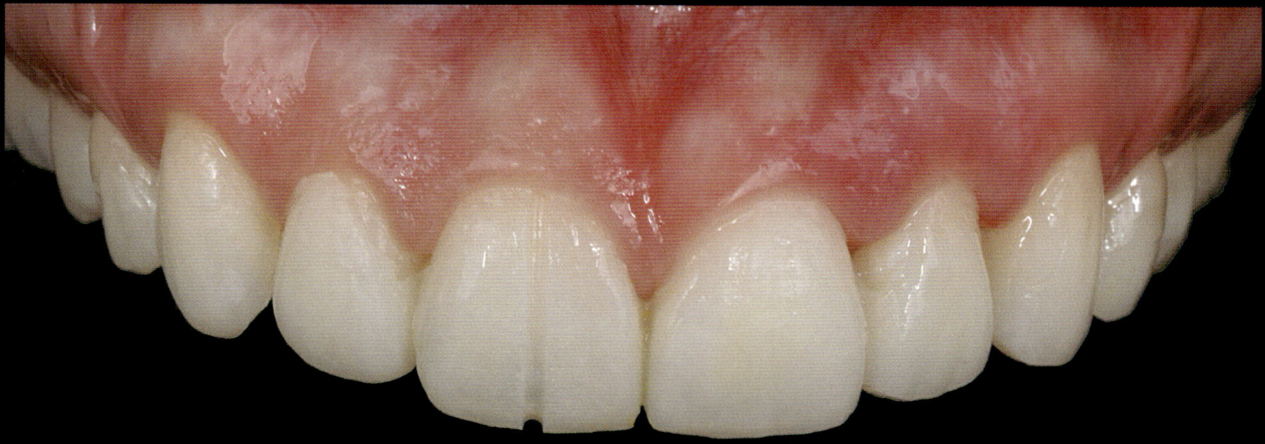

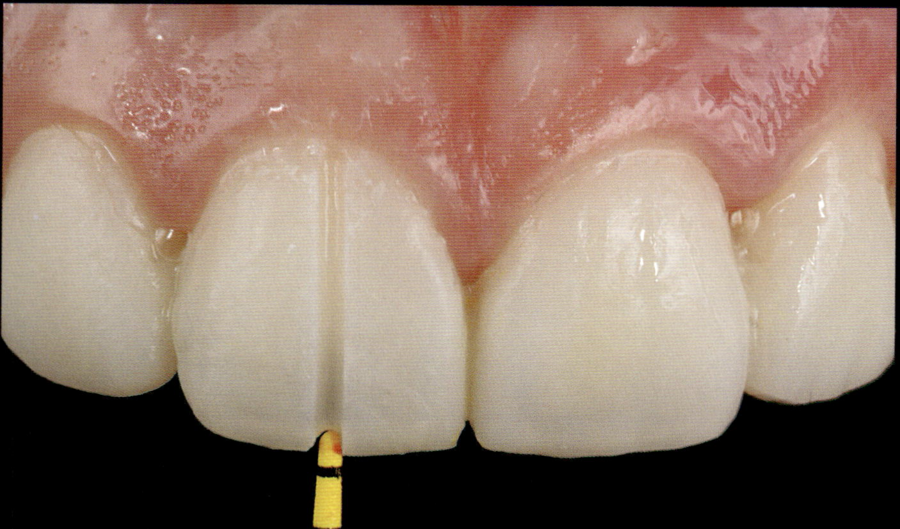

A técnica digital exige uma espessura mínima de 0,4mm da restauração final. Para garantir um desgaste mínimo da estrutura dental o test-drive foi feito para que o preparo fosse realizado sobre este. Além disso a seleção da broca com diâmetro apropriado é fundamental para garantir o controle do desgaste. Como visto nas figuras uma sonda milimetrada e um espessímetro foram utilizados para garantir a espessura de 0,4mm no preparo.

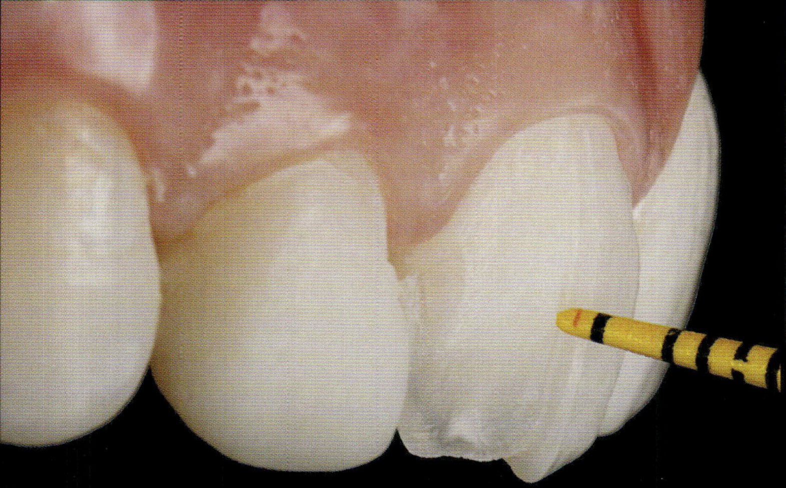

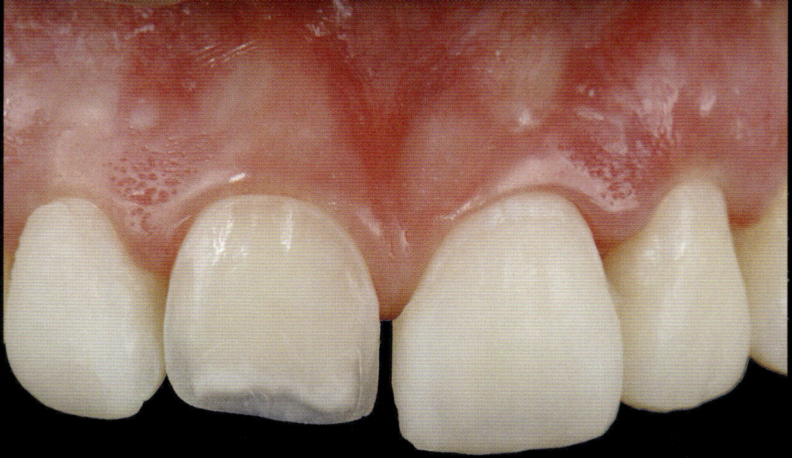

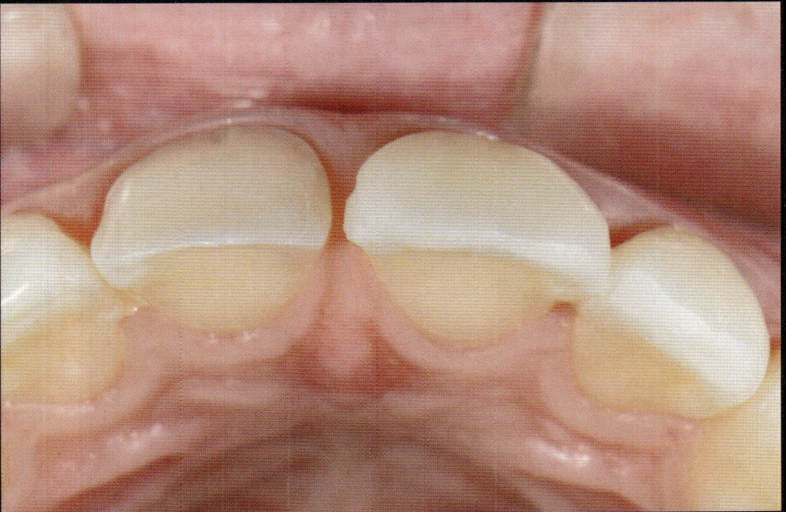

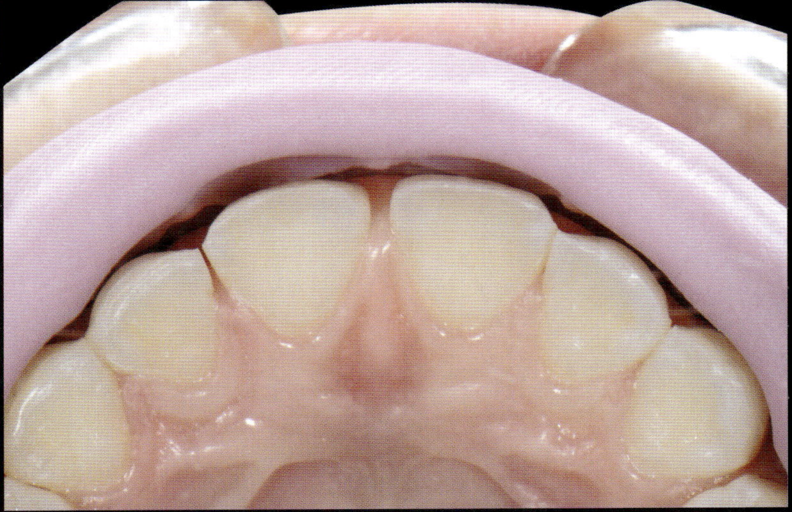

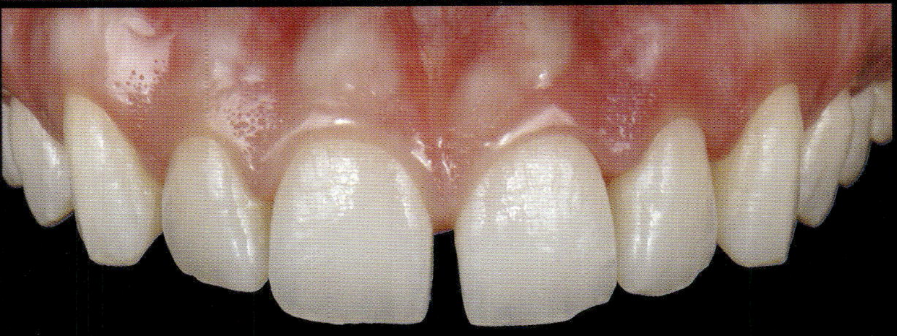

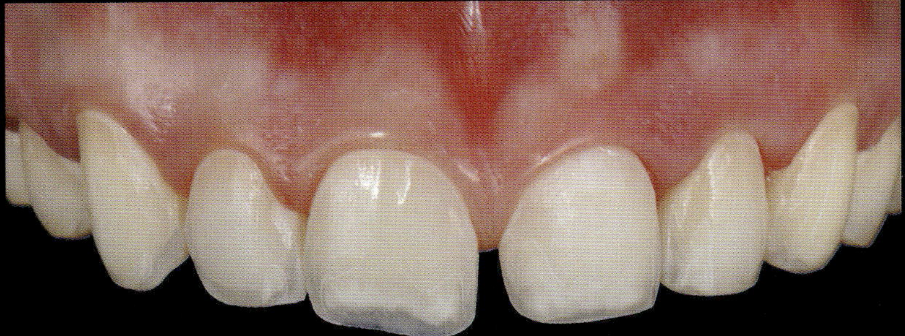

Na foto 1 podemos observar a quantidade de 0,4mm conseguida no preparo.

Na foto 2 podemos comparar o dente 11 preparado com o dente 21 intacto.

Na foto 3 temos uma vista oclusal do preparo realizado no dente 11 comparado com o dente 21 intacto. Podemos observar como o desgaste foi mínimo mantendo-se em esmalte.

Na figura 4 temos a vista oclusal de todos os dentes preparados com uma muralha vestibular para conferência dos desgastes realizados.

Nas fotos 5 e 6 temos a comparação dos dentes intactos com os dentes preparados, onde observamos o conservadorismo do procedimento. Todos os dentes com quase a totalidade do esmalte preservados.

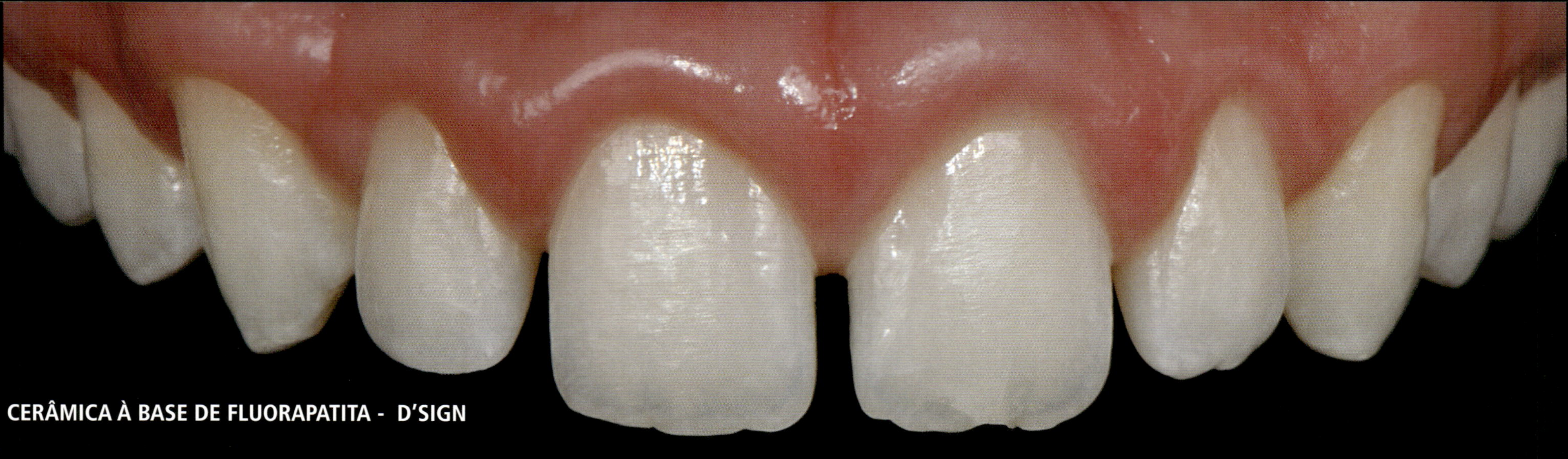

CERÂMICA À BASE DE FLUORAPATITA - D'SIGN

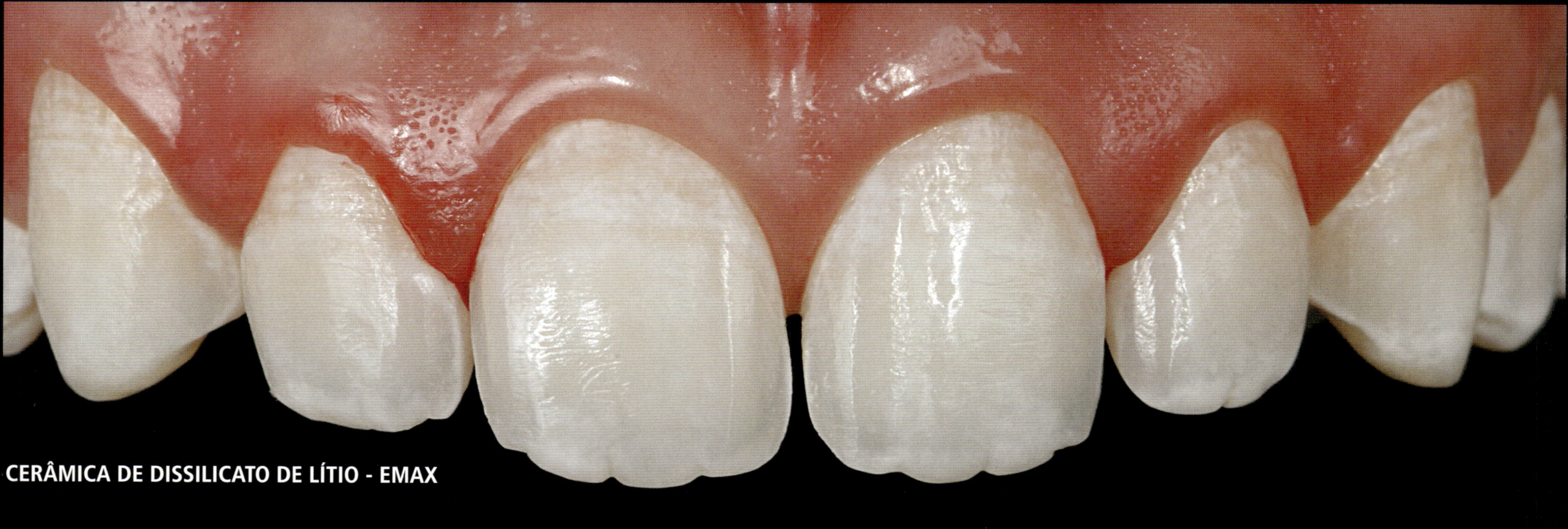

CERÂMICA DE DISSILICATO DE LÍTIO - EMAX

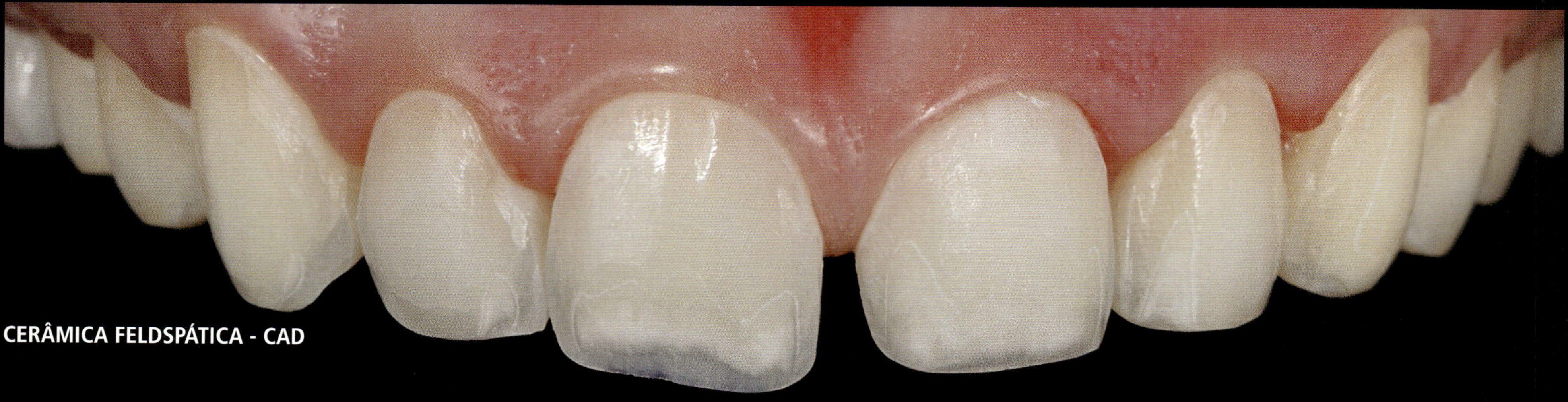

CERÂMICA FELDSPÁTICA - CAD

Na foto ao lado podemos observar os dentes prontos para a moldagem final. Nesse caso existia espaço suficiente e eixo de inserção para as futuras lentes de contato, que seriam confeccionadas com a cerâmica à base de fluorapatita.

Na foto ao lado podemos observar os dentes prontos para a moldagem final. Neste caso, como visto anteriormente, pequenas retenções foram removidas com um disco sof-lex para garantir o eixo de inserção das futuras lentes de contato, que seriam confeccionadas com a cerâmica de dissilicato de lítio.

Na foto ao lado podemos observar os dentes prontos para o scaneamento final. Como visto anteriormente foram realizados preparos para garantir 0,4mm de espessura das futuras restaurações, que seriam confeccionadas com a cerâmica feldspática CAD.

O interessante é fazer a comparação dos 3 casos e observar como a Odontologia minimamente invasiva foi utilizada garantindo a preservação da estrutura de esmalte dental.

CERÂMICA À BASE DE FLUORAPATITA - D'SIGN | CERÂMICA DE DISSILICATO DE LÍTIO - EMAX | CERÂMICA FELDSPÁTICA - CAD

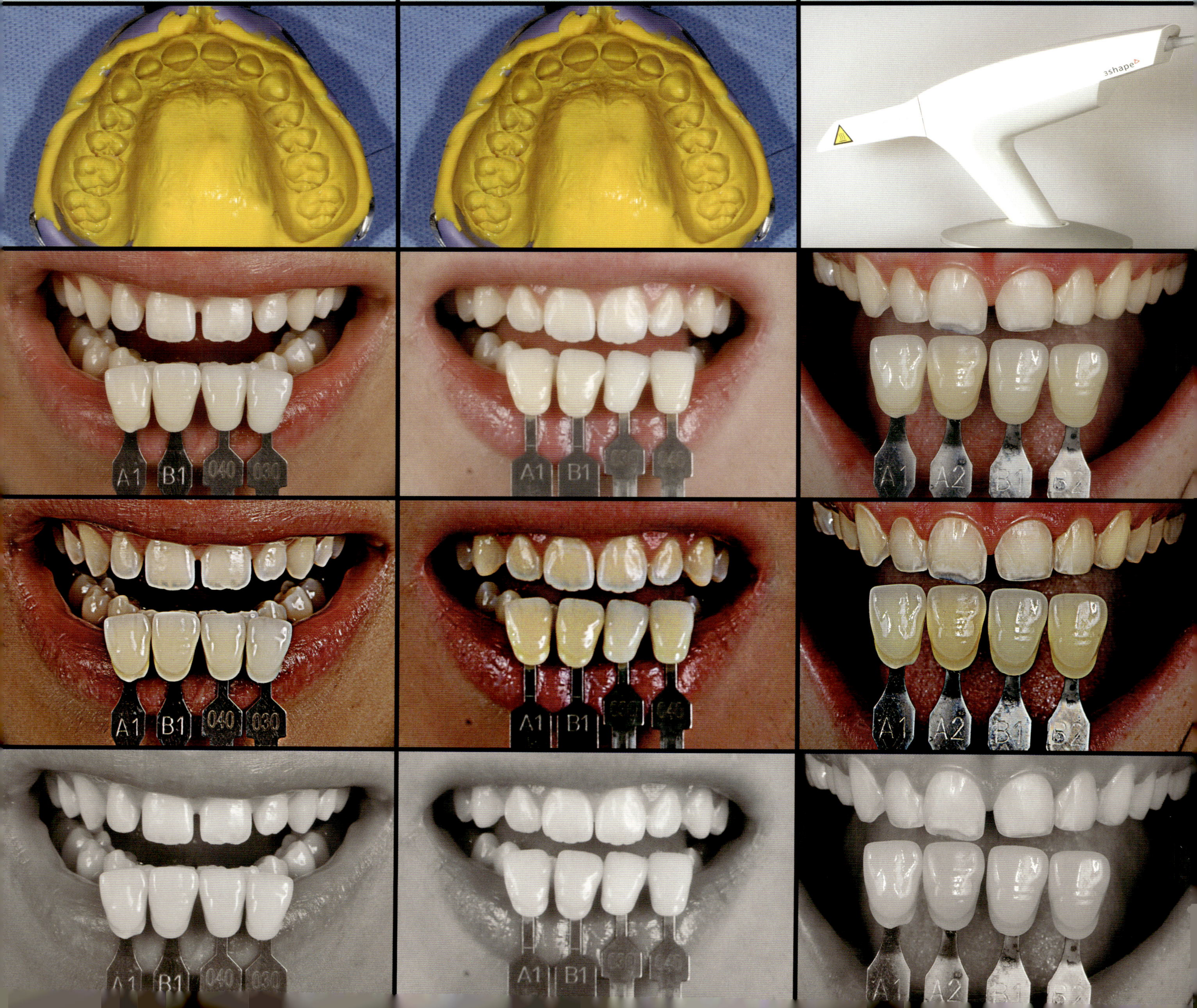

Nas imagens ao lado podemos acompanhar que nos **casos 1** e **2** utilizamos a técnica de moldagem dupla com silicone de adição. No **caso 3** utilizamos o scaneamento intraoral com o scaner TRIOS - Trishape - Amanngirrbach.

As imagens do sorriso com escala de cor são importantes para o técnico em prótese entender a cor do remanescente dental. Fotografias com contraste alterado são importantes para a observação dos detalhes de cor. Fotografias em branco e preto são importantes para a observação do valor dos remanescentes.

CERÂMICA À BASE DE FLUORAPATITA - D'SIGN

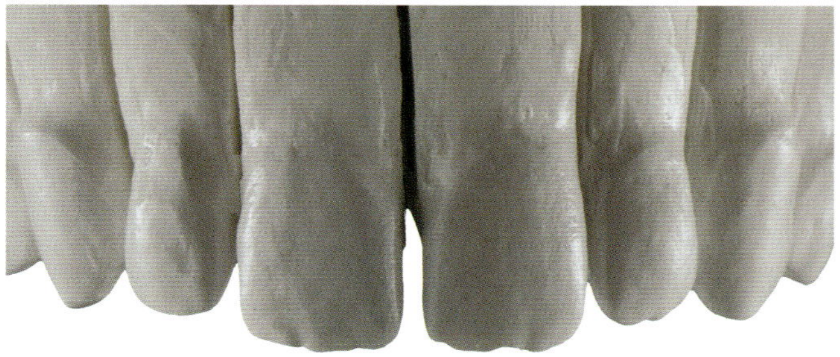

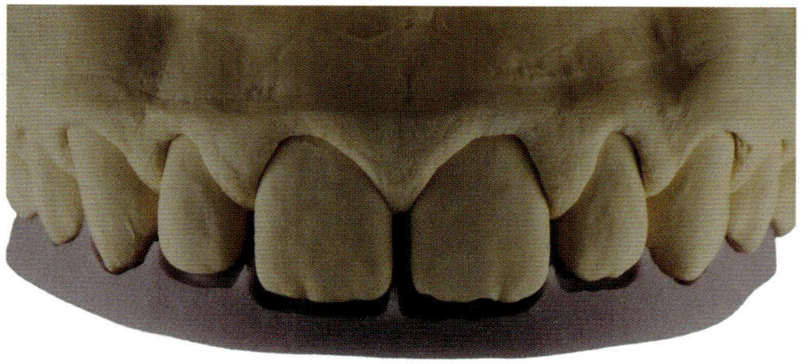

CERÂMICA DE DISSILICATO DE LÍTIO - EMAX

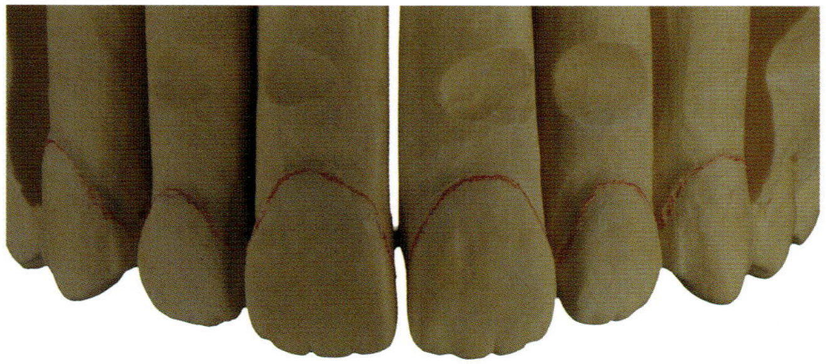

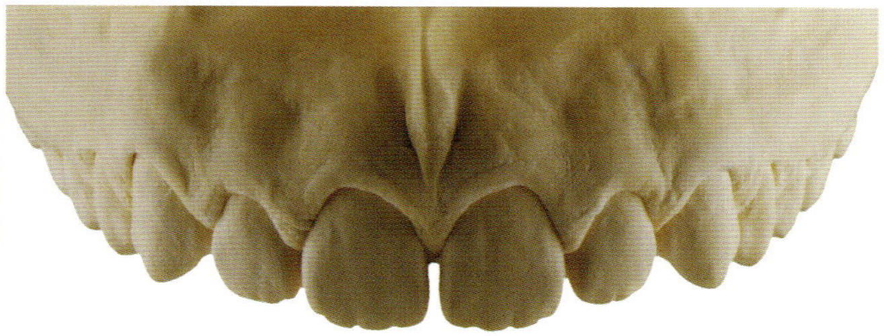

CERÂMICA FELDSPÁTICA - CAD

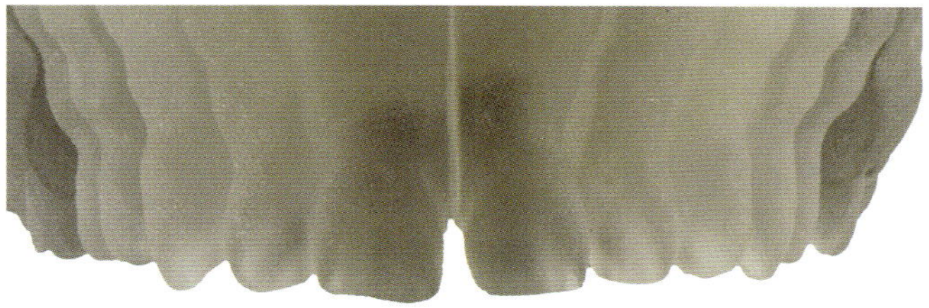

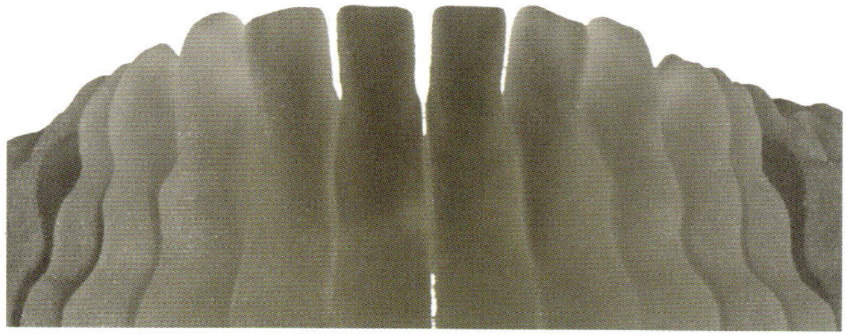

Na etapa laboratorial que iremos acompanhar a seguir poderemos ver as diferenças existentes entre cada um dos casos, afinal foram selecionados diferentes materiais para cada um.

No **caso 1**, em que será utilizada a Cerâmica à base de fluorapatita, precisamos de dois modelos. O primeiro troquelado e confeccionado com gesso refratário e o segundo modelo rígido e confeccionado com gesso especial.

No **caso 2**, em que será utilizada a Cerâmica de dissilicado de lítio, precisamos de dois modelos. O primeiro troquelado e confeccionado em gesso especial e o segundo modelo rígido e confeccionado com gesso especial.

No **caso 3**, realizado de forma digital, em que será utilizada a Cerâmica feldspática - CAD, precisamos apenas de um modelo para a conferência dos pontos de contato. Note que o segundo modelo é um modelo inferior, pois fragmentos inferiores também foram confeccionados para o fechamento de diastemas.

CERÂMICA À BASE DE FLUORAPATITA - D'SIGN

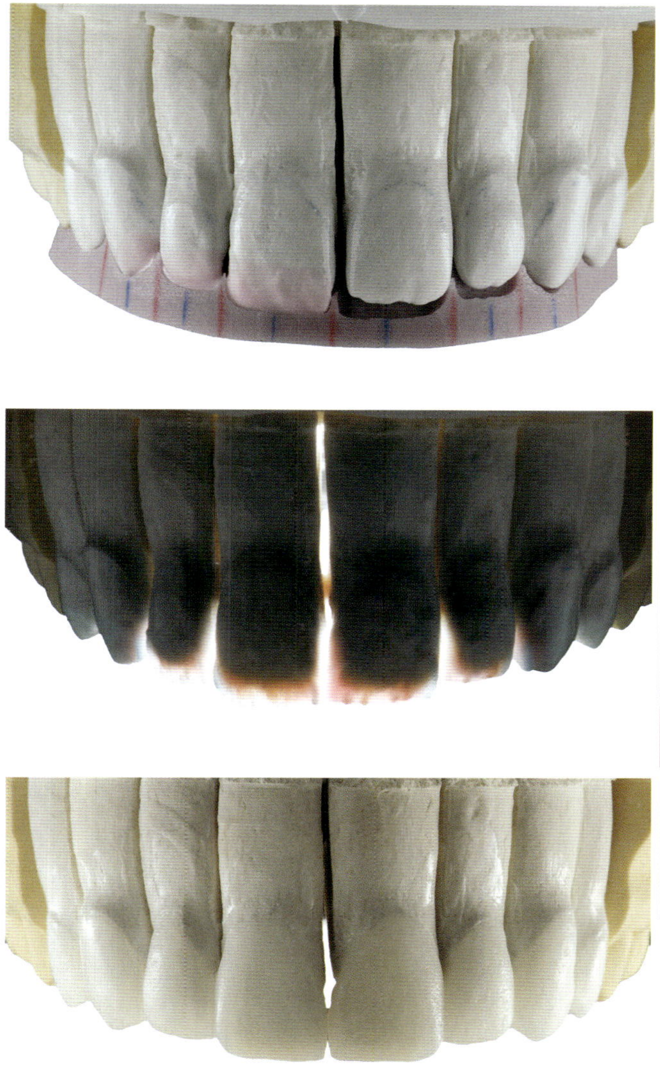

CERÂMICA DE DISSILICATO DE LÍTIO - EMAX

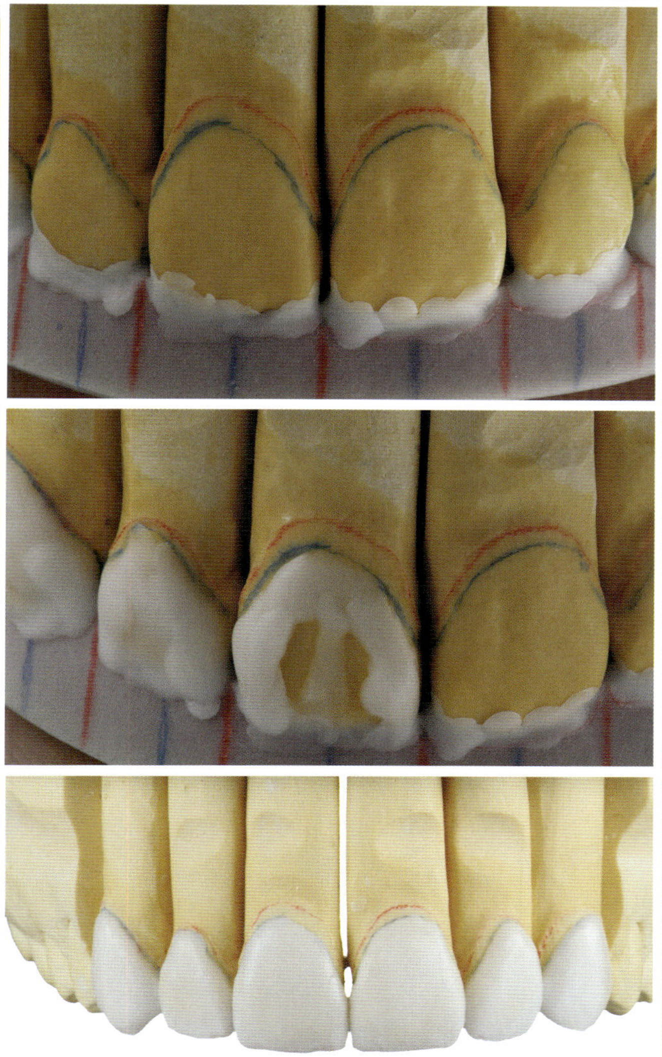

CERÂMICA FELDSPÁTICA - CAD

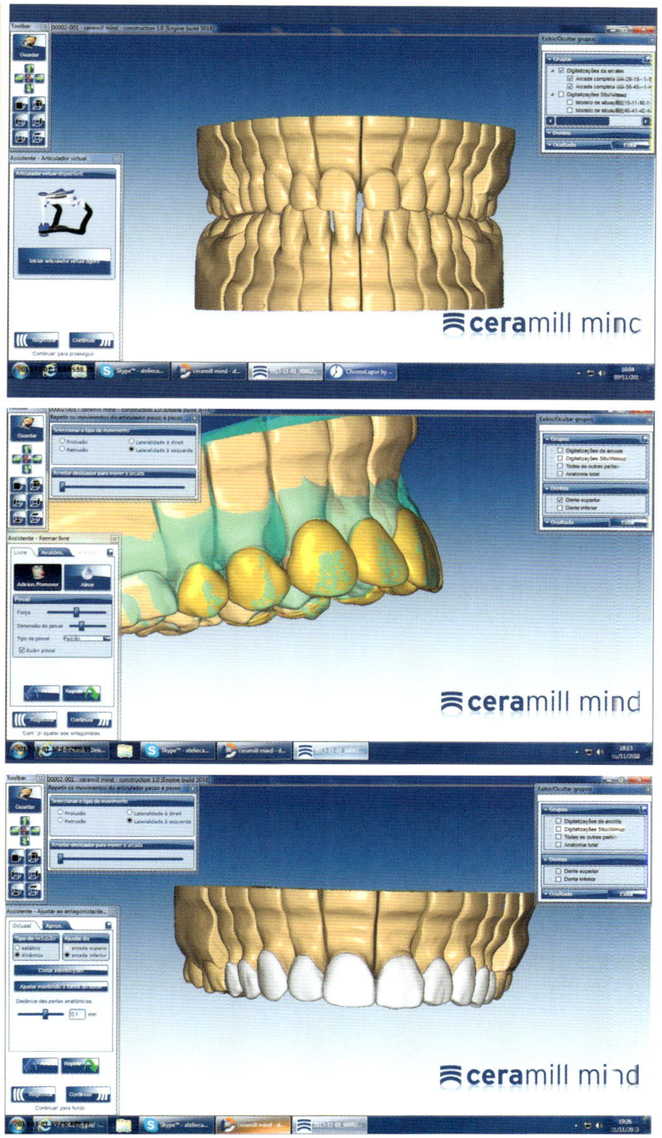

No **caso 1** a aplicação da cerâmica deve sempre ser guiada por uma muralha palatina confeccionada sobre o modelo de test-drive, garantindo as proporções dentárias previamente estabelecidas.

No **caso 2** o enceramento deve sempre ser guiado por uma muralha palatina confeccionada sobre o modelo de test-drive, garantindo as proporções dentárias previamente estabelecidas.

No **caso 3** o scaneamento intraoral do test-drive servirá de guia para o desenho das restaurações no software ceramill mind.

CERÂMICA À BASE DE FLUORAPATITA - D'SIGN

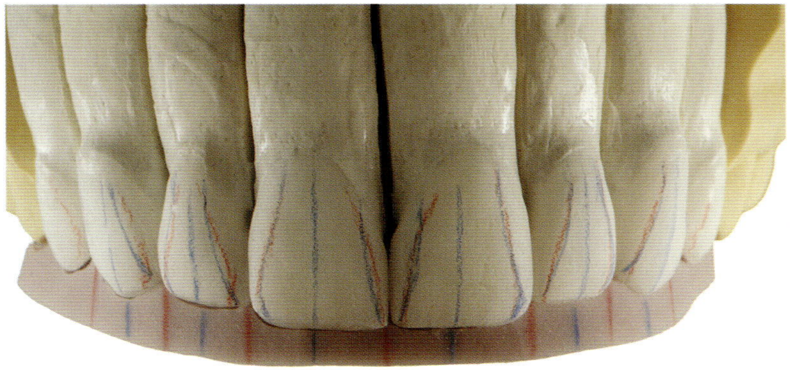

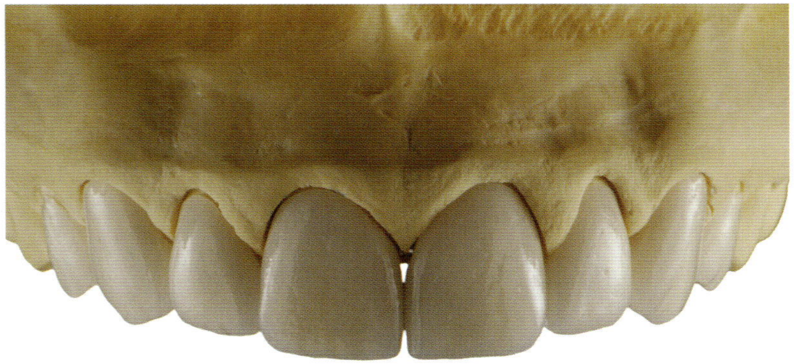

CERÂMICA DE DISSILICATO DE LÍTIO - EMAX

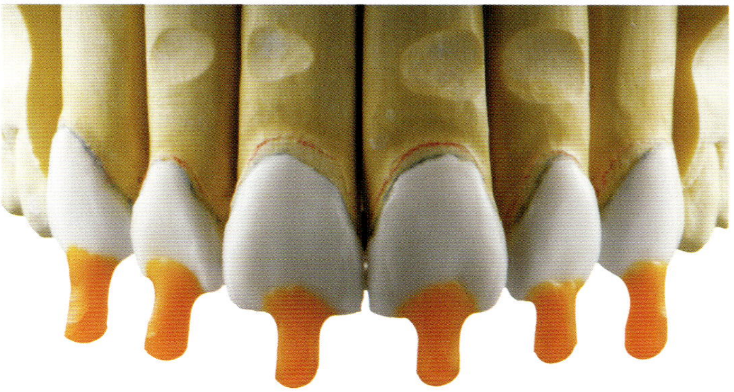

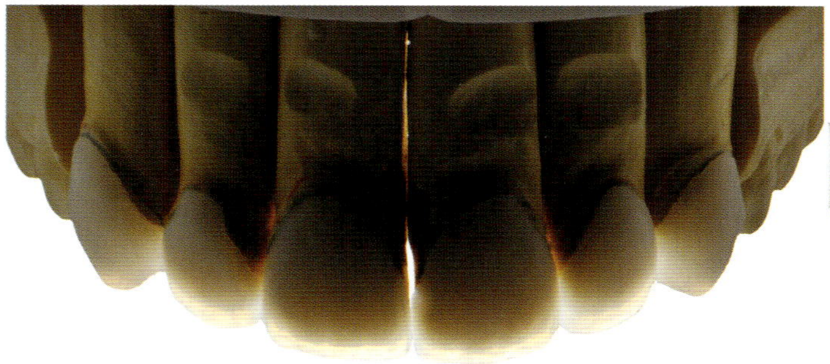

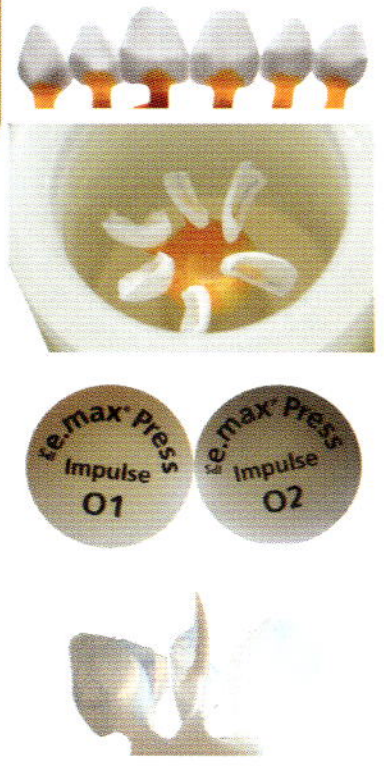

CERÂMICA FELDSPÁTICA - CAD

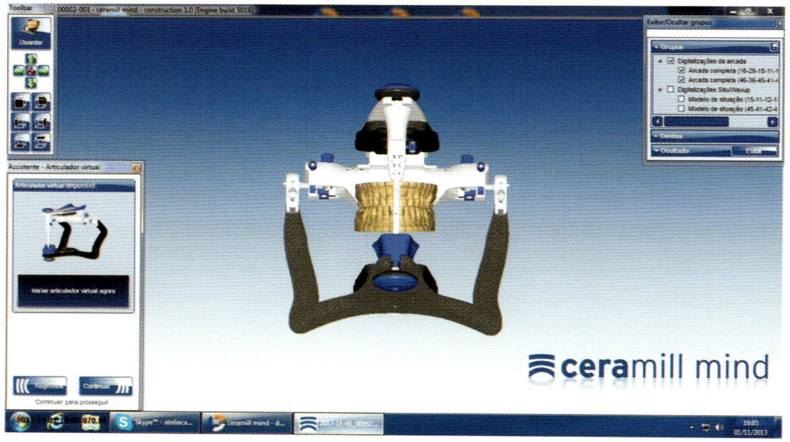

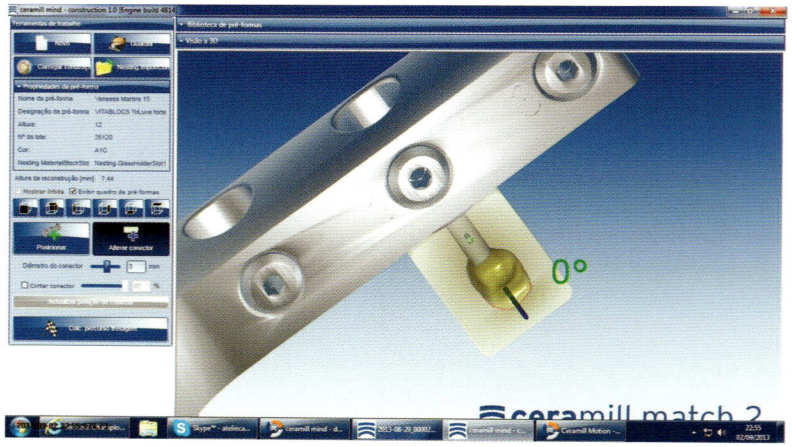

No **caso 1** entramos na etapa do acabamento e polimento, onde textura e área de brilho são trabalhadas. Observe como a aplicação cerâmica respeitou a muralha do test-drive, garantindo a estética previamente definida. Na foto ao lado observamos as porcelanas finalizadas no modelo rígido.

No **caso 2** o enceramento foi preparado para o processo de inclusão e injeção com as pastilhas de dissilicato de lítio.

No **caso 3** os desenhos das restaurações definitivas passaram pelos ajustes no articulador virtual Artex - Amanngirrbach e em seguida são posicionados dentro do bloco cerâmico virtual feldspática CAD para o início do processo de usinagem.

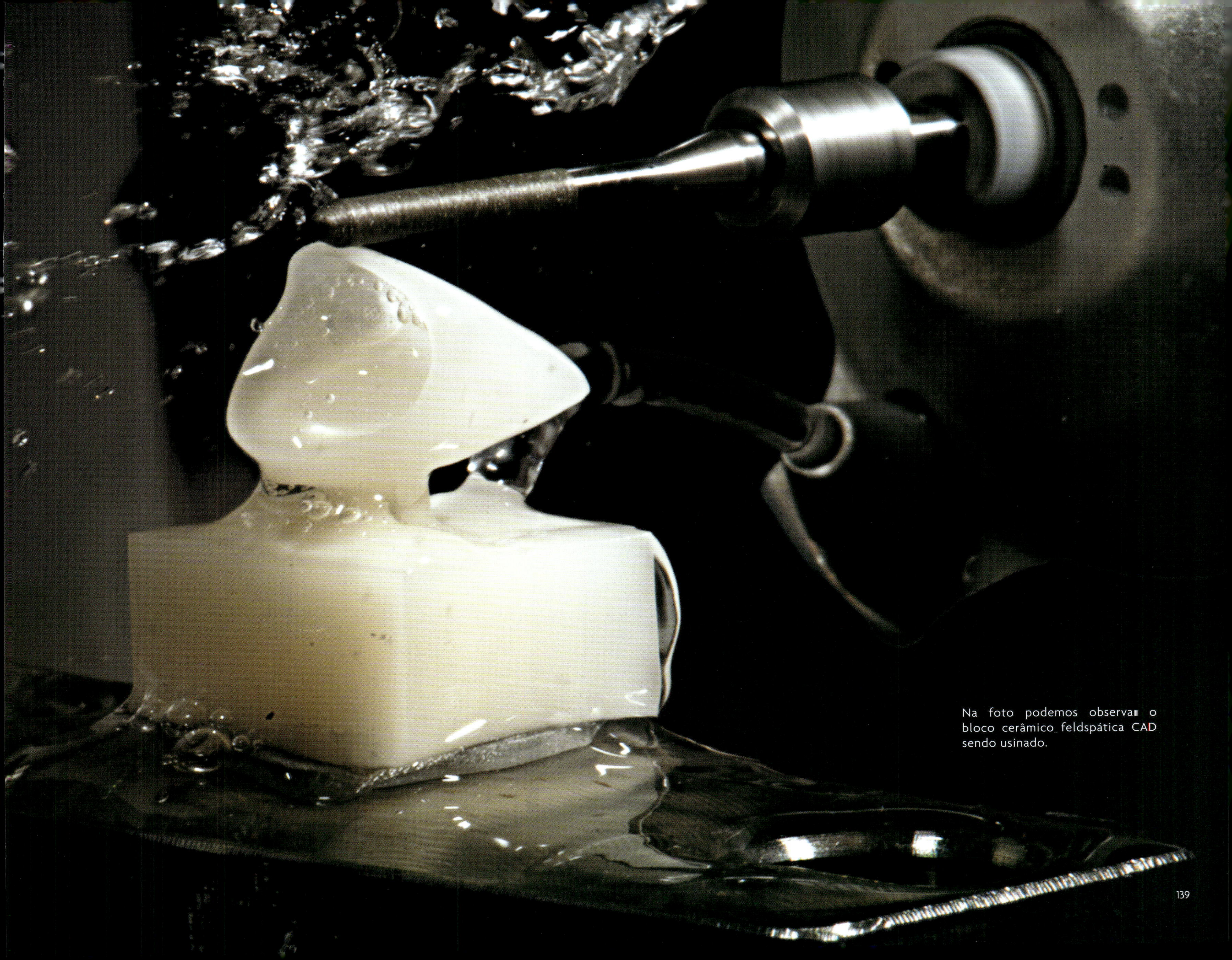

Na foto podemos observar o bloco cerâmico feldspática CAD sendo usinado.

CERÂMICA À BASE DE FLUORAPATITA - D'SIGN

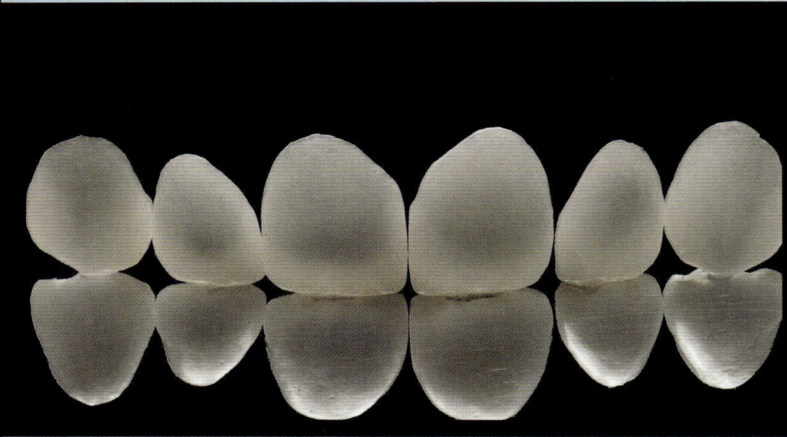

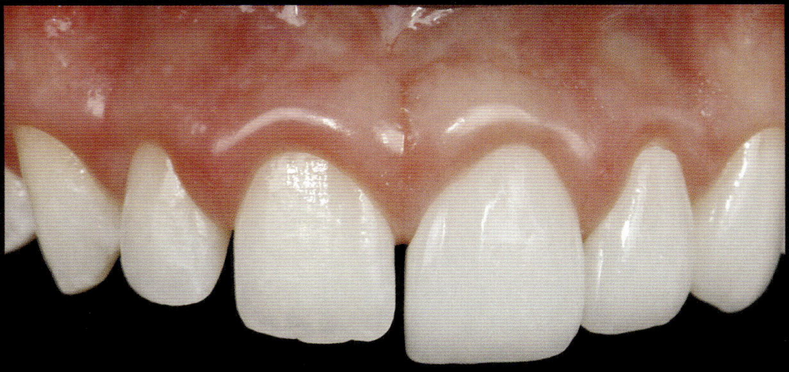

CERÂMICA DE DISSILICATO DE LÍTIO - EMAX

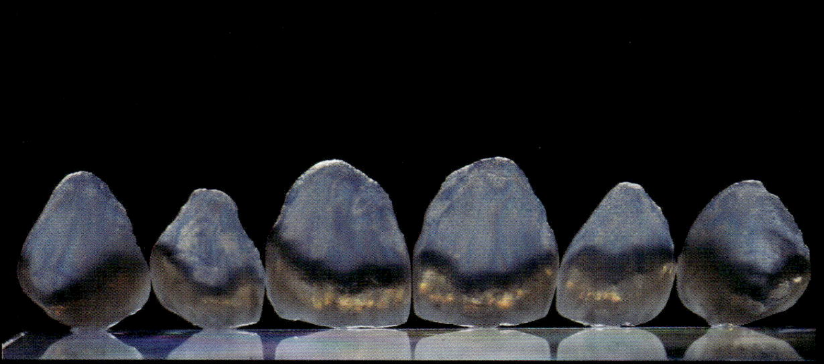

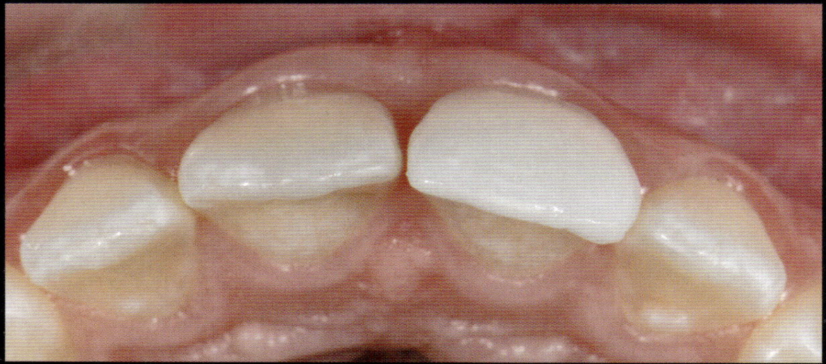

CERÂMICA FELDSPÁTICA - CAD

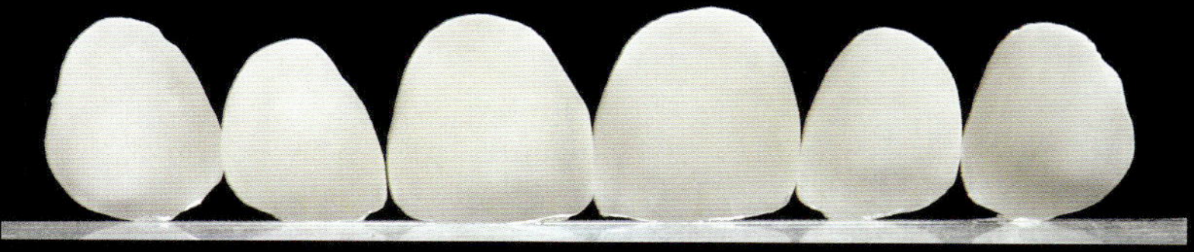

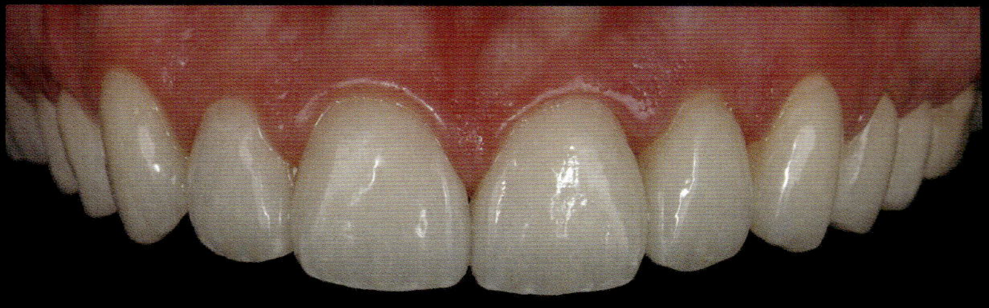

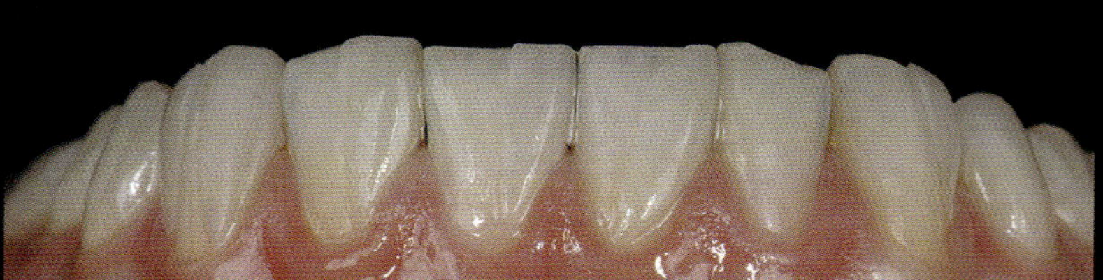

Nas fotos ao lado observamos as cerâmicas finalizadas e o processo de prova das mesmas. Lembrando que no processo de prova devemos respeitar a sequência da prova individual para a conferência da adaptação das mesmas e da prova em grupo para conferir os pontos de contato.

FORMAÇÃO DE PAPILA

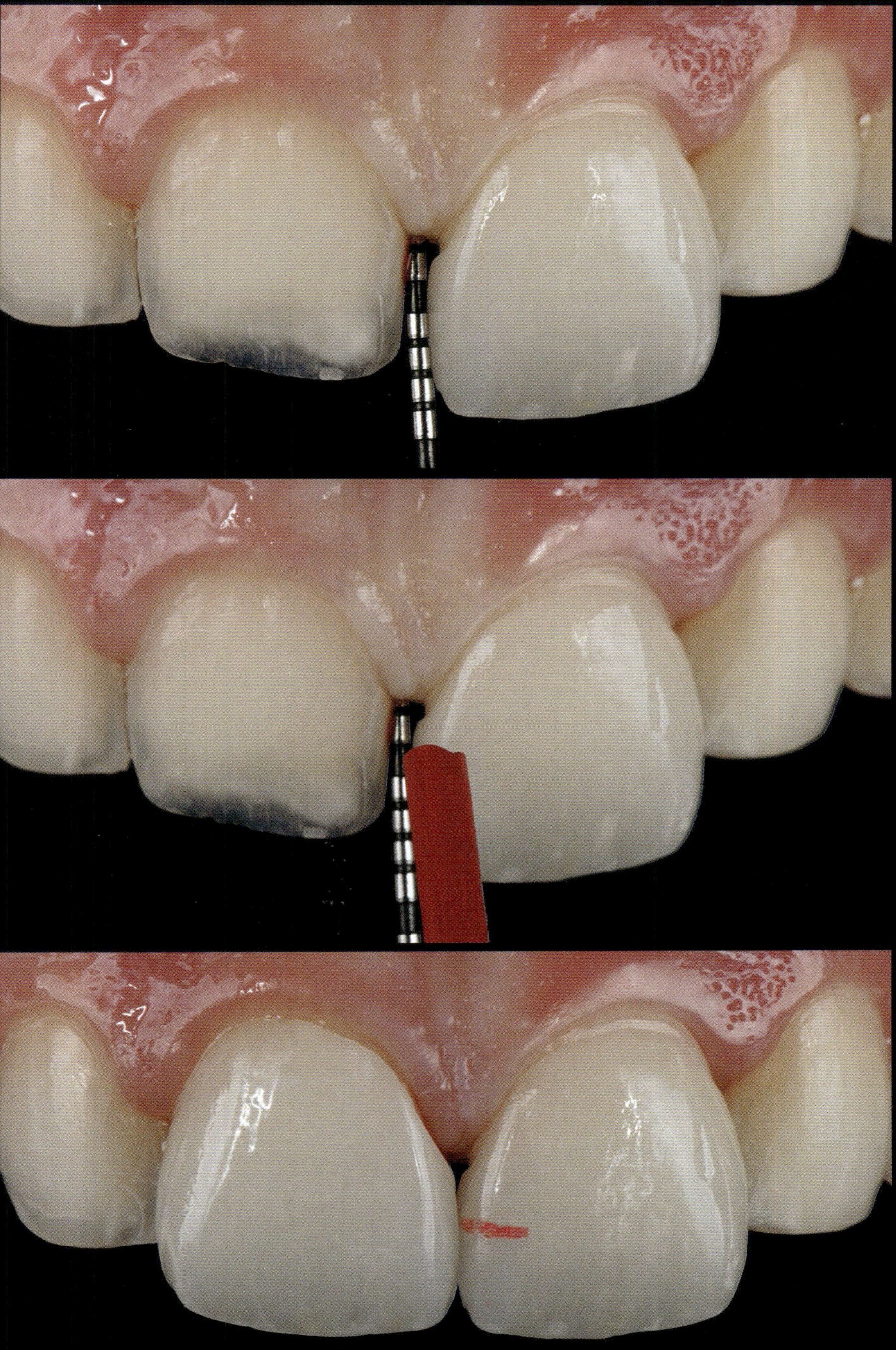

PONTO DE CONTATO

↓

5MM DA CRISTA ÓSSEA

↓

FORMAÇÃO DA PAPILA EM QUASE 100%

Tarnow, 1992[8]

Observe que no momento da prova é de fundamental importância o entendimento dos pontos de contato interproximais das restaurações, uma vez que estão envolvidos na formação de papila entre os dentes, como visto no box acima portanto, o espaço negro entre os dentes 11/21 foi

CONDICIONAMENTO INTERNO - RESTAURAÇÕES CERÂMICAS

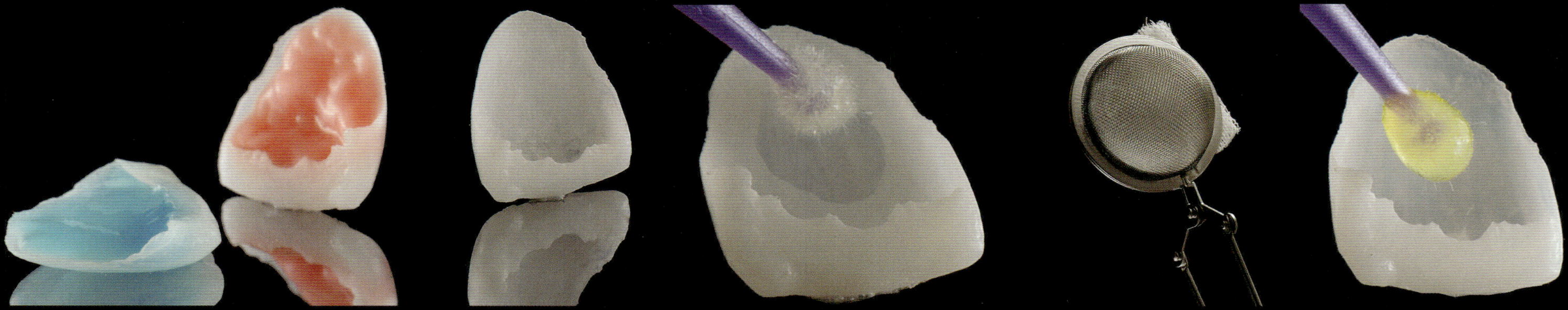

Processo de condicionamento interno das restaurações, já descrito neste livro. Vale lembrar que cada cerâmica possui um correto tempo de condicionamento - acompanhe essas diferenças no capitulo 5 deste livro.

CERÂMICA À BASE DE FLUORAPATITA - D'SIGN | **CERÂMICA DE DISSILICATO DE LÍTIO - EMAX** | **CERÂMICA FELDSPÁTICA - CAD**

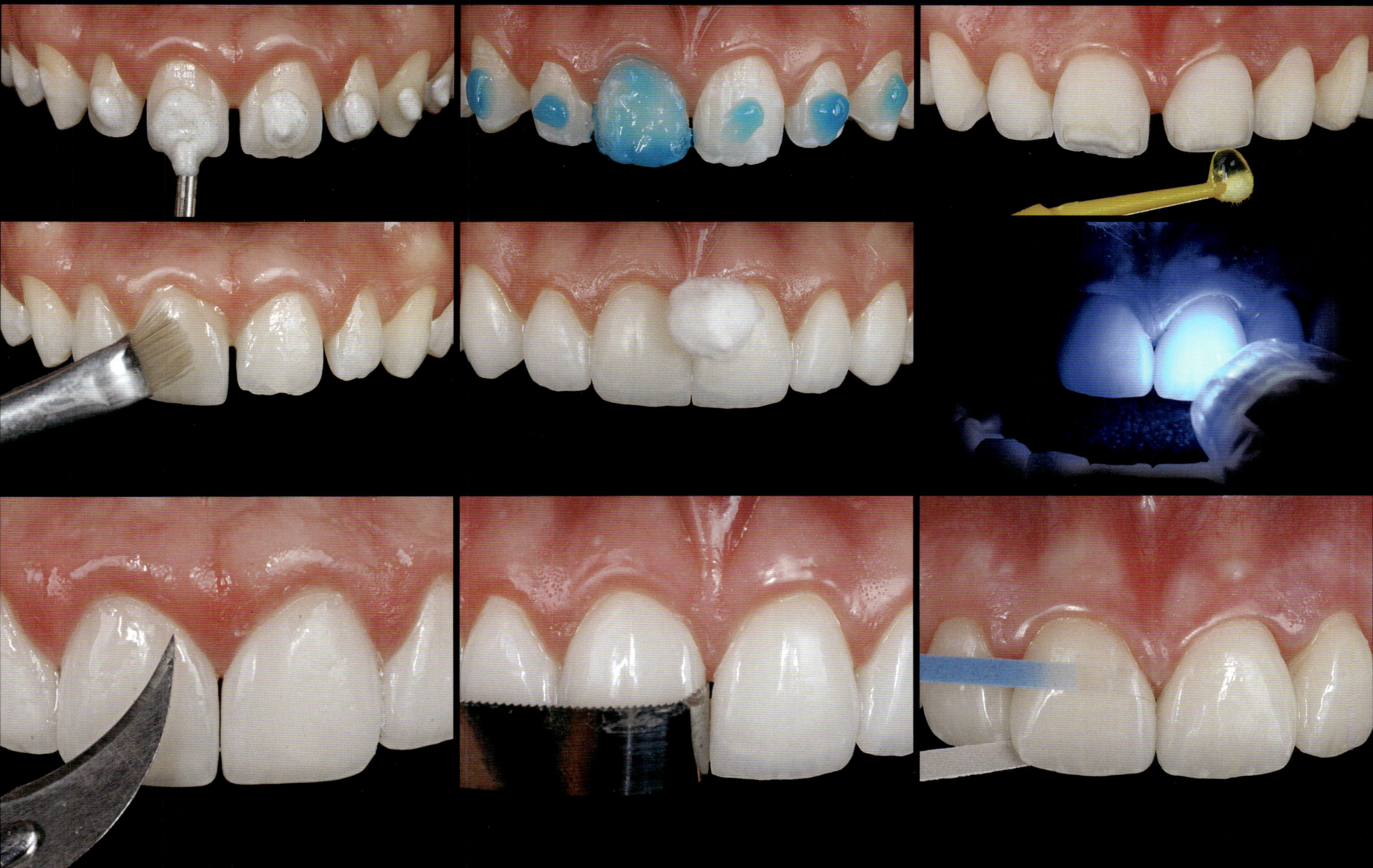

Sequência clínica de condicionamento dental e cimentação das restaurações, que é exatamente igual para os três casos. Limpeza da superfície dental com pedra-pomes e clorexidina, seguida do condicionamento ácido (ácido fosfórico - BM4 por 30 segundos), aplicação do sistema adesivo (Tetric NBond Ivoclar Vivadent), cimentação das restaurações com cimento resinoso (Variolink 2 Ivoclar Vivadent), polimerização por 90 segundos, remoção de cimento com lâmina 12C, lixa serrilhada interproximal e tira de polimento para resina.

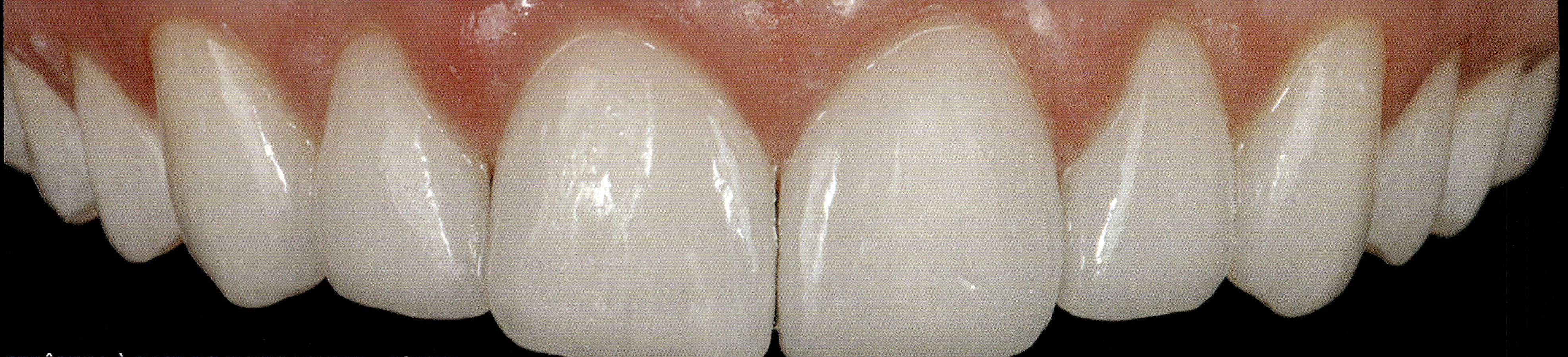

CERÂMICA À BASE DE FLUORAPATITA - D'SIGN

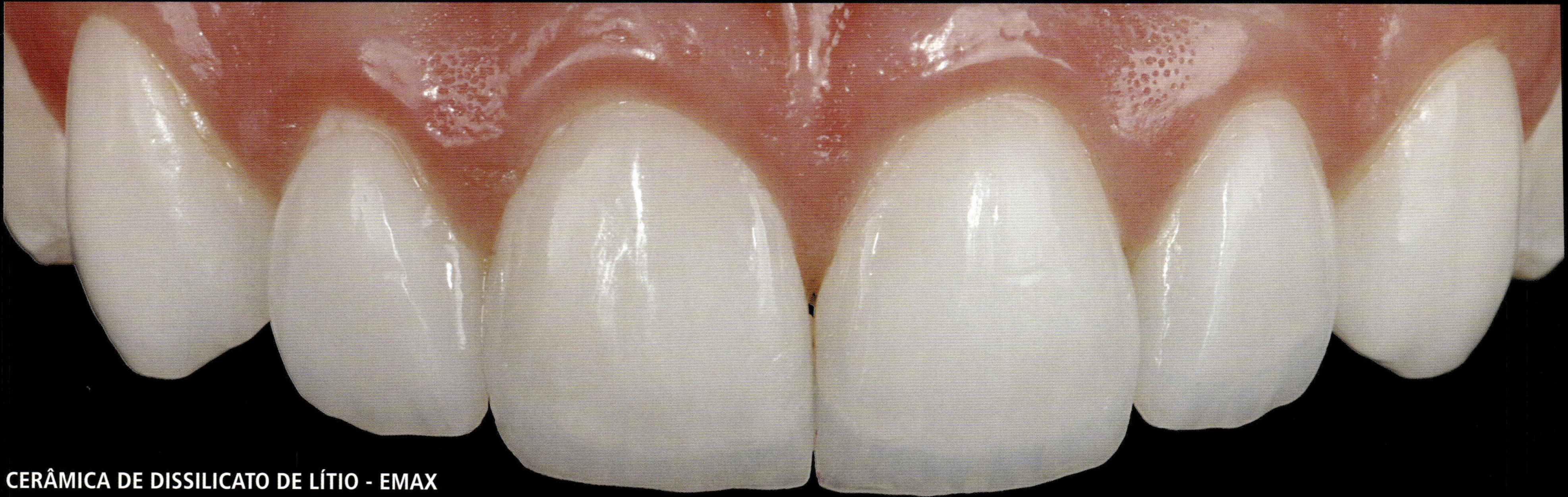

CERÂMICA DE DISSILICATO DE LÍTIO - EMAX

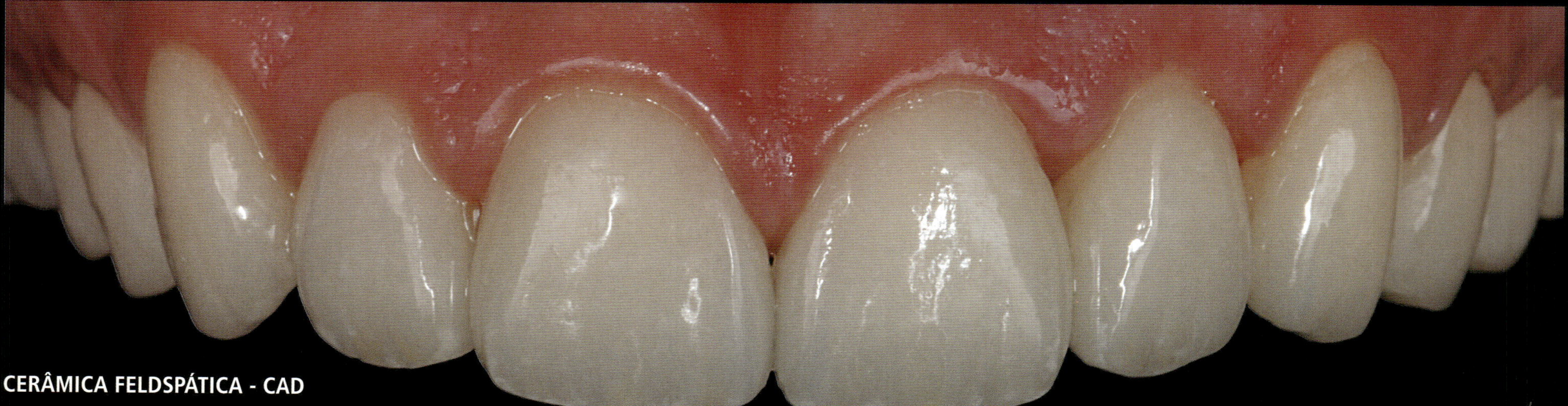

 CERÂMICA FELDSPÁTICA - CAD

As imagens ao lado mostram as restaurações cimentadas. Podemos observar a naturalidade conseguida em todos os casos. O mimetismo das restaurações com os dentes naturais foi alcançado, independentemente do material cerâmico escolhido. Para qualquer leigo fica difícil entender a diferença estética final conseguida quando comparamos os casos. Mas para nós, profissionais atuantes na Odontologia estética, vale um pequeno aprofundamento nessa comparação.

Sem dúvida nenhuma o **caso 1** realizado com cerâmica estratificada à base de fluorapatita é o que apresenta maiores detalhes estéticos, mas exige do técnico mais habilidade e tempo de trabalho. O **caso 2** realizado com a cerâmica injetada de dissilicato de lítio é o que apresenta menos detalhes estéticos, uma vez que a pastilha foi apenas maquiada após a injeção. Já o caso 3 realizado com a cerâmica feldspática - CAD apresenta ótimas caraterísticas estéticas, mesmo sendo apenas maquiada após o processo de usinagem. O **caso 3** representa o futuro da Odontologia onde boa parte do trabalho será executado por computadores e scaners, cabendo ao técnico apenas o arremate e arte final aos trabalhos, o que lhe permite mais produtividade ao longo do dia.

CERÂMICA À BASE DE FLUORAPATITA - D'SIGN	CERÂMICA DE DISSILICATO DE LÍTIO - EMAX	CERÂMICA FELDSPÁTICA - CAD

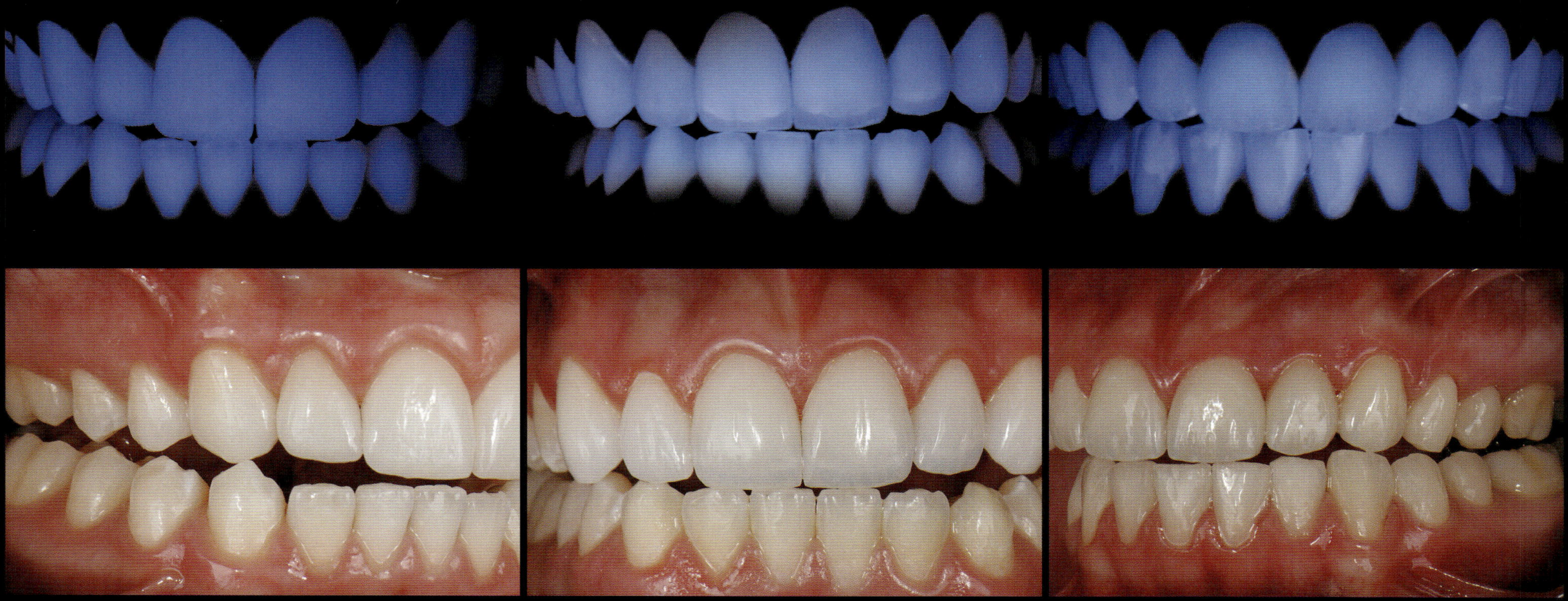

Nas fotos superiores podemos notar a fluorescência existente nos três materiais cerâmicos, sendo todos muito próximos à fluorescência dos dentes naturais.

Nas fotos debaixo observamos os movimentos excursivos laterais e de protusão, fundamentais para a estabilidade oclusal e garantia de longevidade das restaurações.

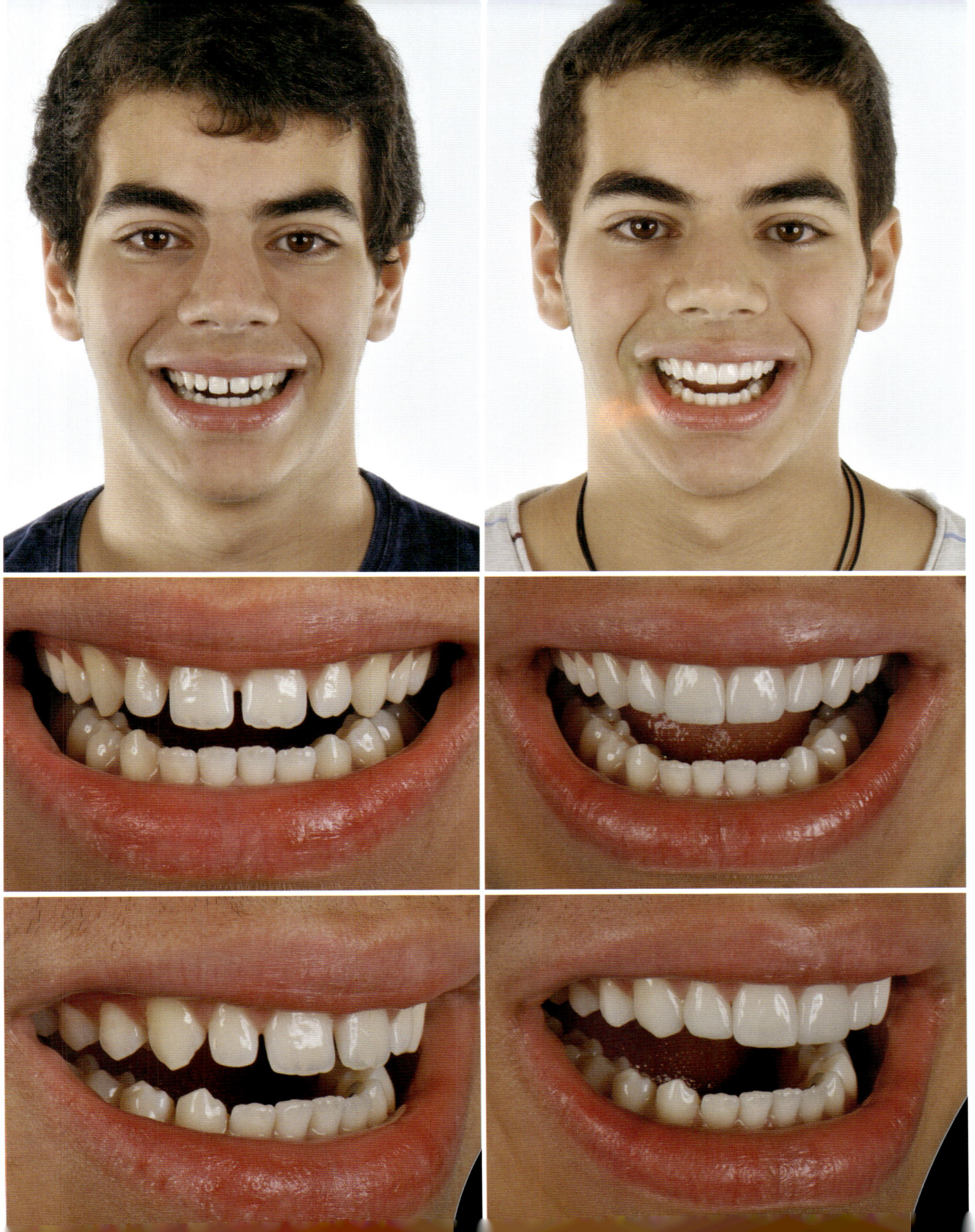

CERÂMICA À BASE DE FLUORAPATITA - D'SIGN

Comparativo Antes e Depois

CERÂMICA DE DISSILICATO DE LÍTIO - EMAX

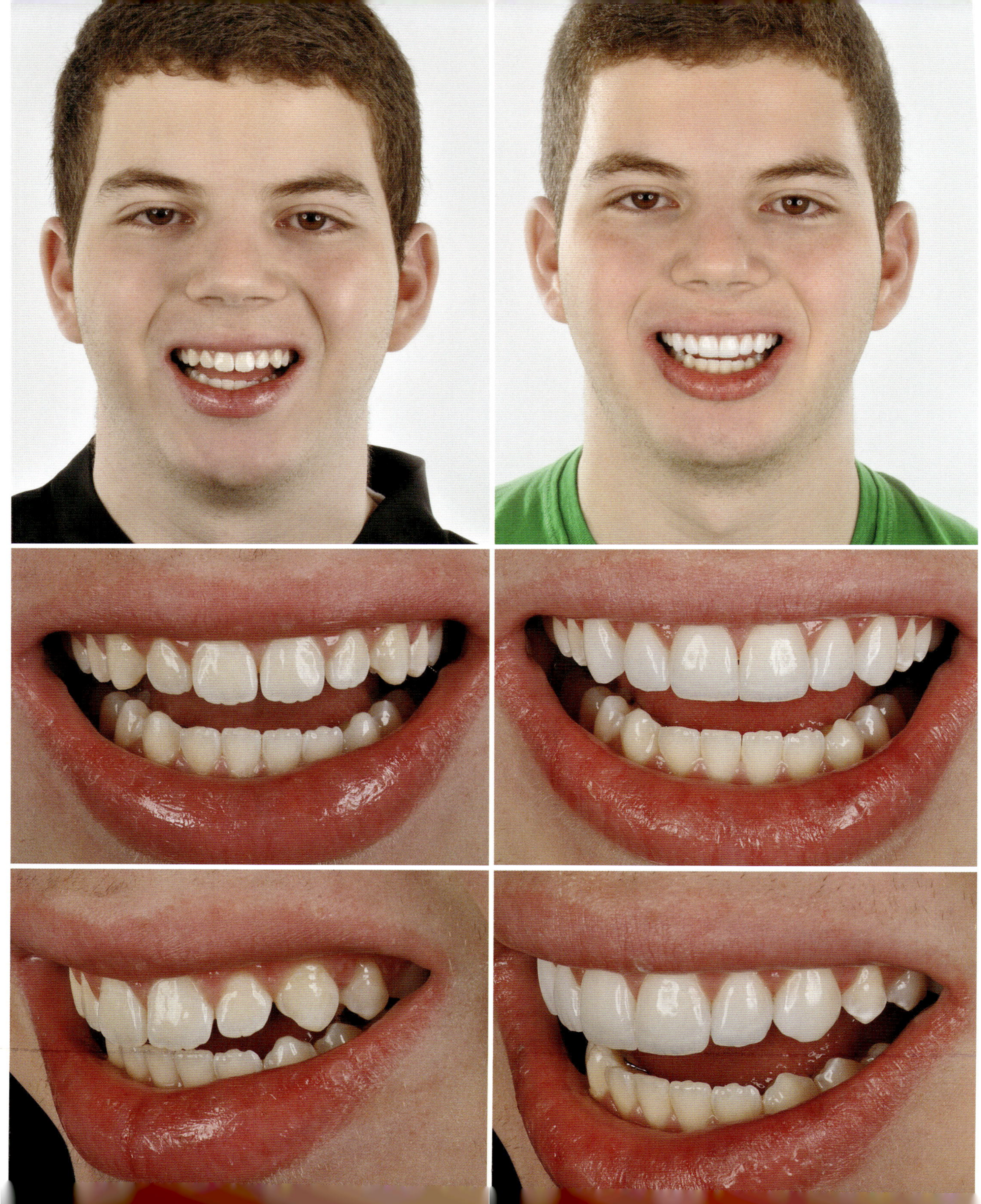

Comparativo Antes e Depois

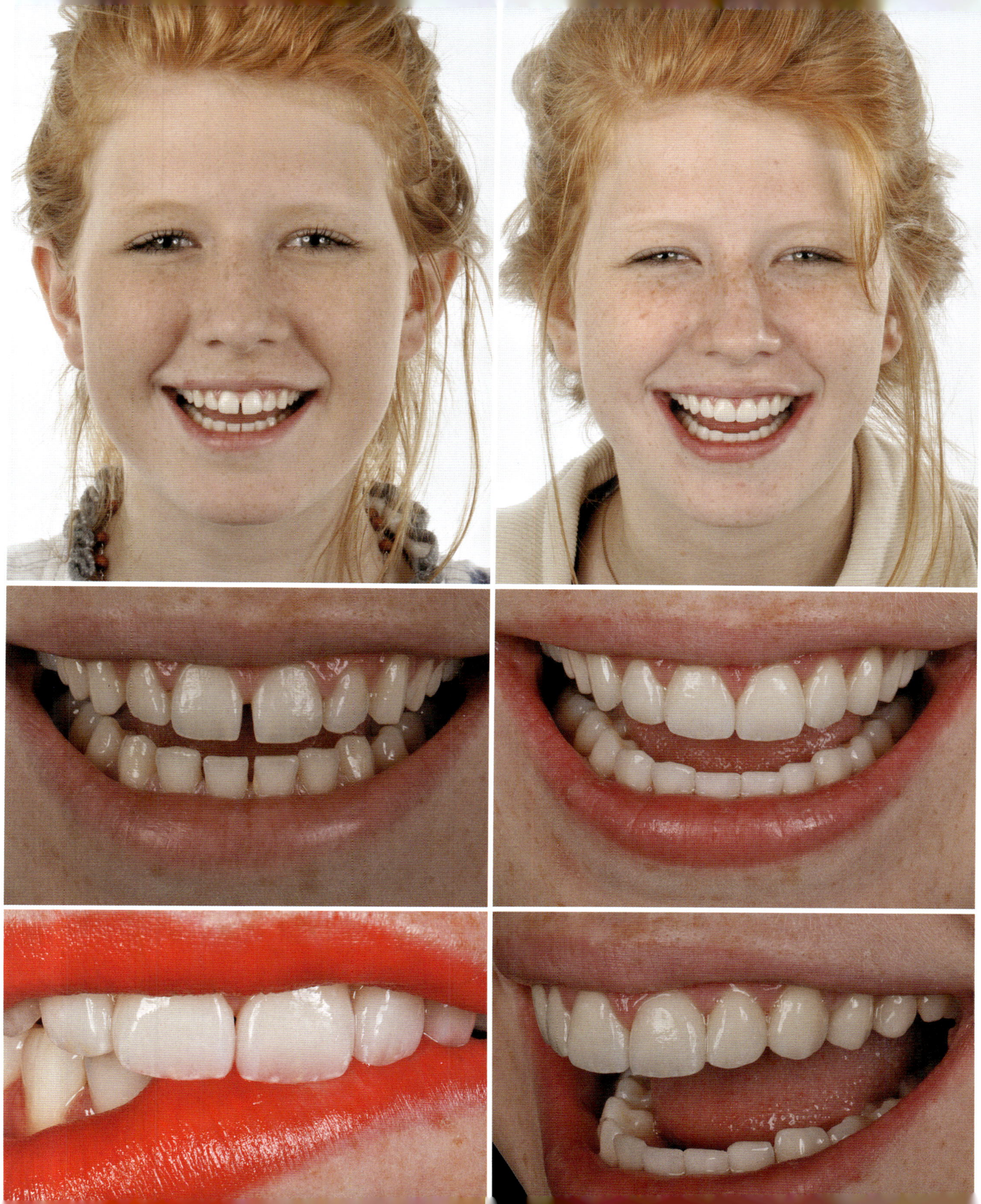

CERÂMICA FELDSPÁTICA - CAD

Comparativo Antes e Depois

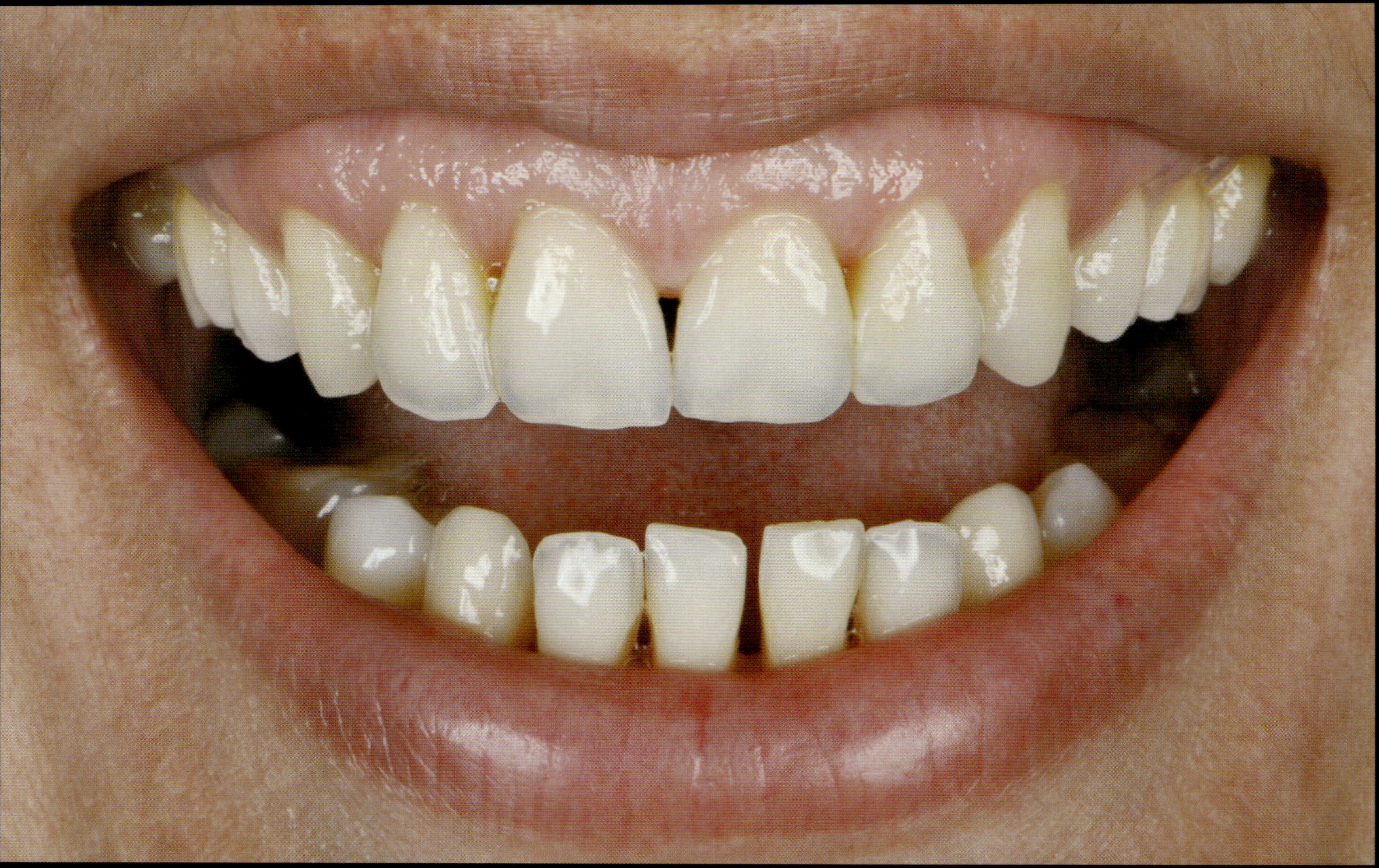

CASO 2

No caso a seguir apresentaremos a utilização dos fragmentos parciais (Cerâmica à base de fluorapatita - D'Sign Ivoclar Vivadent) para solucionar diastemas causados por problemas peridontais.

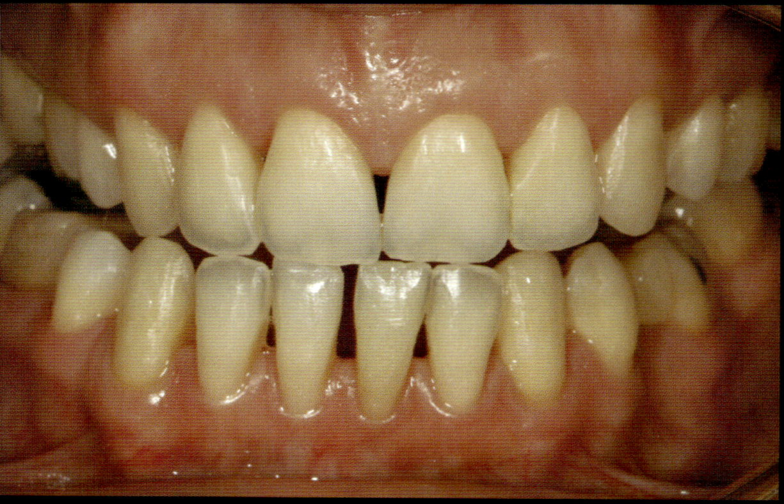

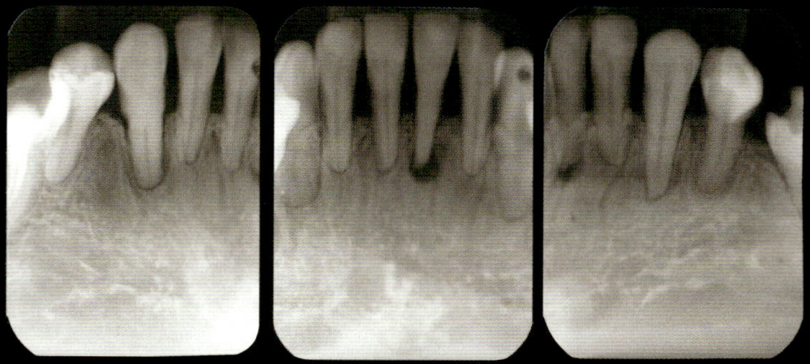

Nas fotos ao lado podemos observar a deficiência estética do sorriso causada por problemas periodontais e oclusais. Nas radiografias periapicais foi observado um problema endodôntico que também necessitaria ser resolvido.

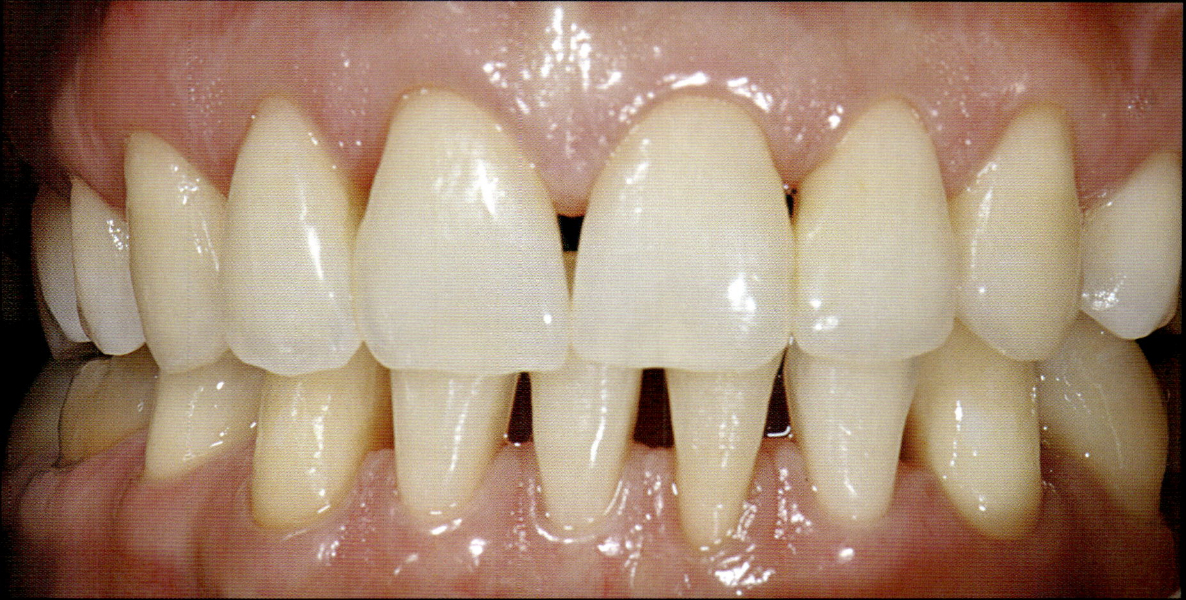

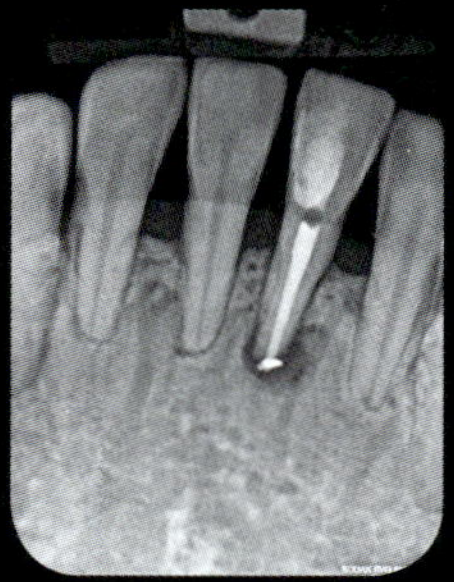

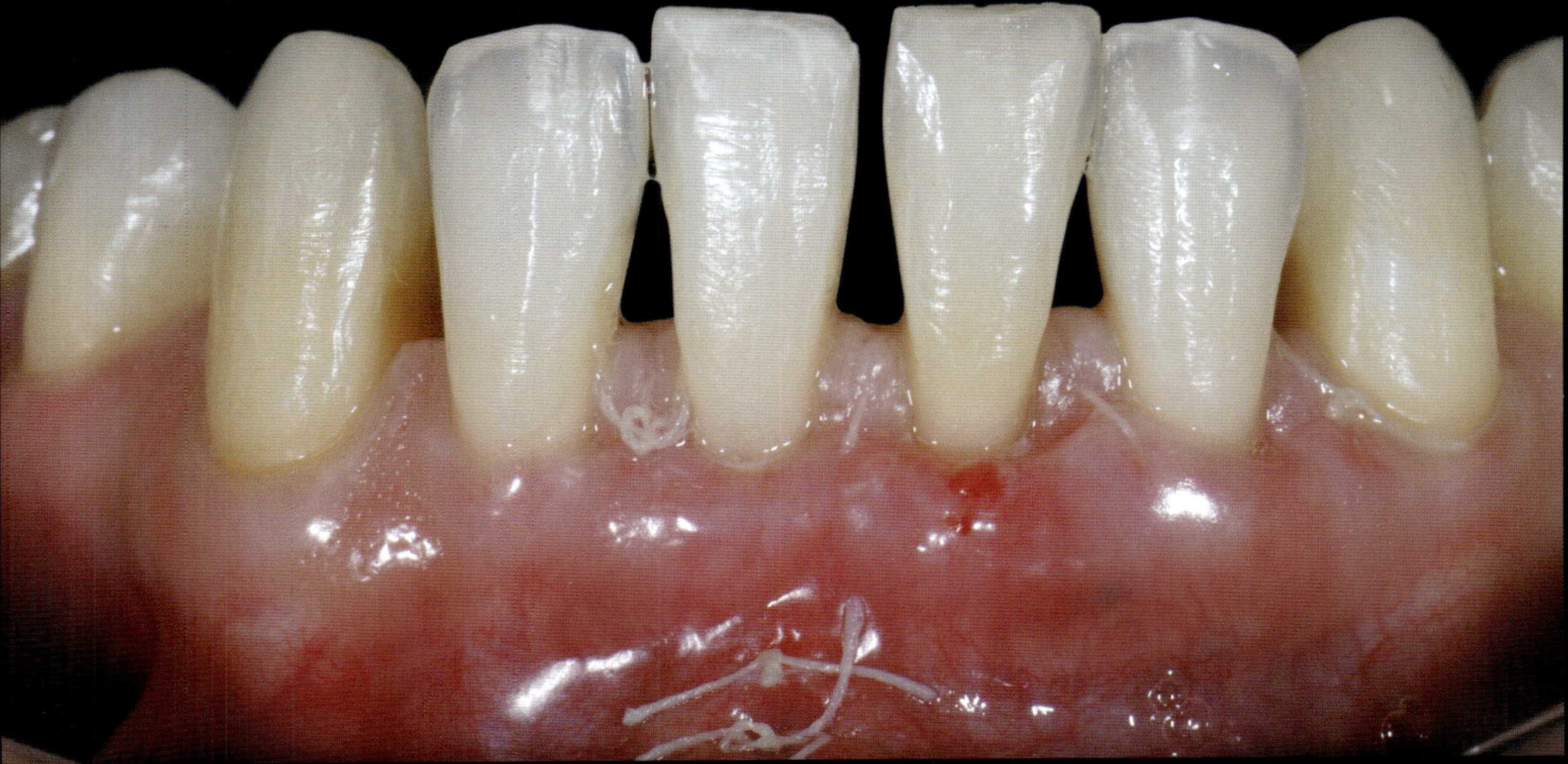

Paciente foi submetido a tratamento periodontal básico e posteriormente a tratamento endodôntico, como observado nas fotos acima. Na última foto observamos um pós-operatório de 7 dias referente à cirurgia de recobrimento radicular nos dentes anteriores inferiores.

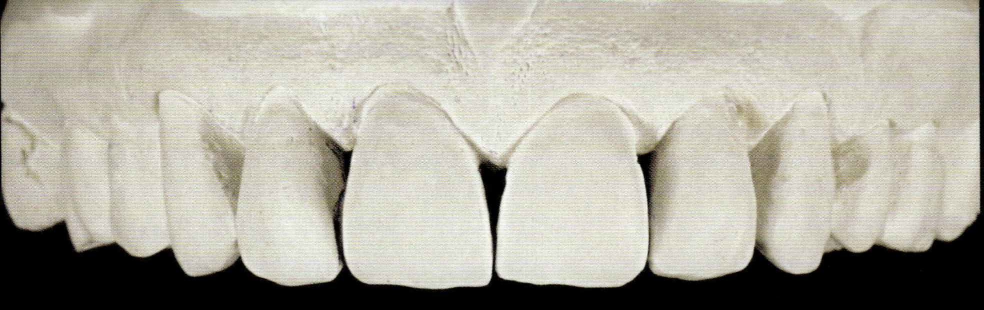

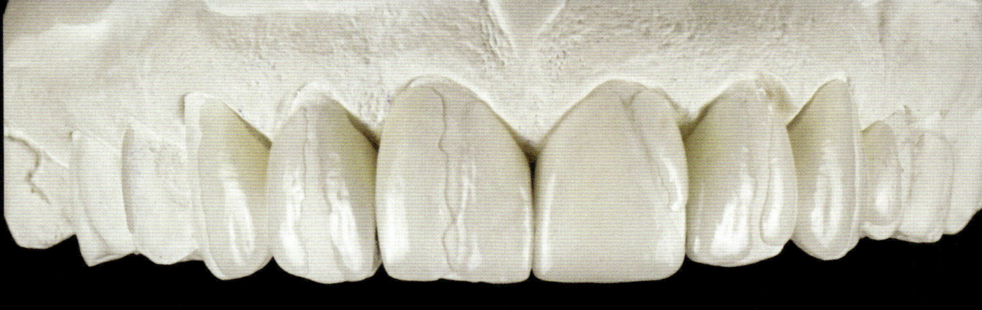

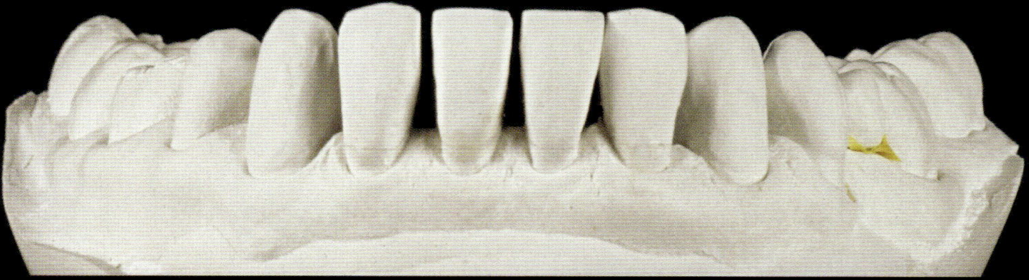

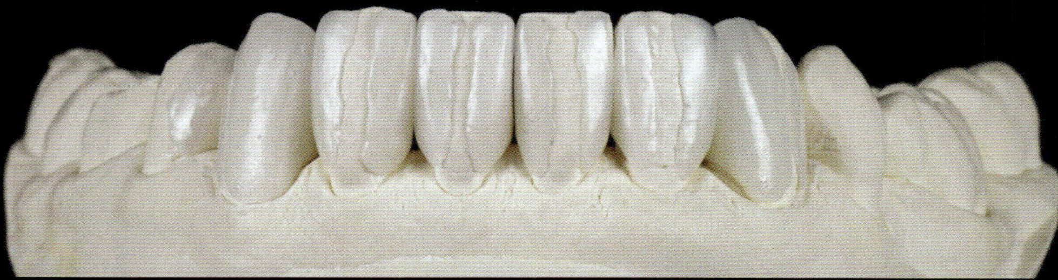

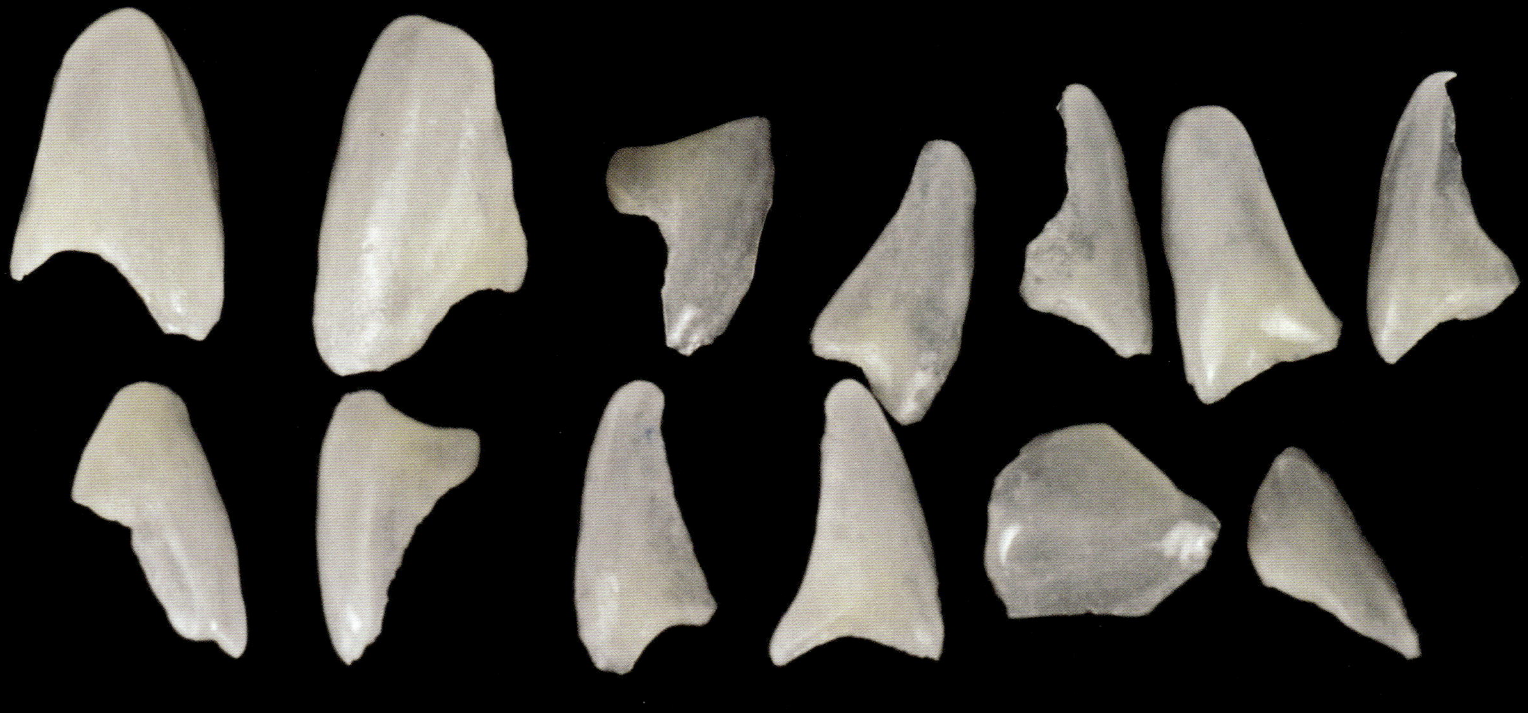

Fragmentos parciais com cerâmica à base de fluorapatita superiores

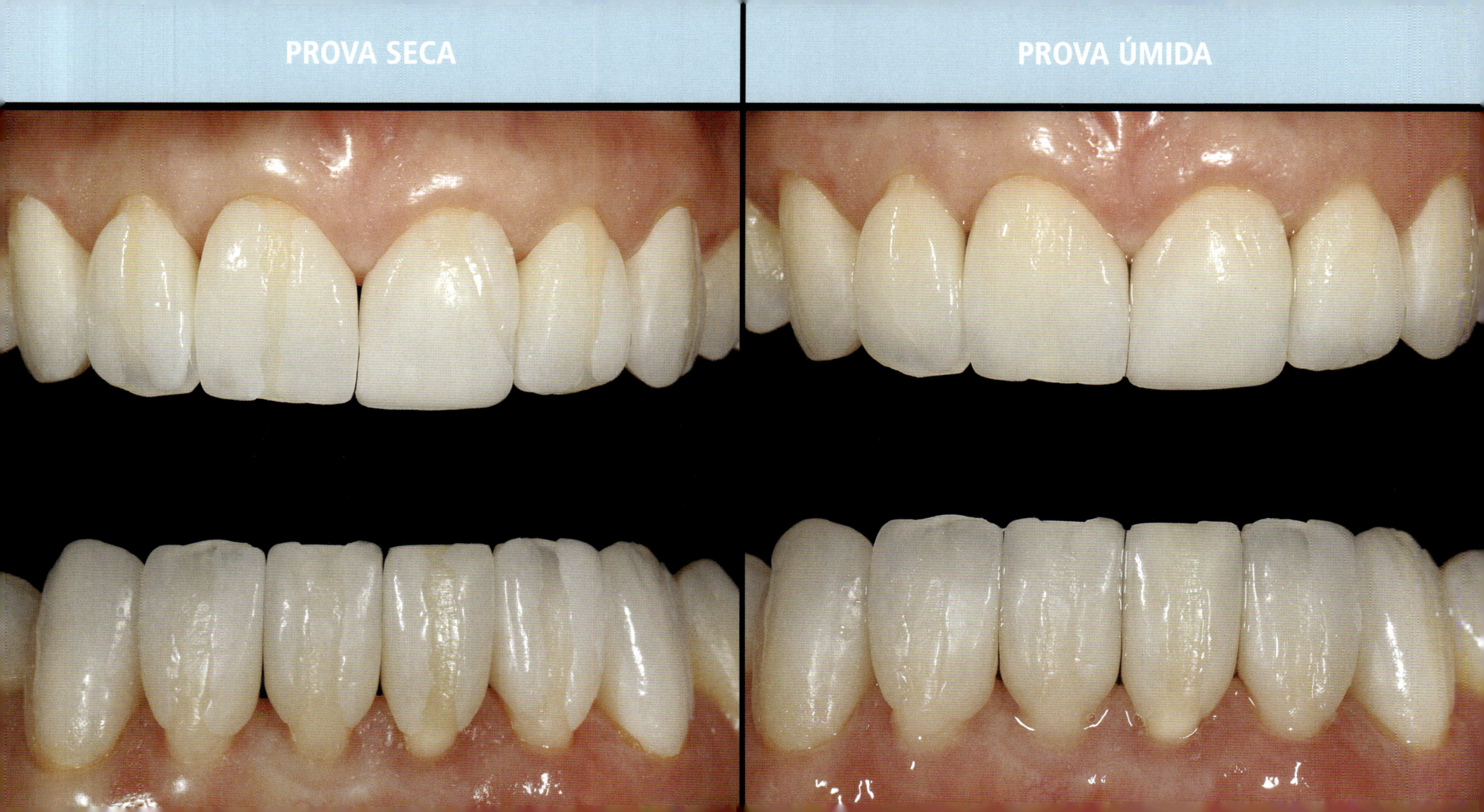
PROVA SECA
PROVA ÚMIDA

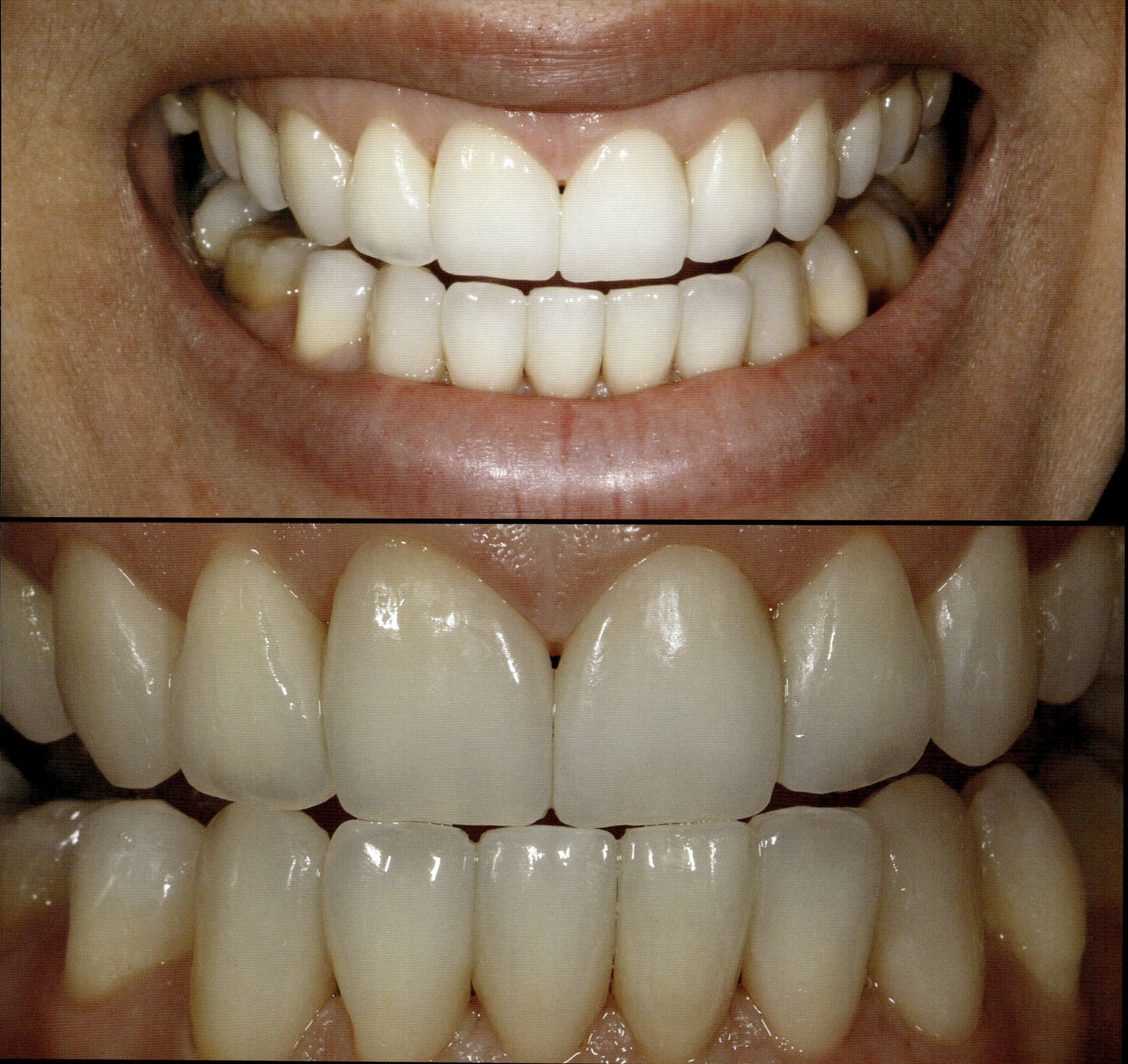

Caso finalizado. Novo arranjo do
sorriso e fechamento dos diastemas.

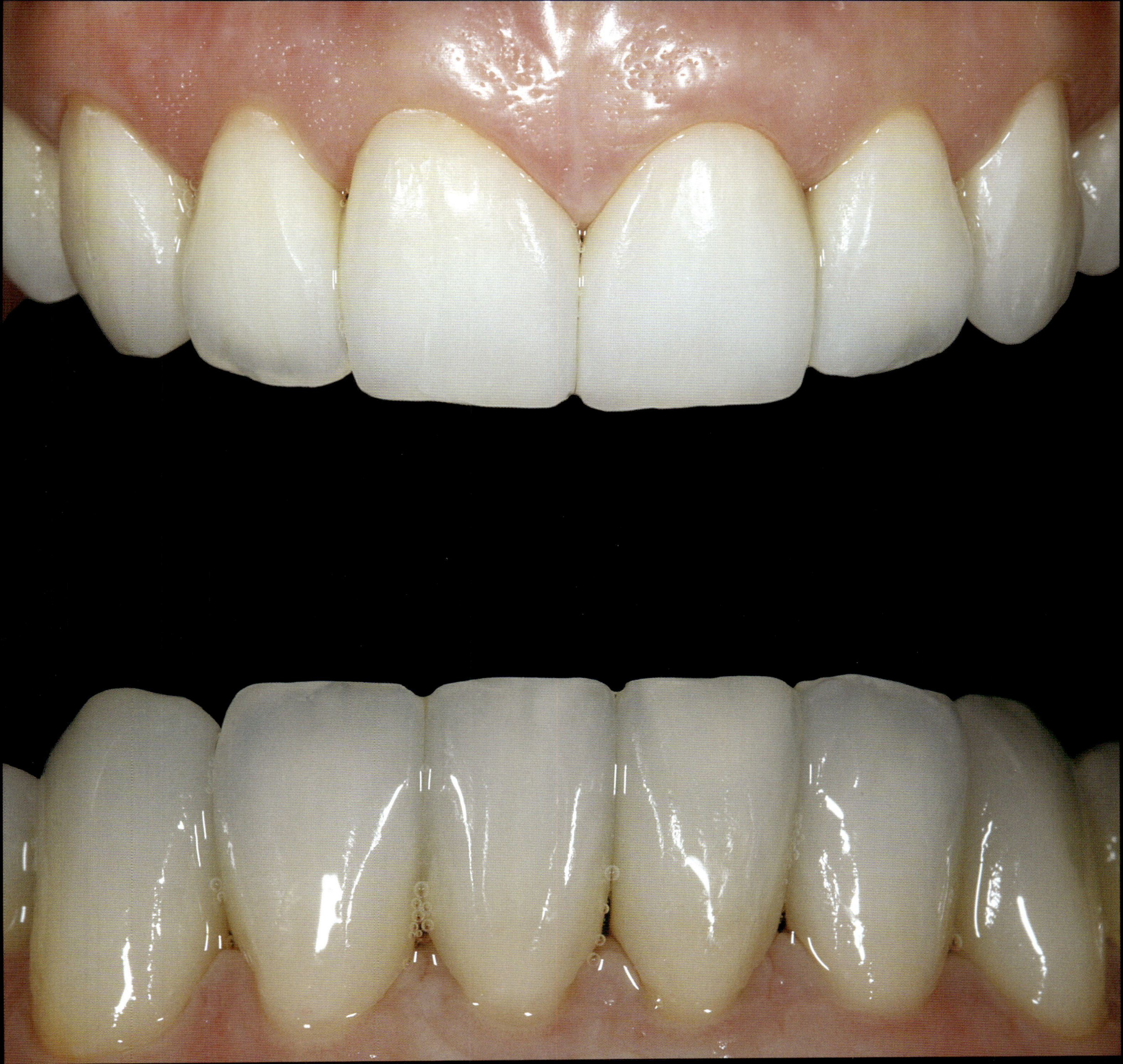

Caso finalizado.

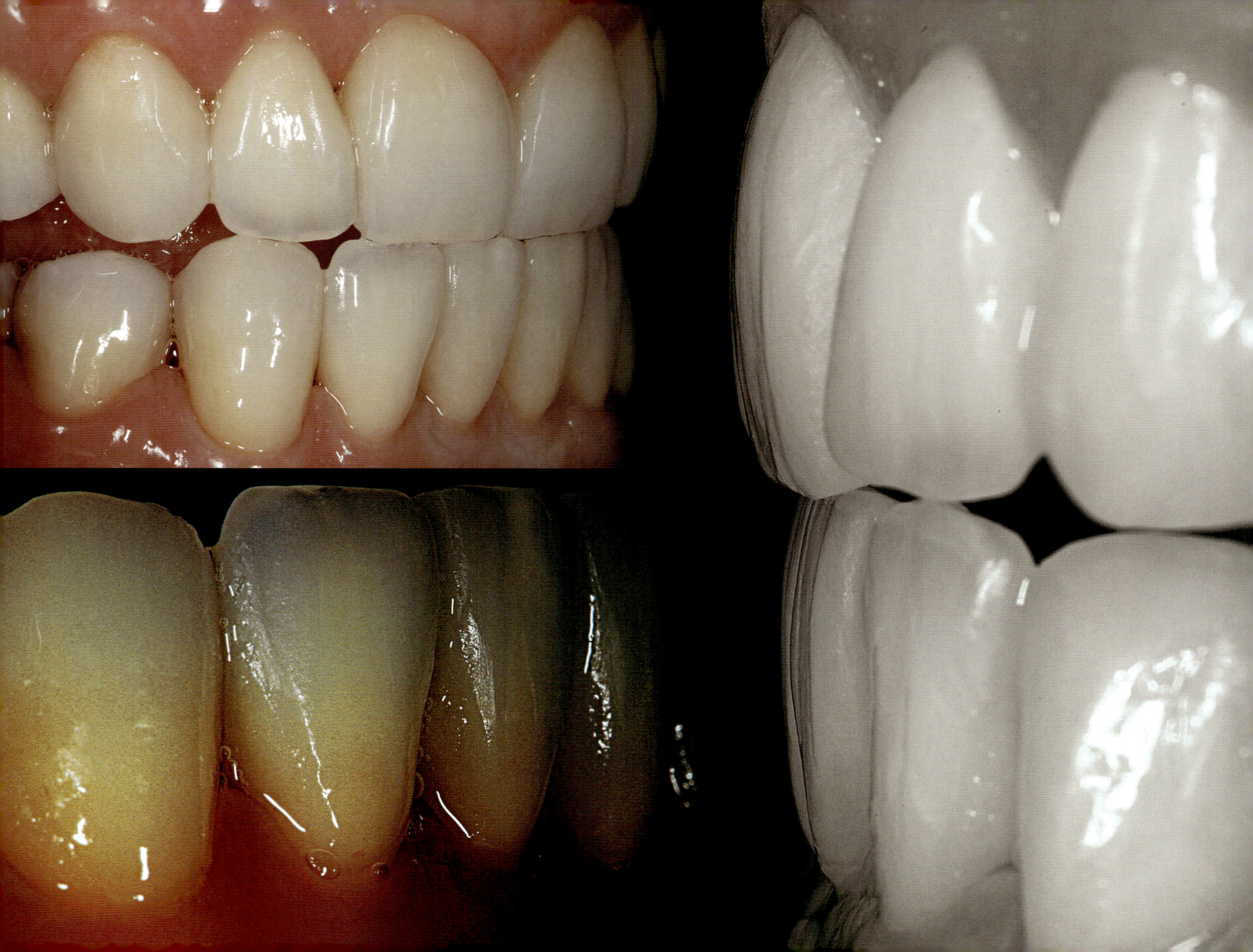

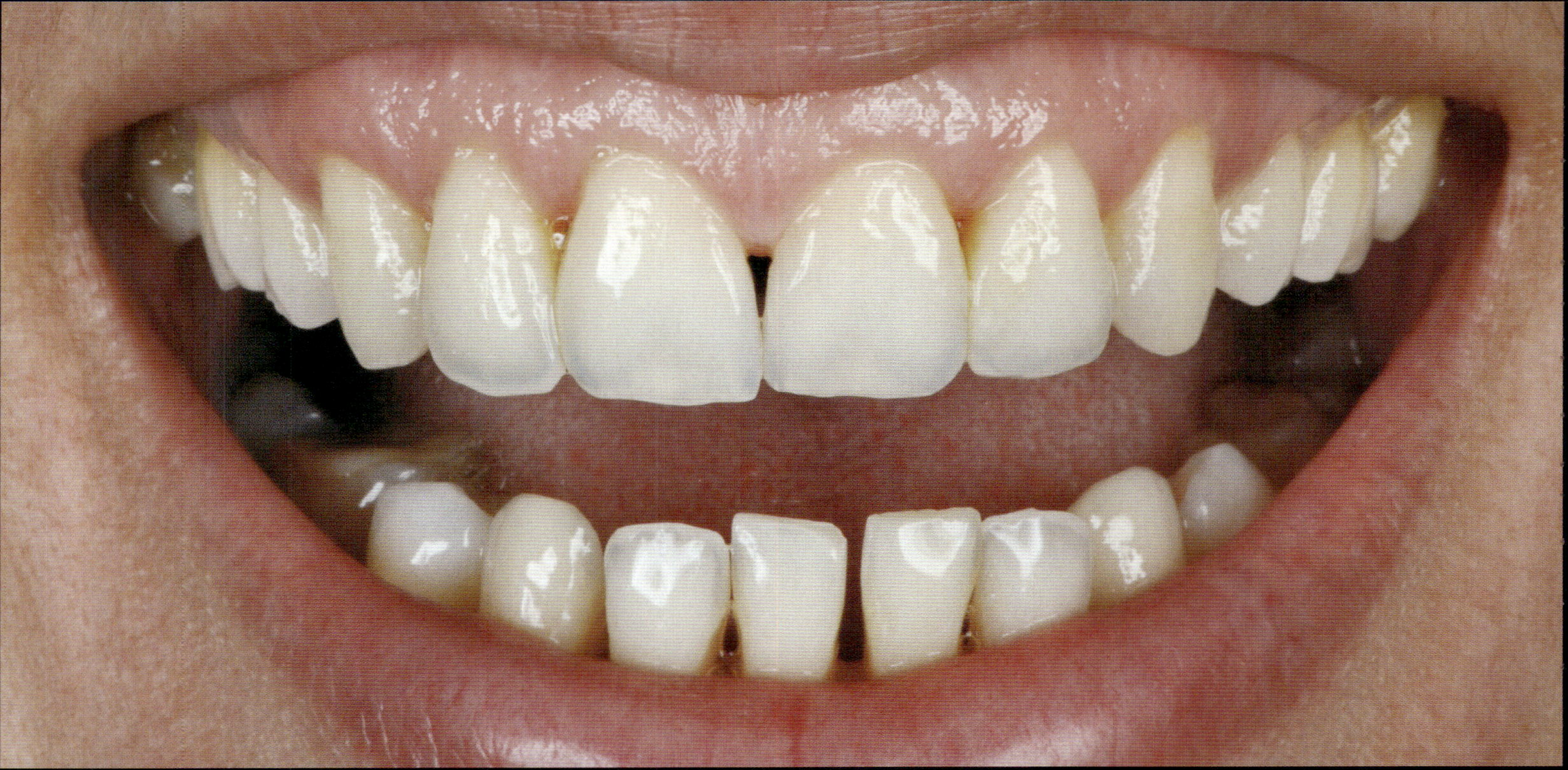

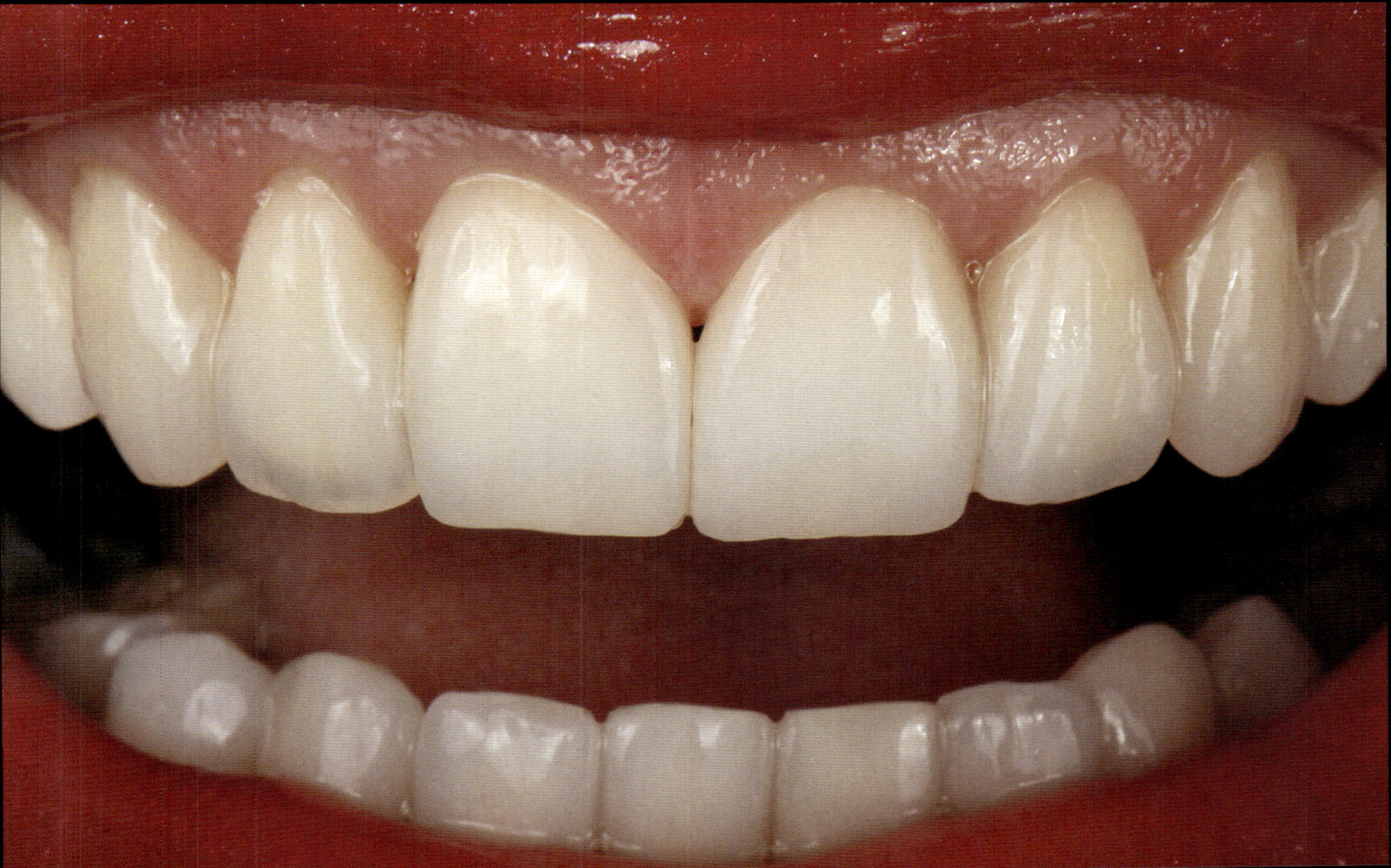

Antes e Depois.

Na página ao lado podemos observar o mimetismo conseguido com os fragmentos. Na foto em branco e preto observamos o valor adequado das restaurações. Na foto com contraste alterado podemos notar as características de cor conseguidas nos fragmentos.

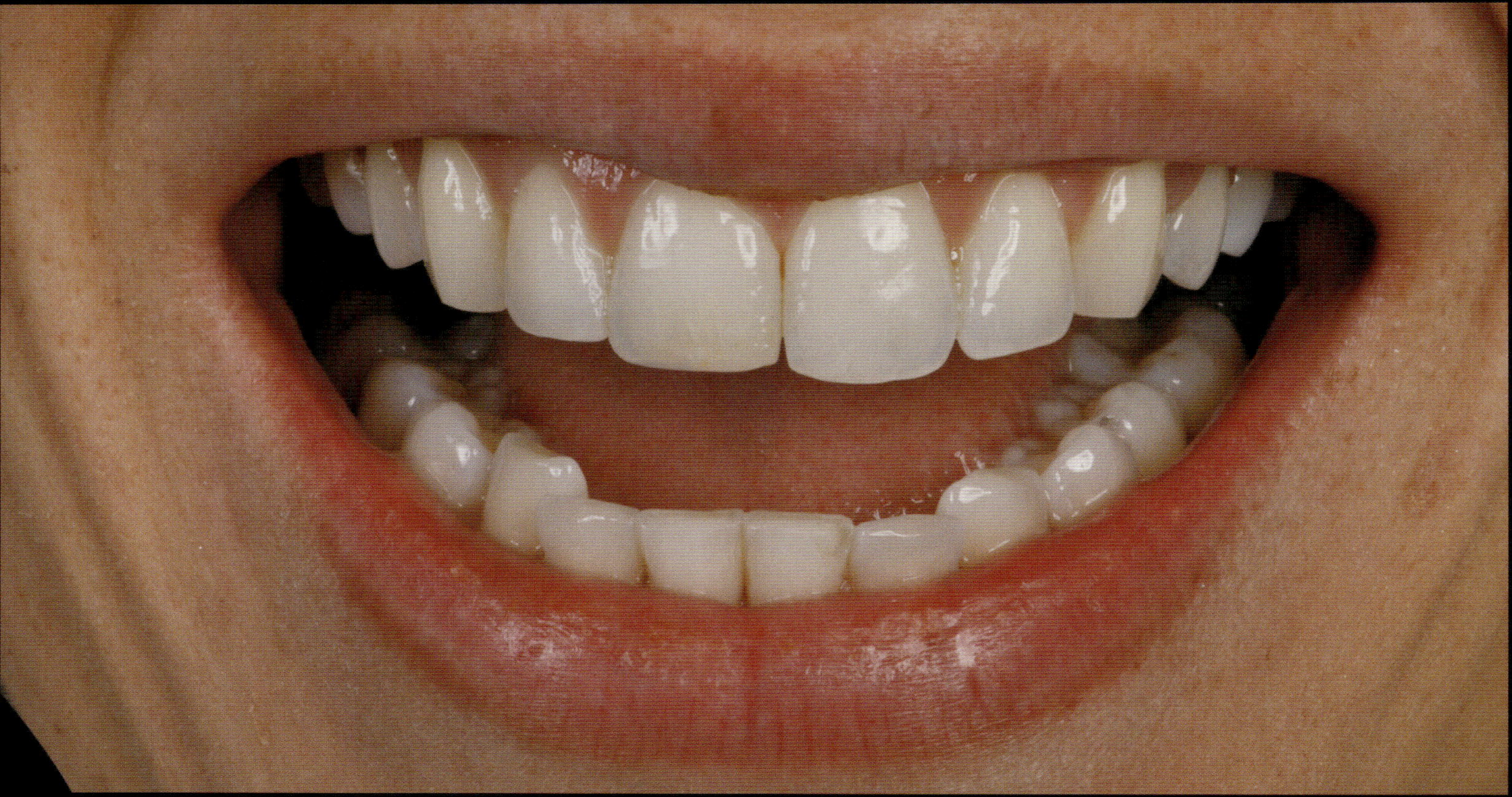

CASO 3

No caso a seguir apresentaremos a utilização dos fragmentos parciais (Cerâmica à base de fluorapatita - D'Sign Ivoclar Vivadent) para substituir restauração de resina composta.

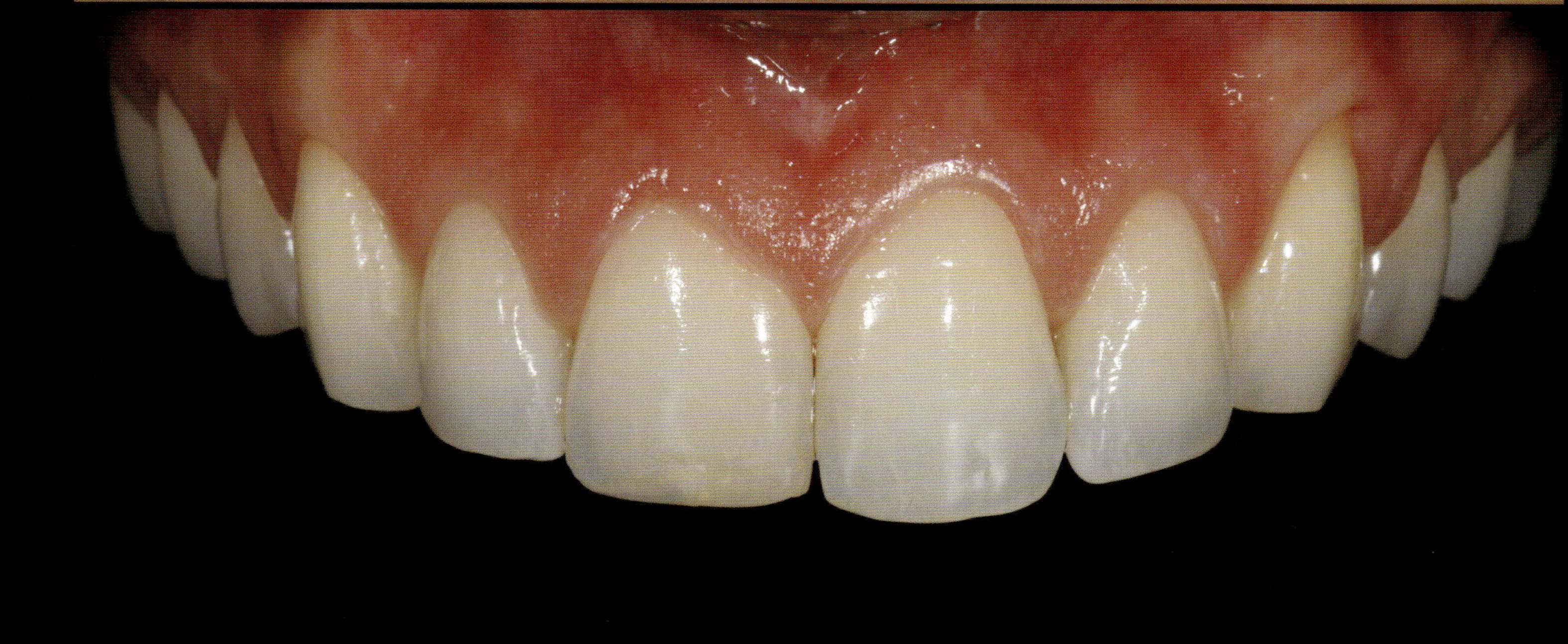

Dente 11 apresentava restauração de resina composta com coloração alterada e forma inadequada. Dente 11 apresentava comprimento reduzido

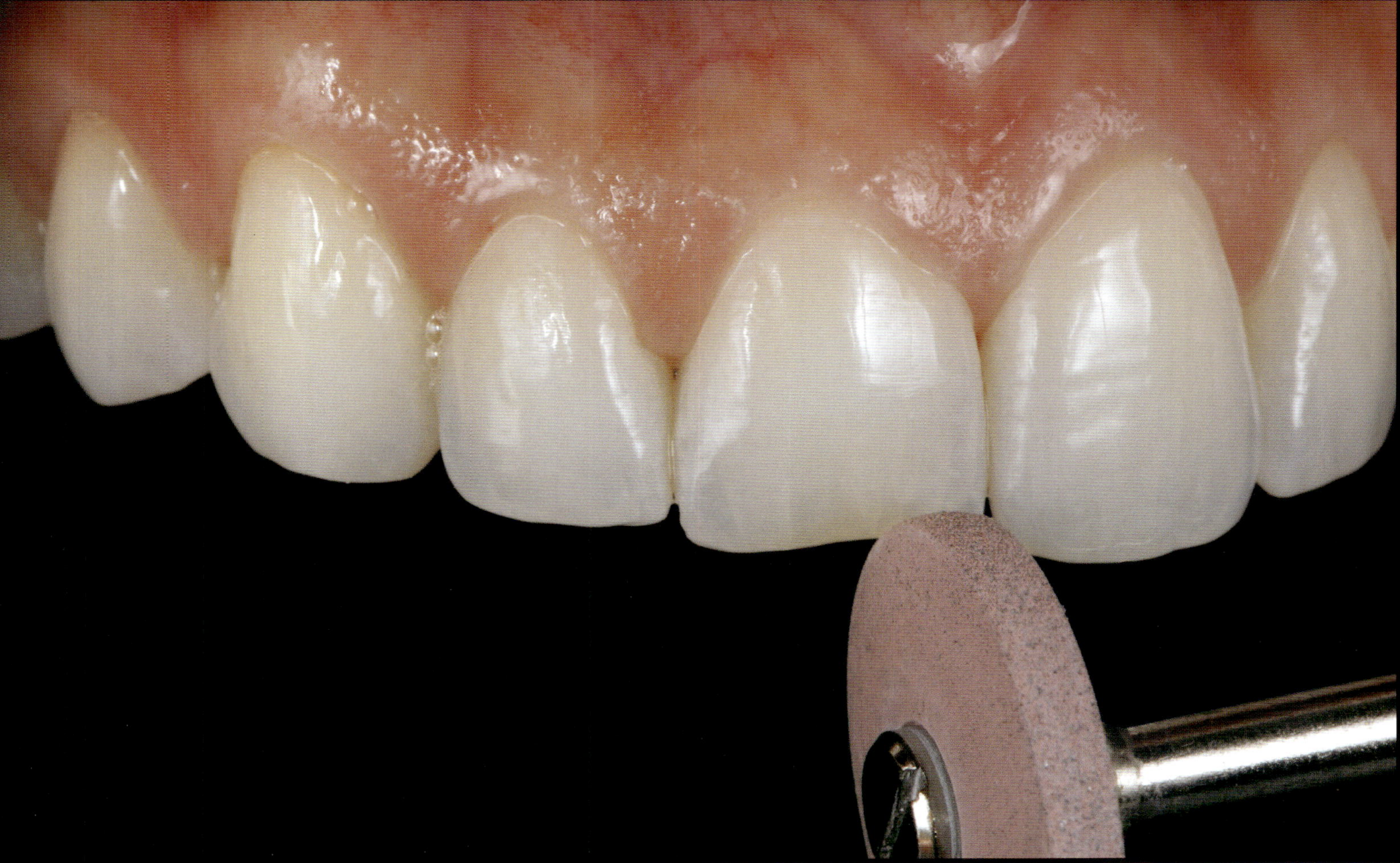

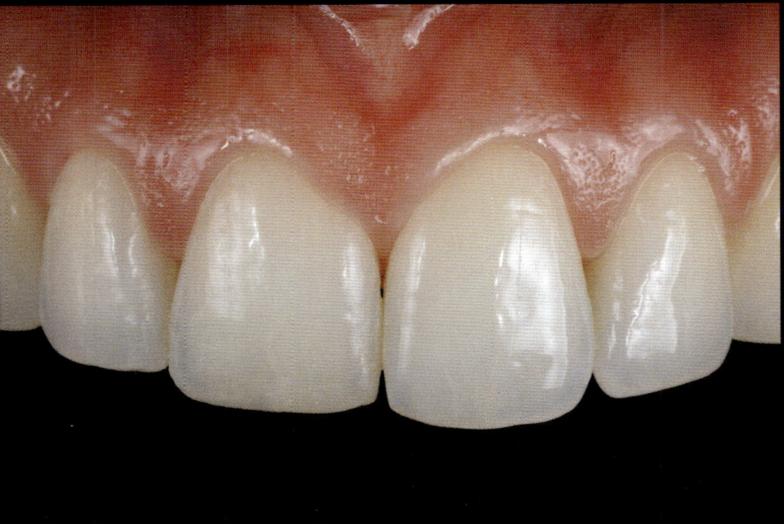

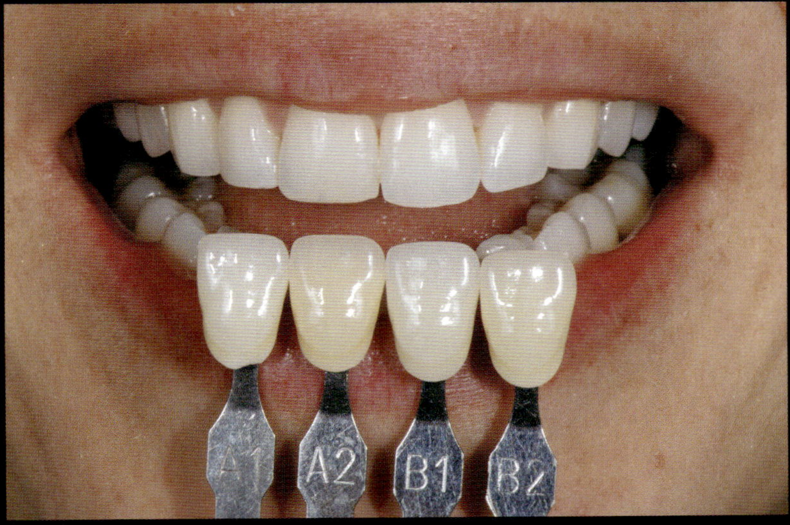

A opção de tratamento foi remover a restauração de resina, como vista na figura acima, para a realização de um fragmento parcial confeccionado com a cerâmica à base de fluorapatita.

Fotos após a remoção são importantes para que o técnico possa analisar a cor do remanescente dental.

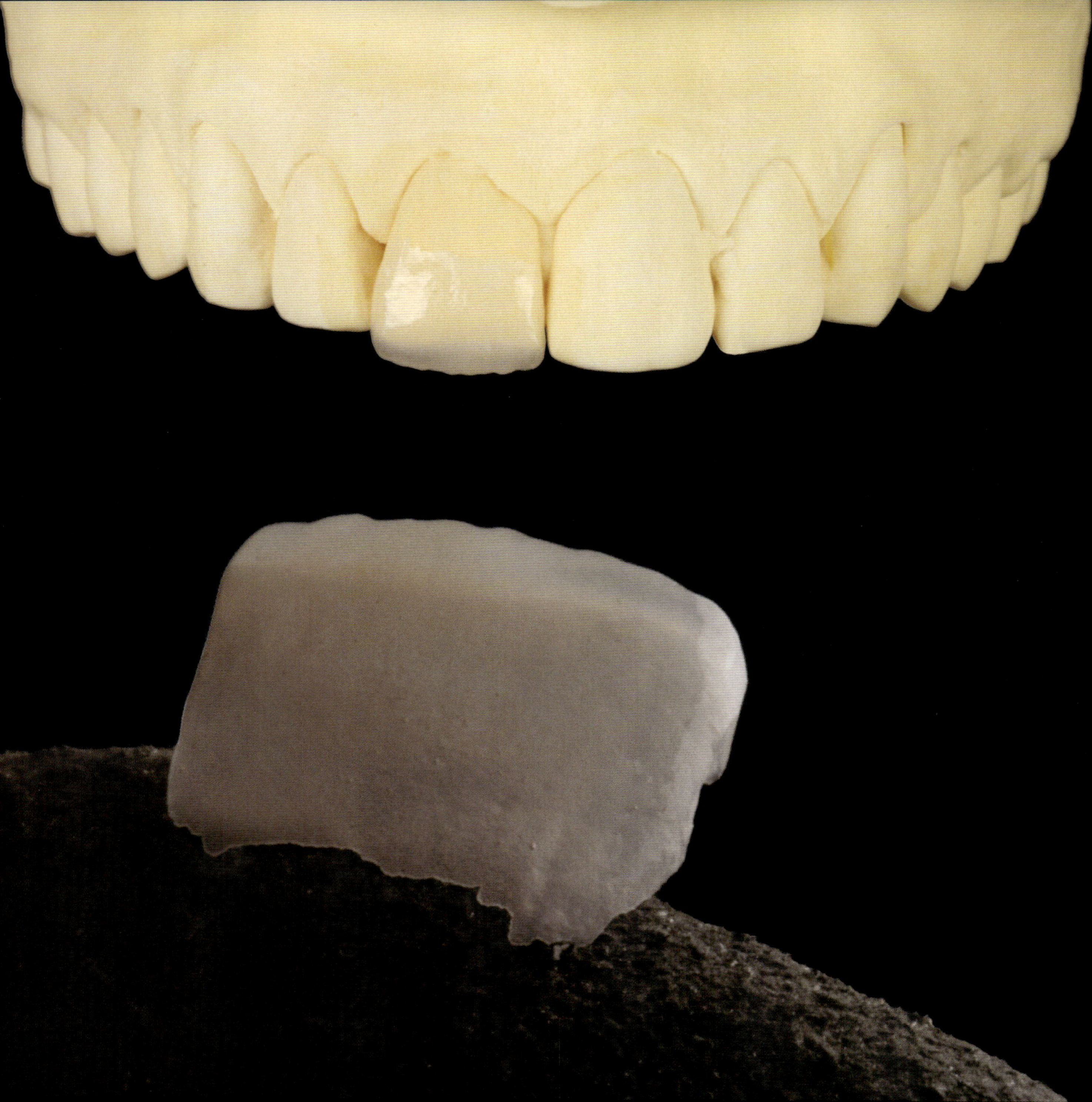

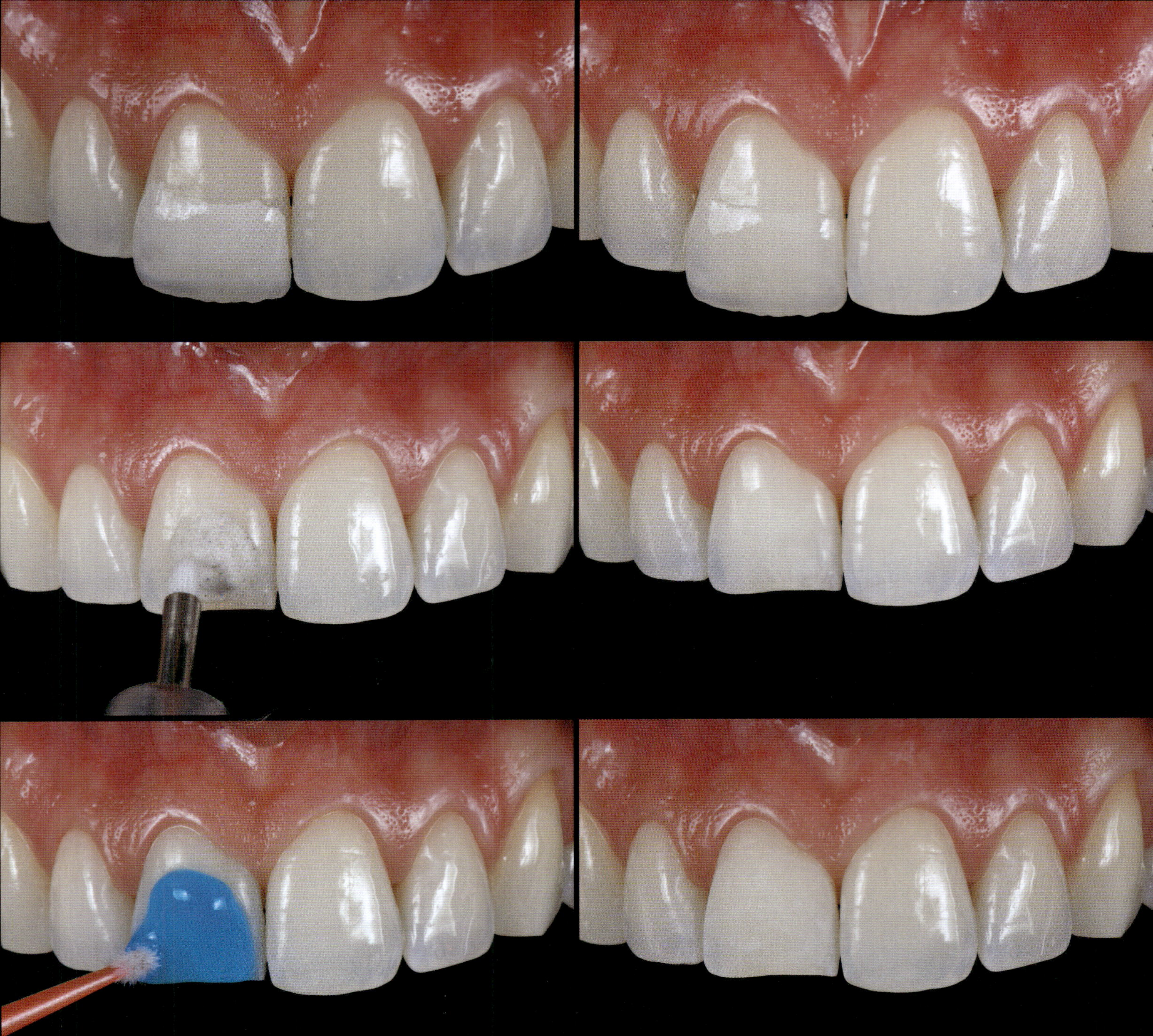

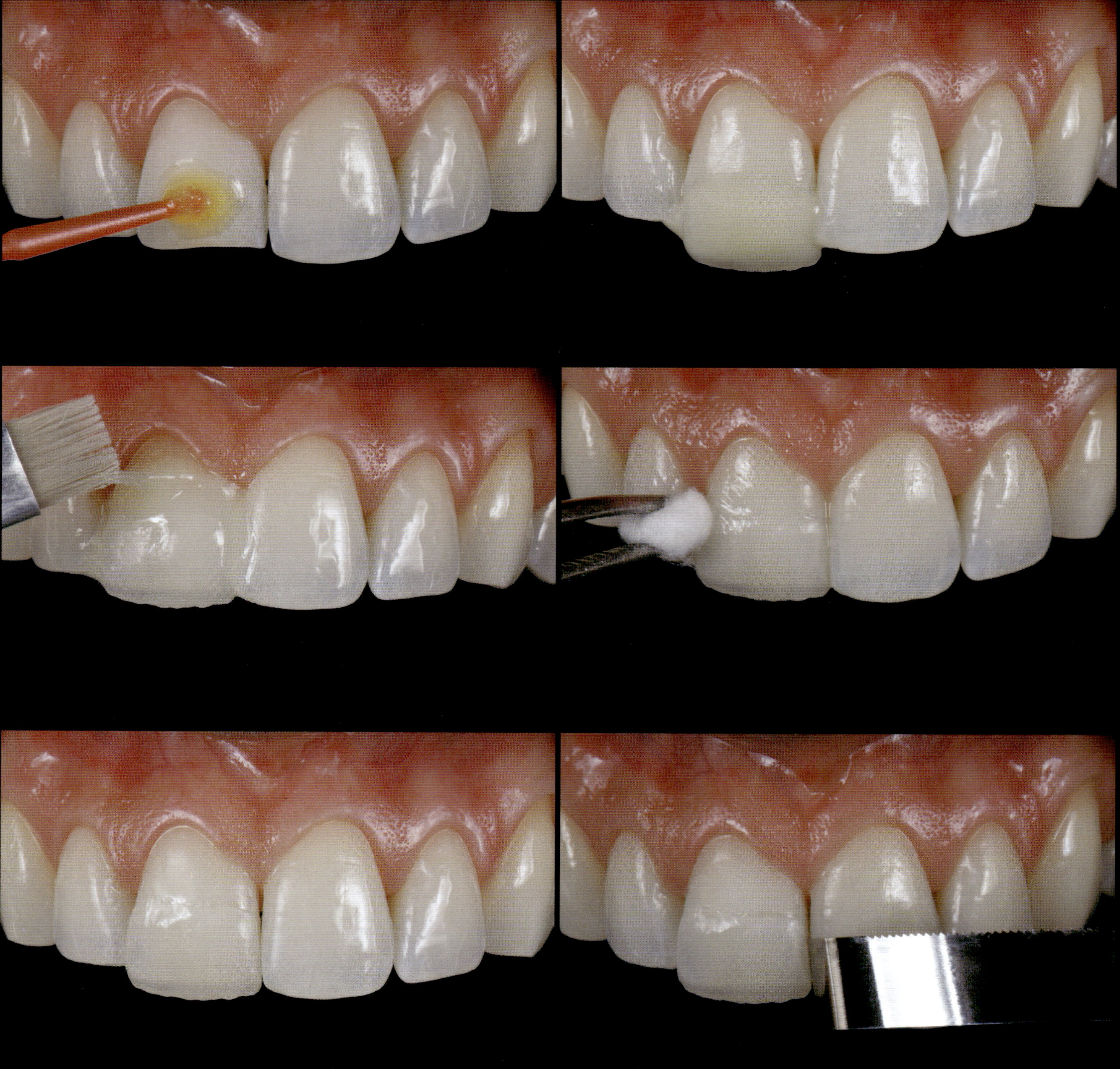

Aplicação do sistema adesivo, cimentação do fragmento com cimento resinoso e remoção do excesso de cimento com lixa serrilhada.

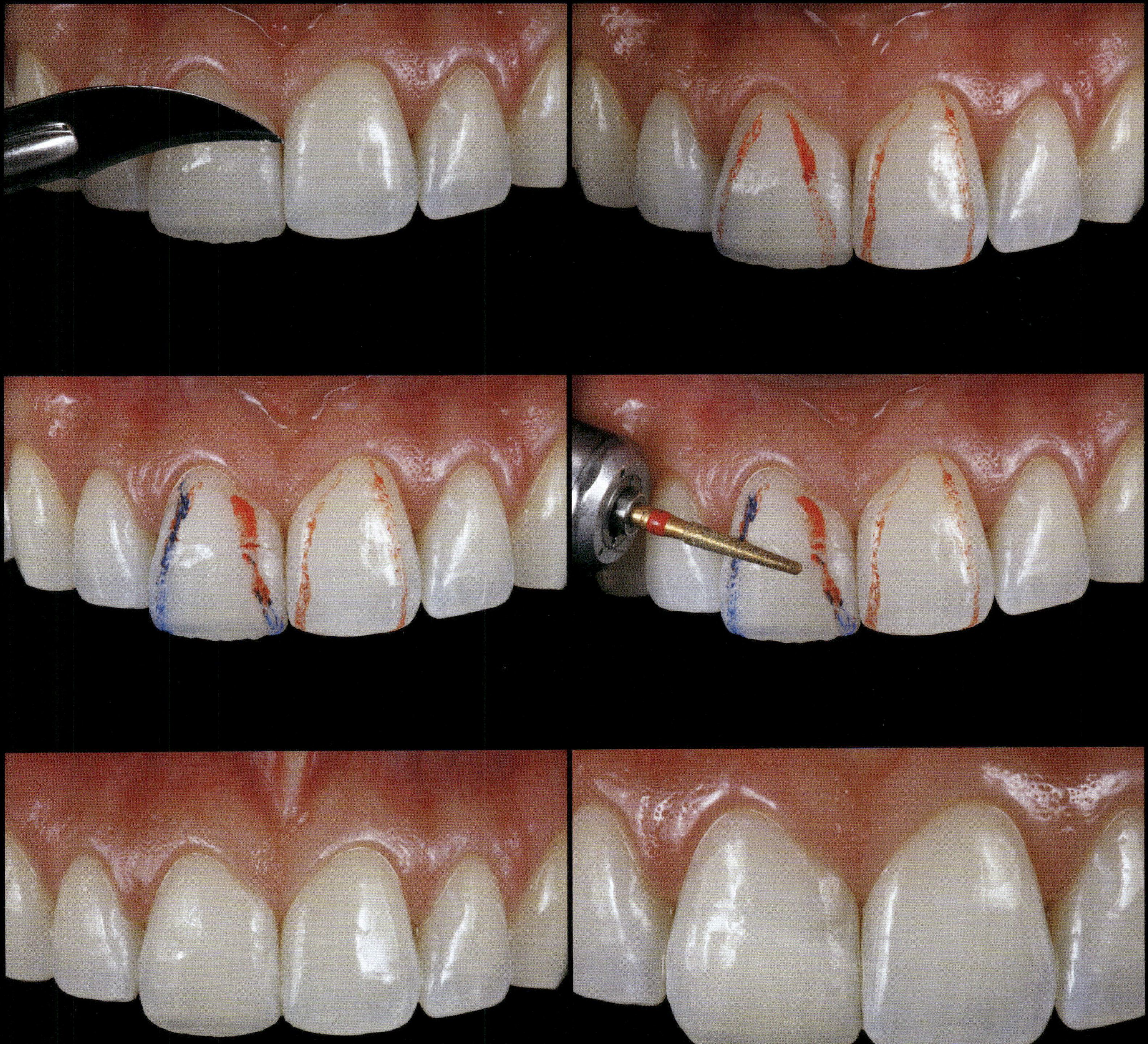

Remoção do excesso de cimento com lâmina 12C, acabamento e polimento com brocas e borrachas - kit Ateliê Oral.

Caso finalizado. Observe o mimetismo e forma conseguidos.

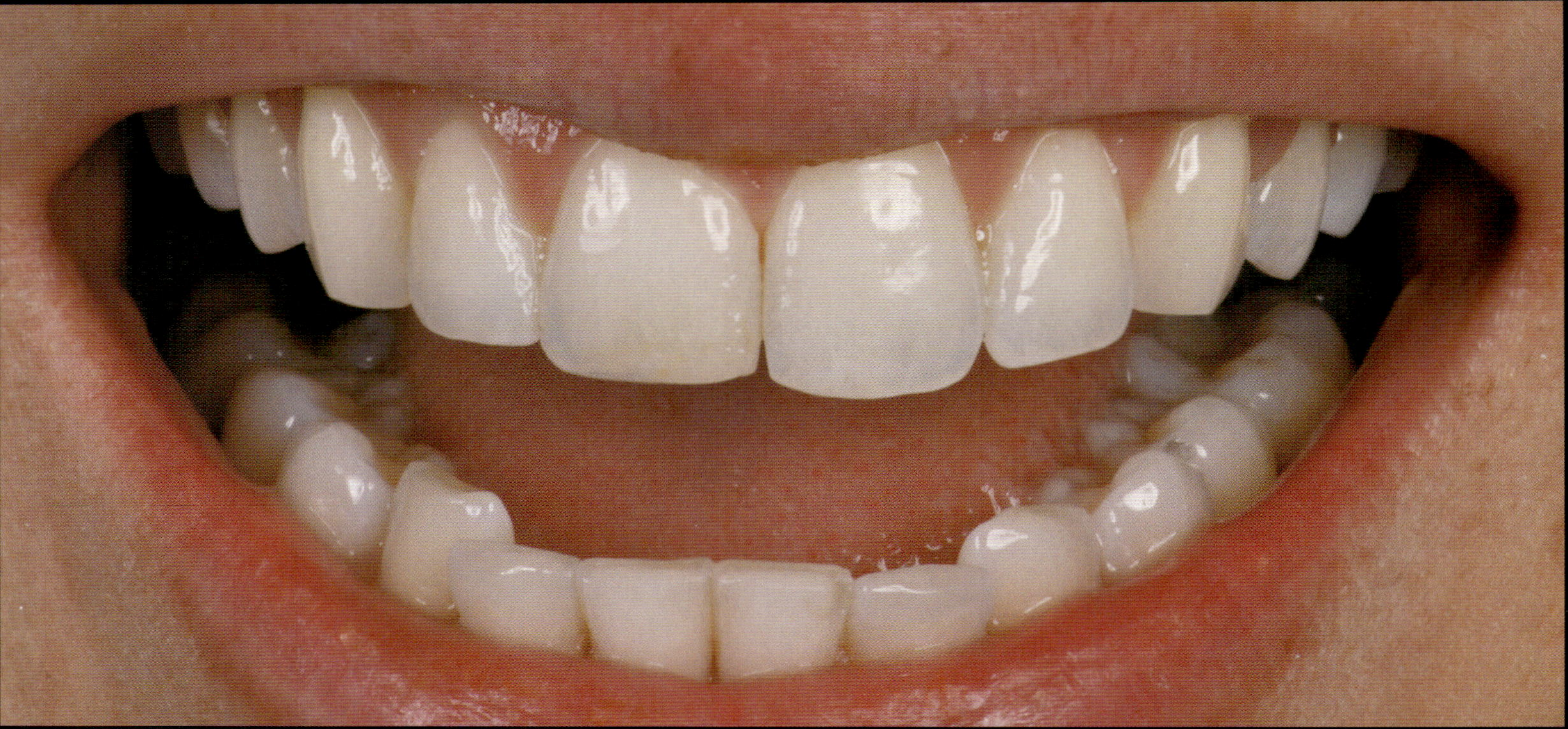

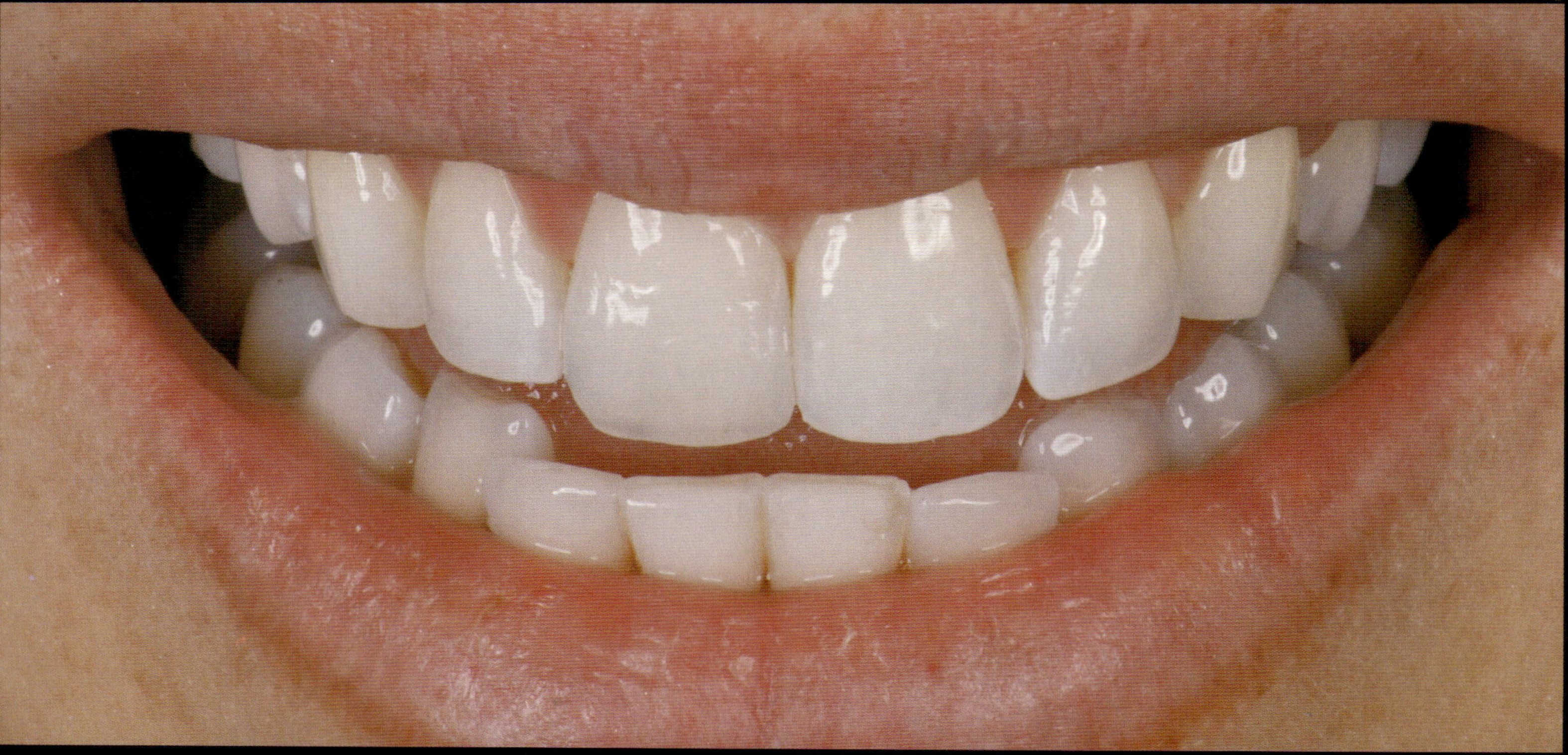

Antes e Depois.

Na página ao lado, caso finalizado em foto em branco e preto para observarmos o valor correto conseguido com o fragmento.

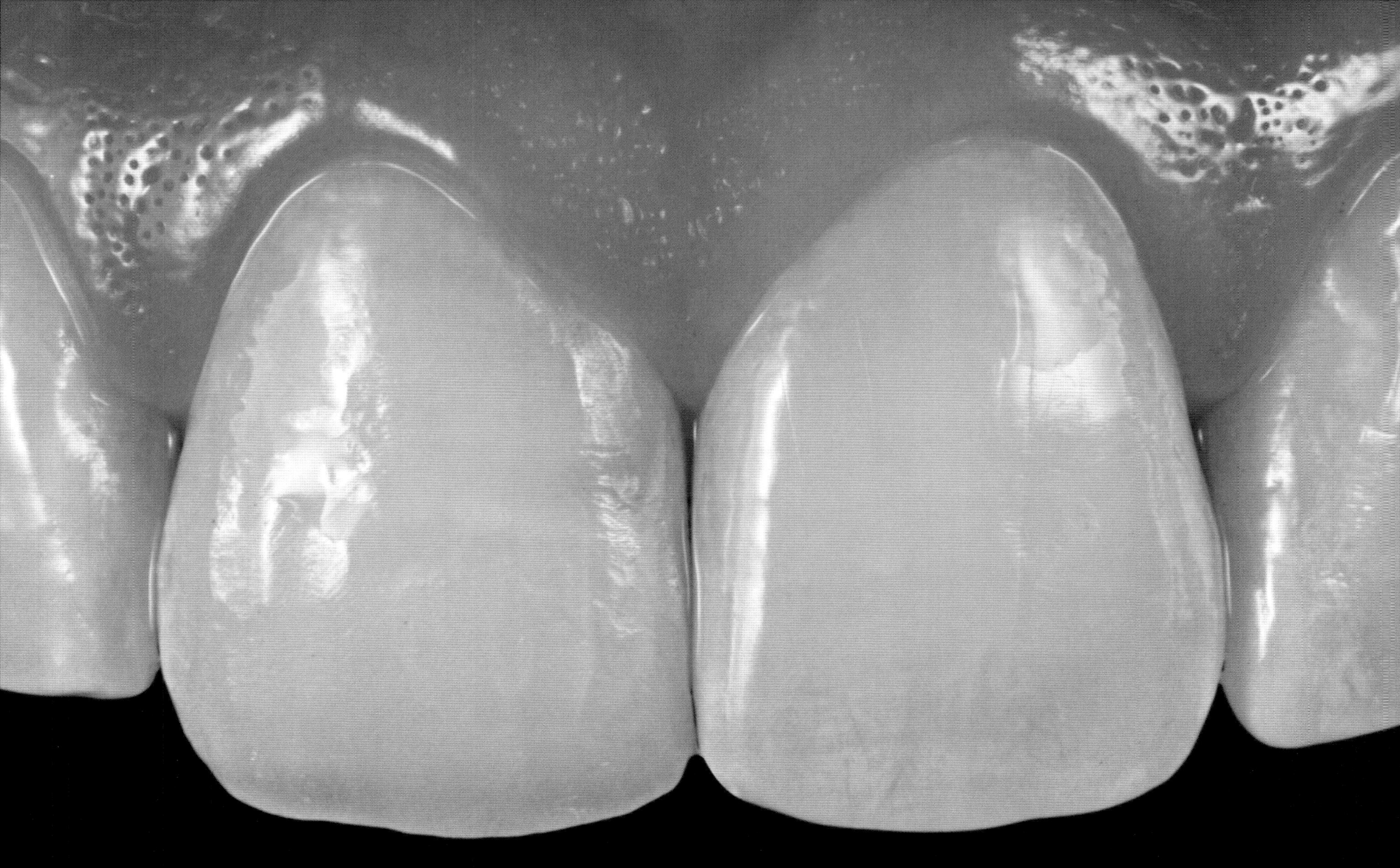

CASO 4

No caso a seguir, realizamos procedimentos ortodônticos (Invisalign) e posteriormente finalizamos a estética dentária com lentes de contato com cerâmicas de dissilicato de lítio - Emax Ivoclar Vivadent.

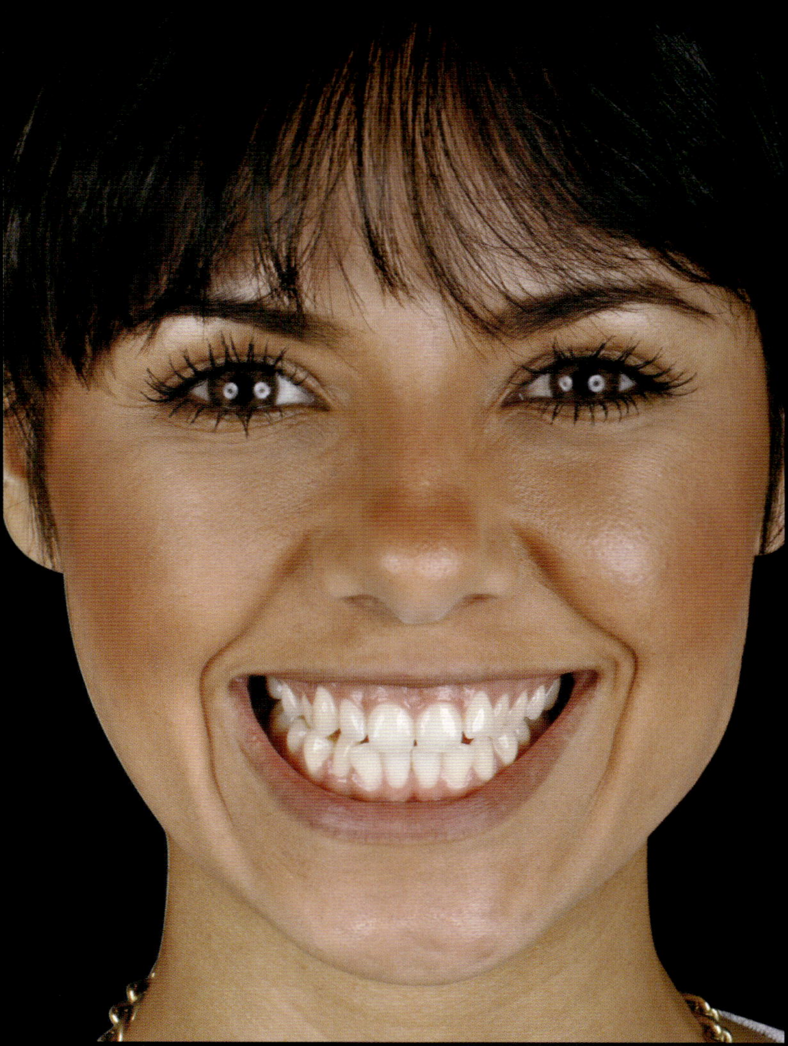

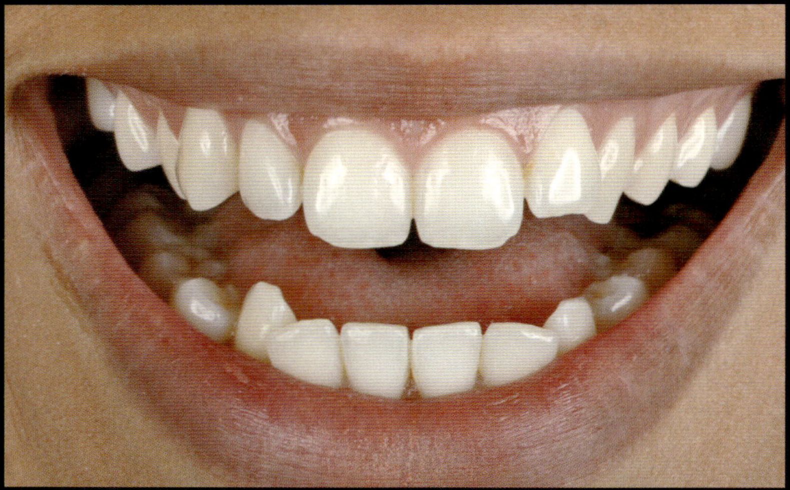

Paciente procurou o Ateliê Oral devido à insatisfação com o apinhamento dentário inferior, com a vestibularização e giroversão dos dentes 13/22.

O tratamento constou de procedimento ortodôntico (Invisalign) para a correção de apinhamento e giroversão dos dentes. Após procedimento ortodôntico foi programado tratamento com lentes de contato nos dentes 13 ao 23. Ao lado podemos observar o caso pós-procedimentos ortodônticos e as alterações realizadas com o test-drive.

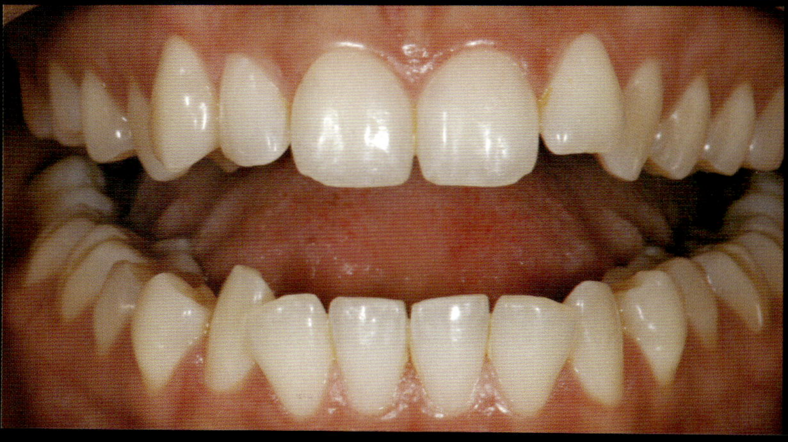

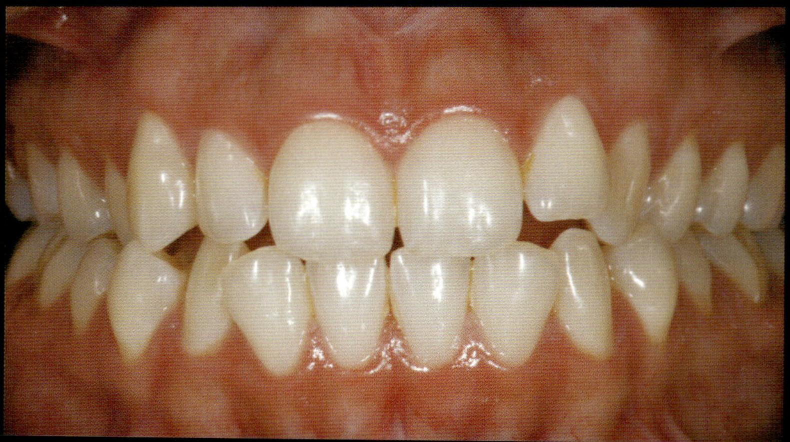

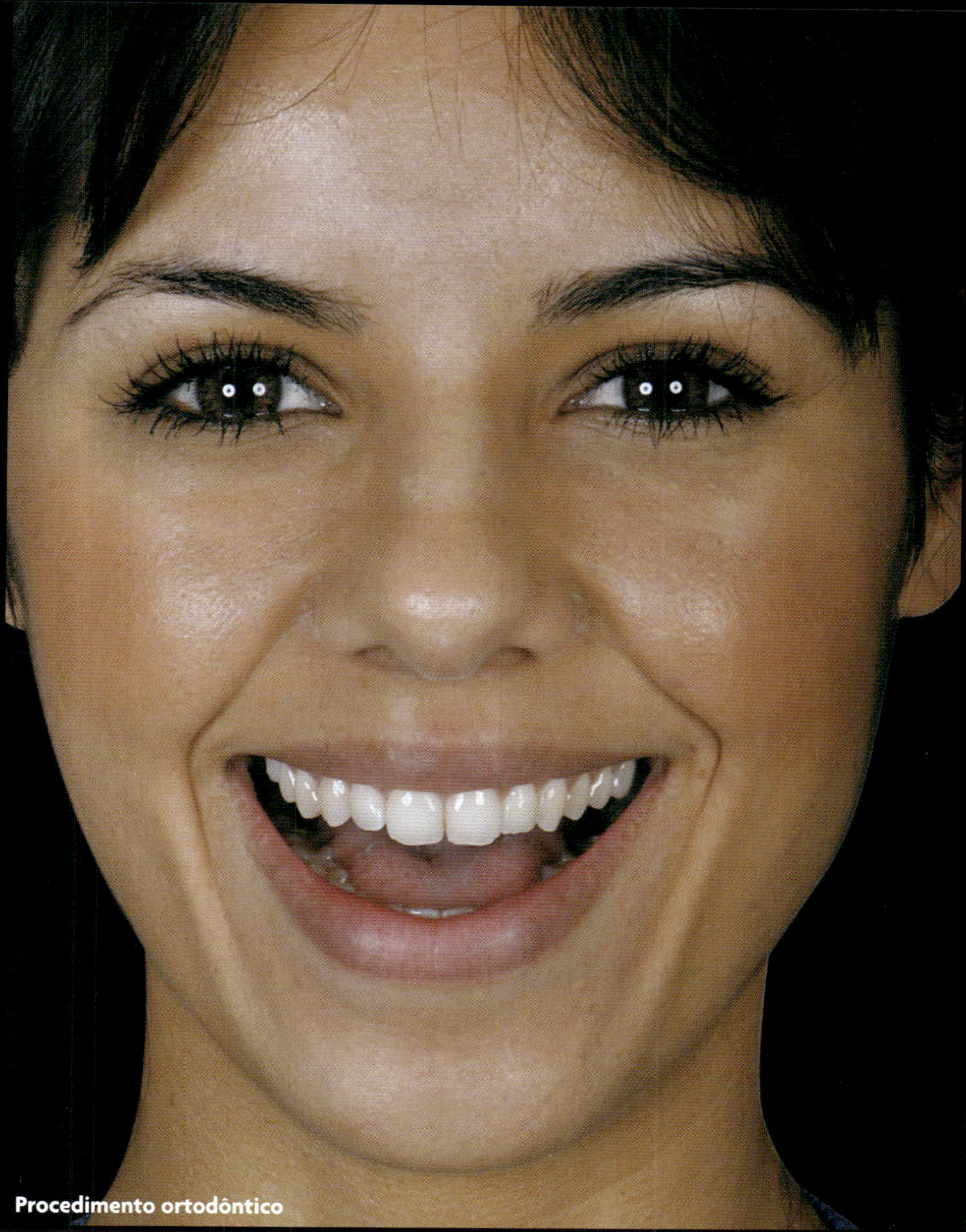
Procedimento ortodôntico

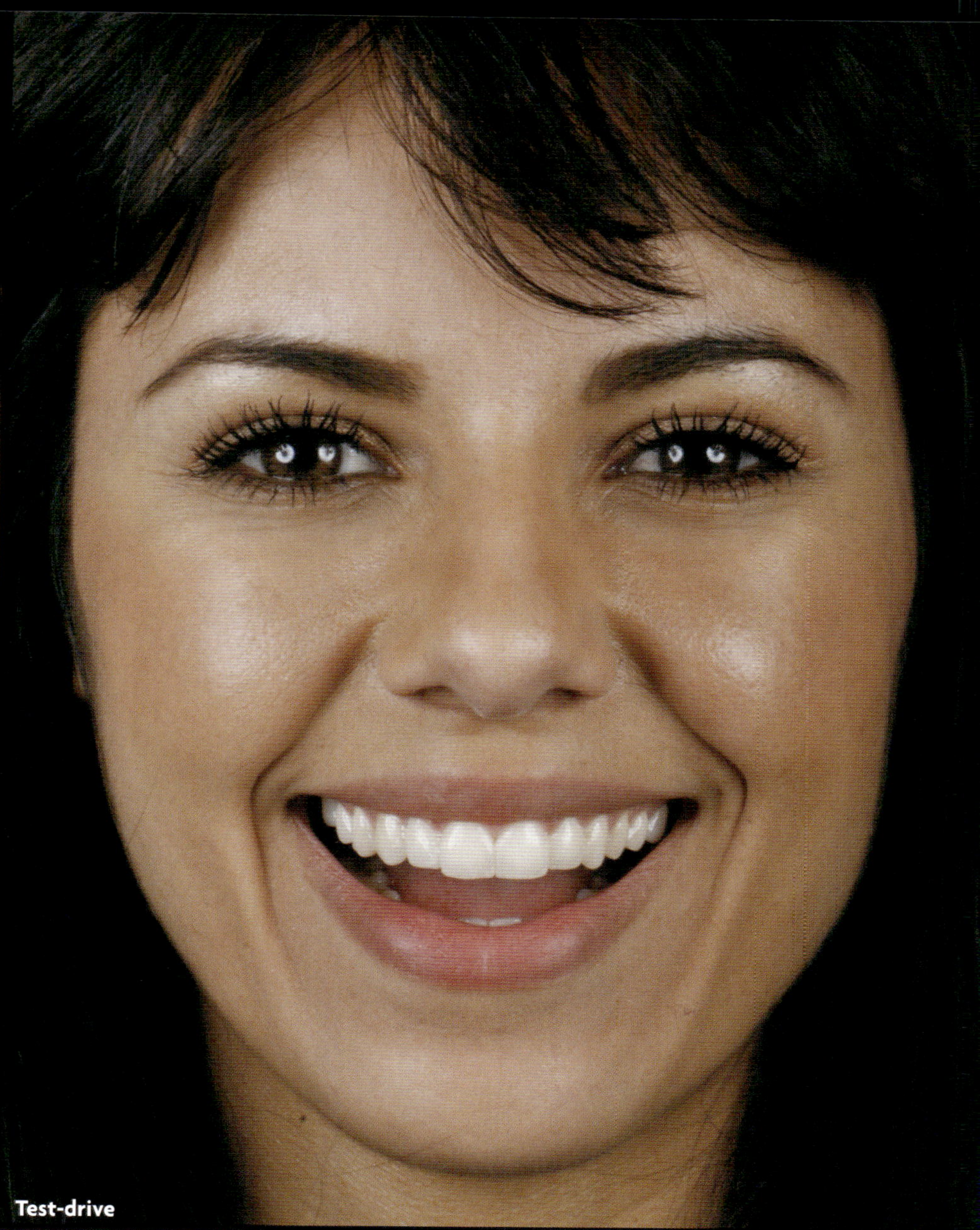
Test-drive

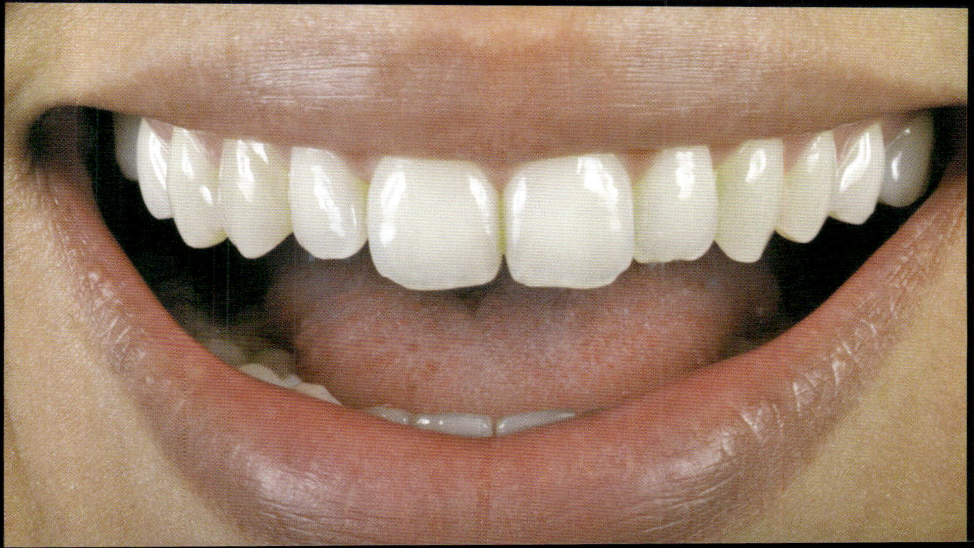

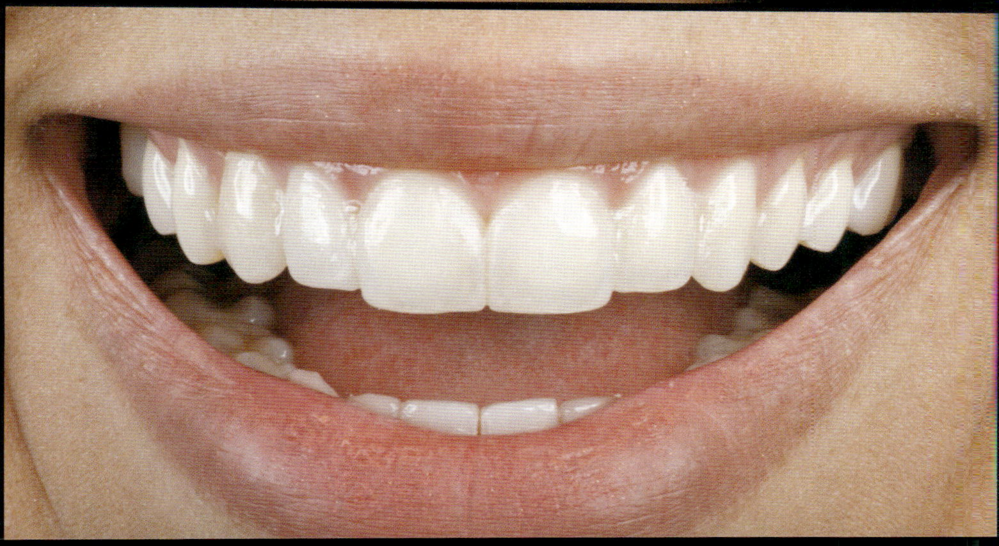

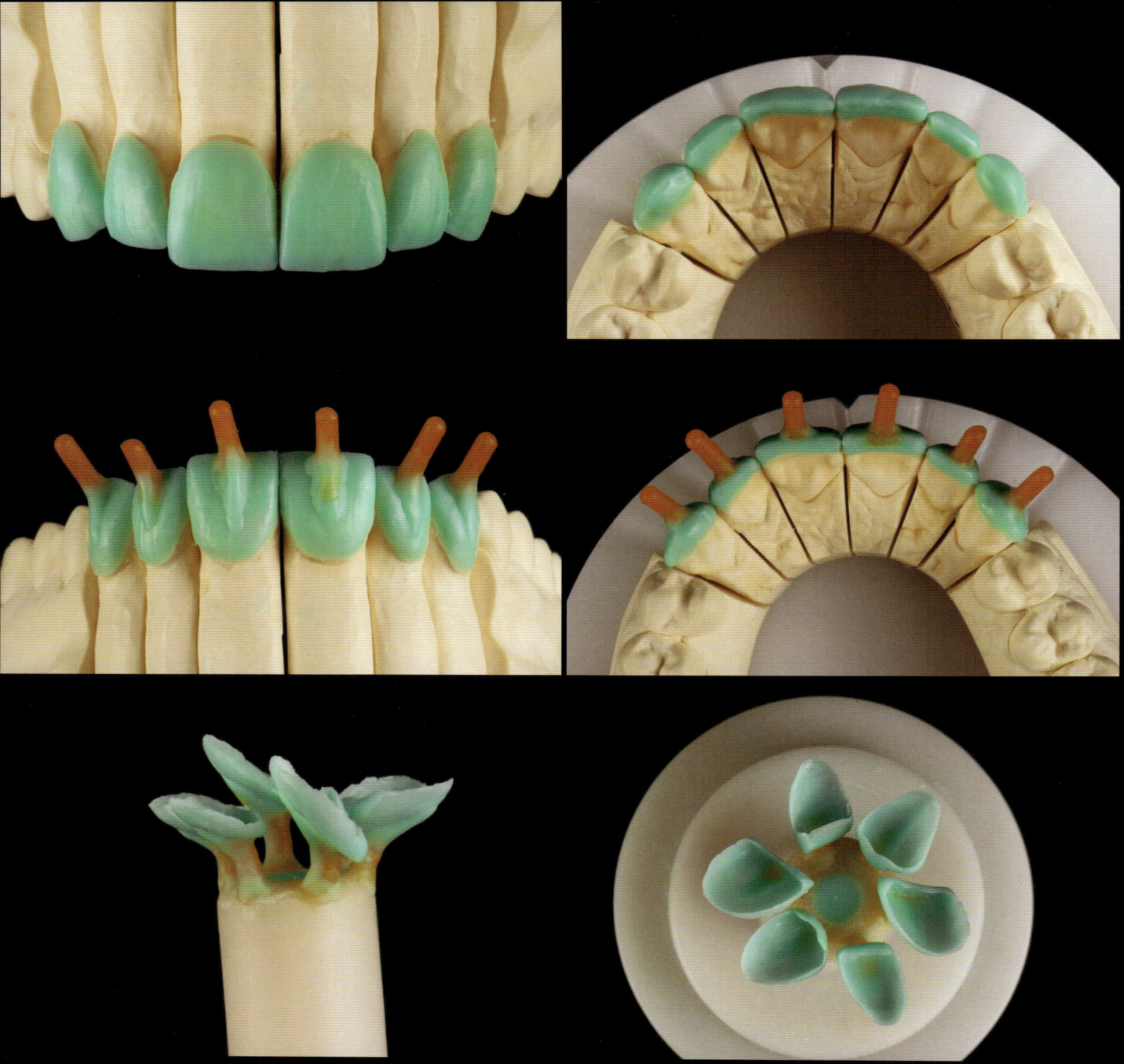

Enceramento das lentes de contato e inclusão das mesmas para serem injetadas com pastilhas cerâmicas de dissilicato de lítio.

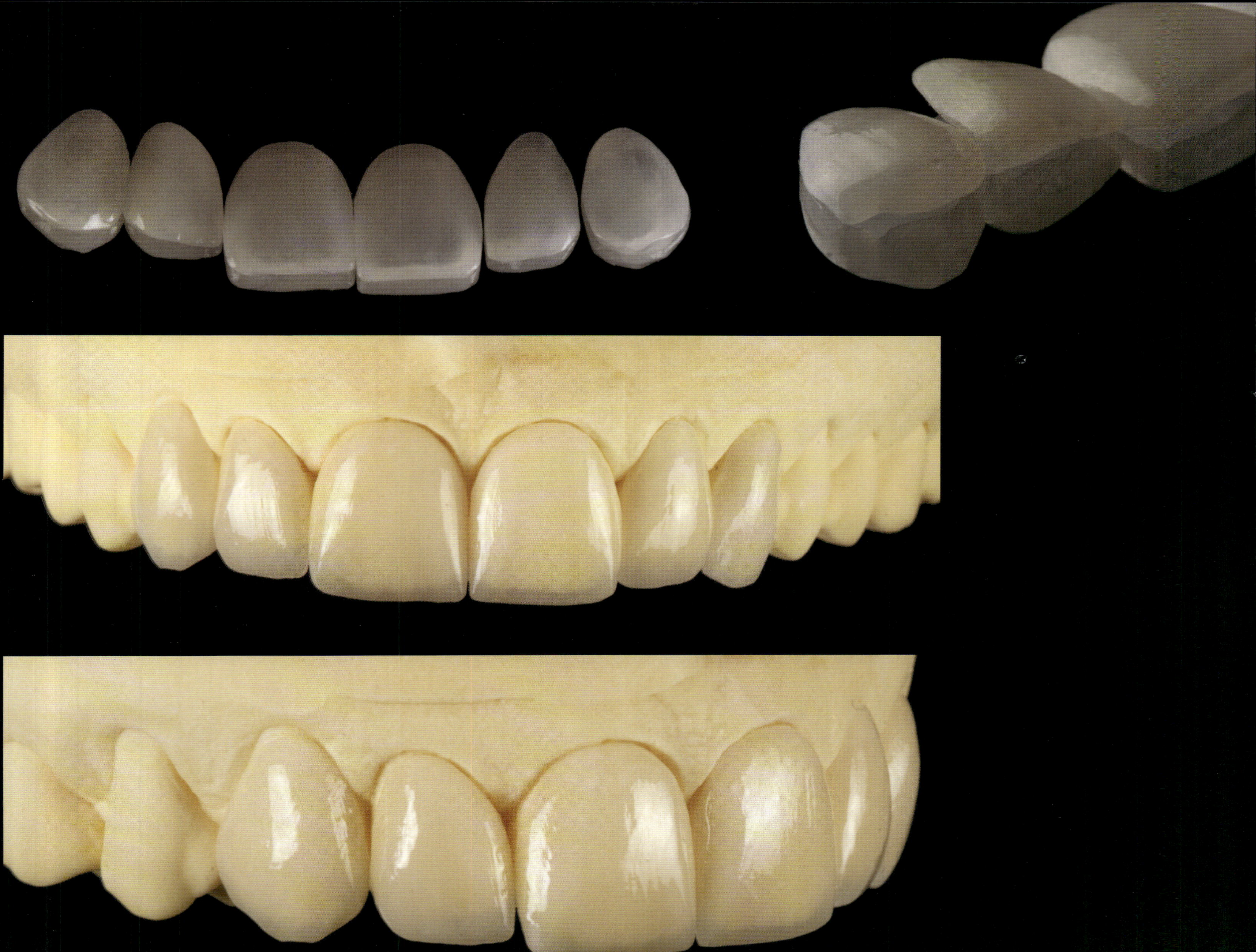

Lentes de contato injetadas e finalizadas.

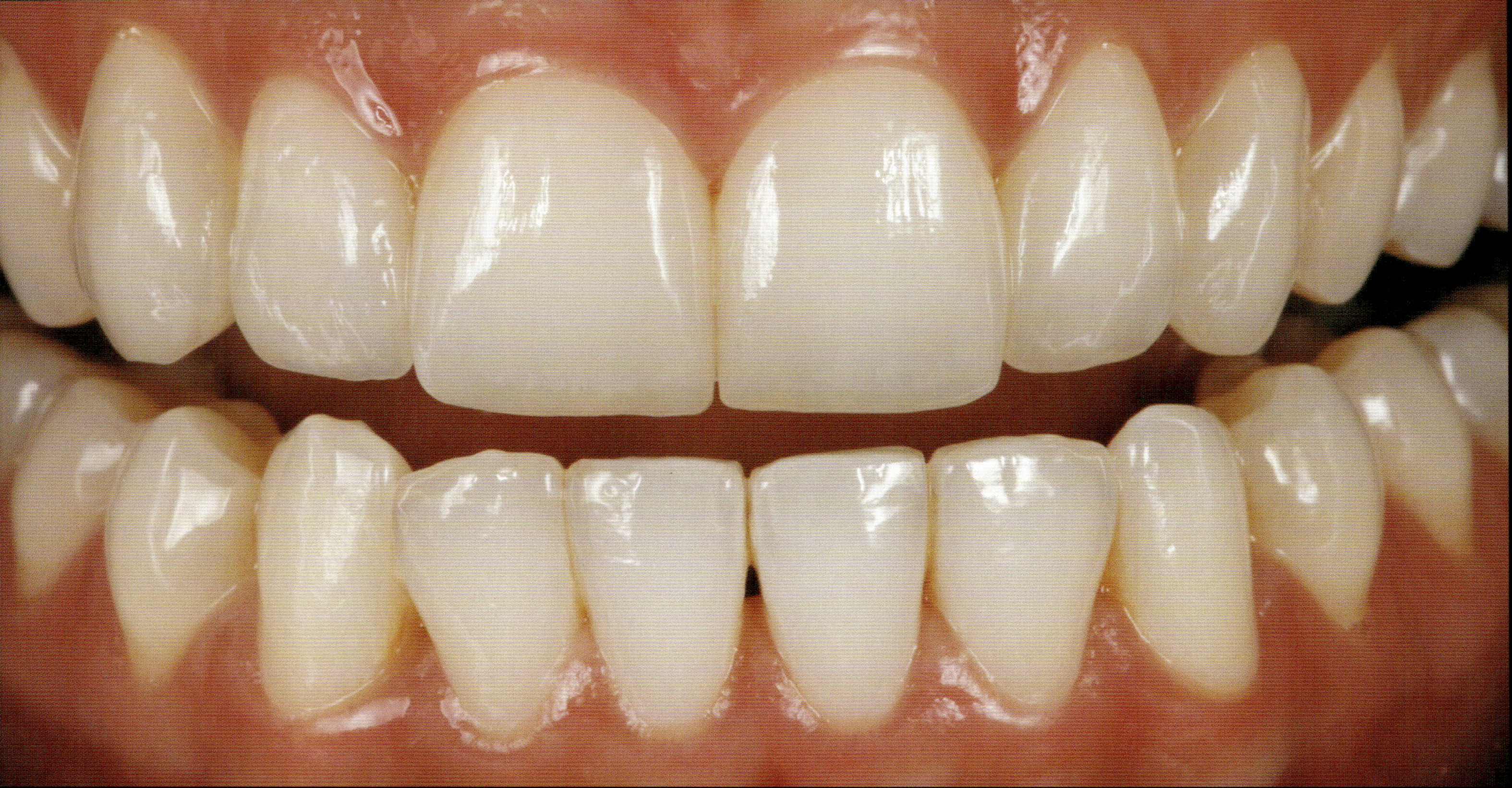

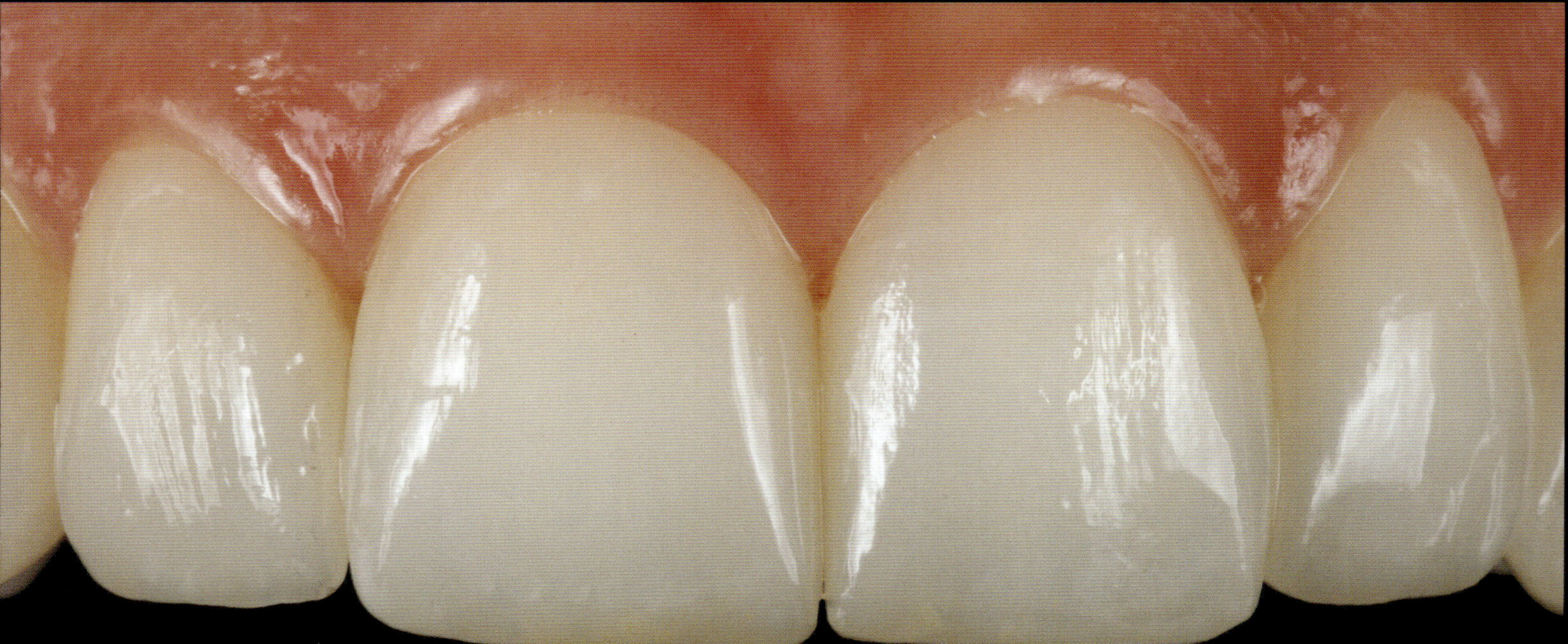

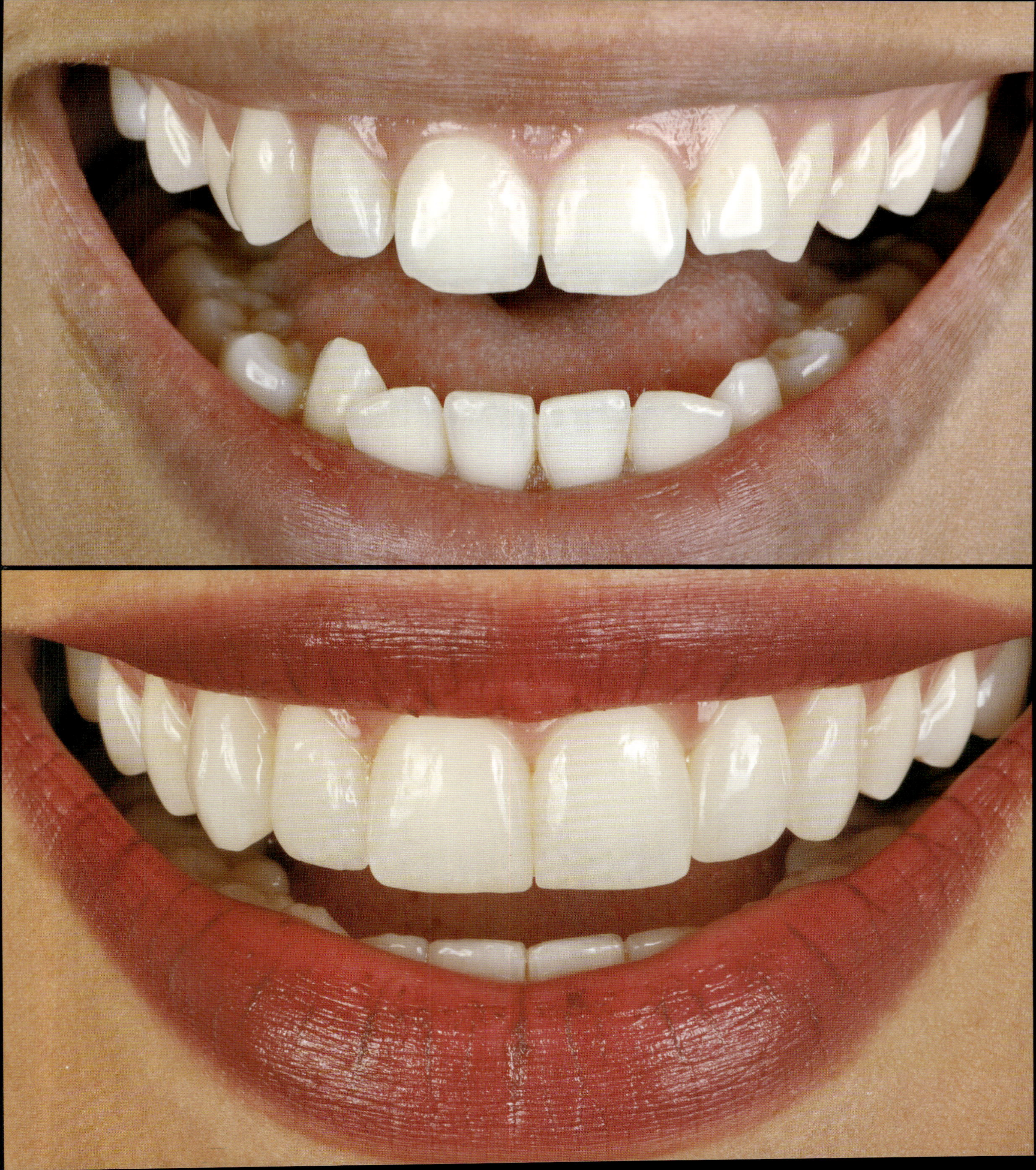

Antes e Depois

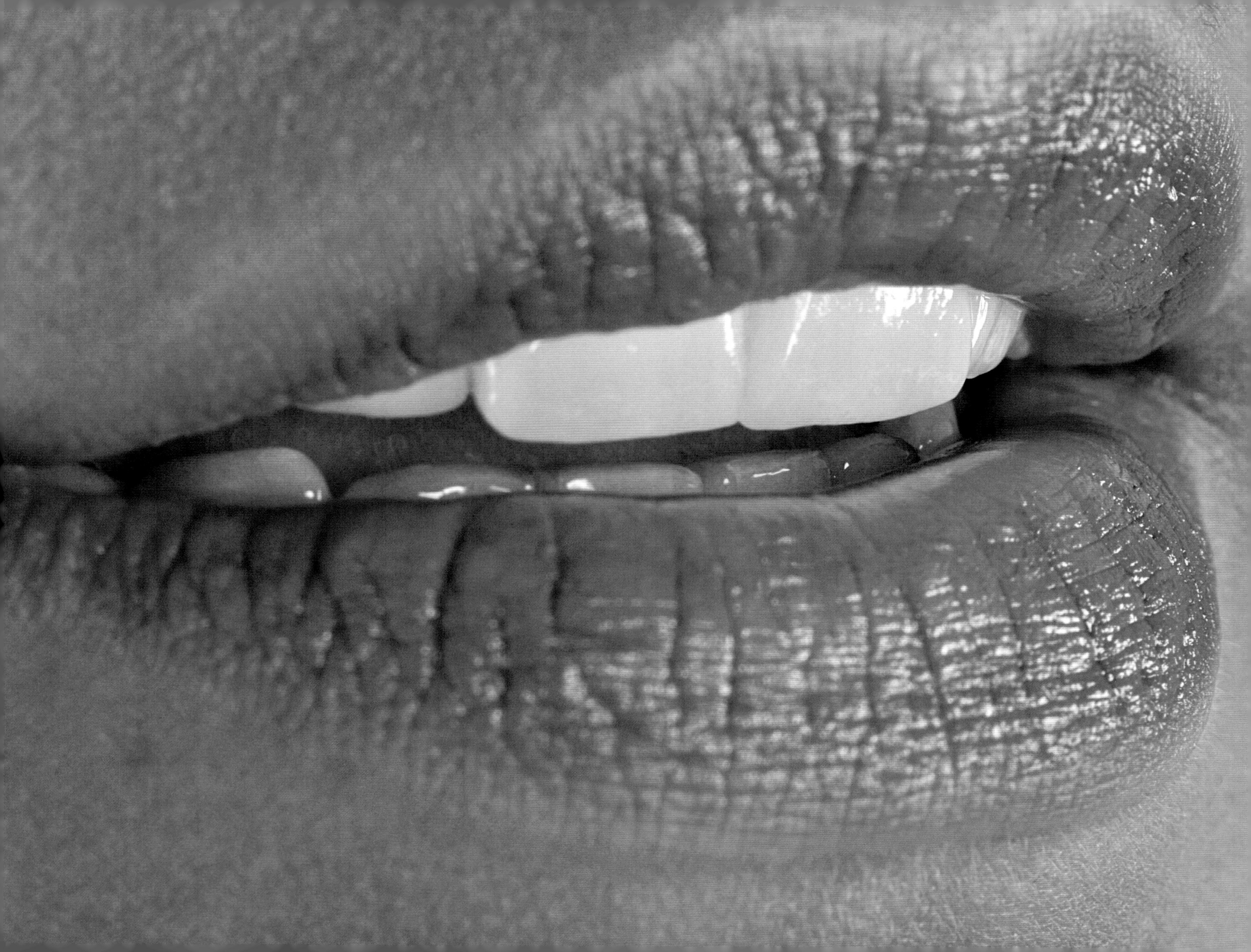

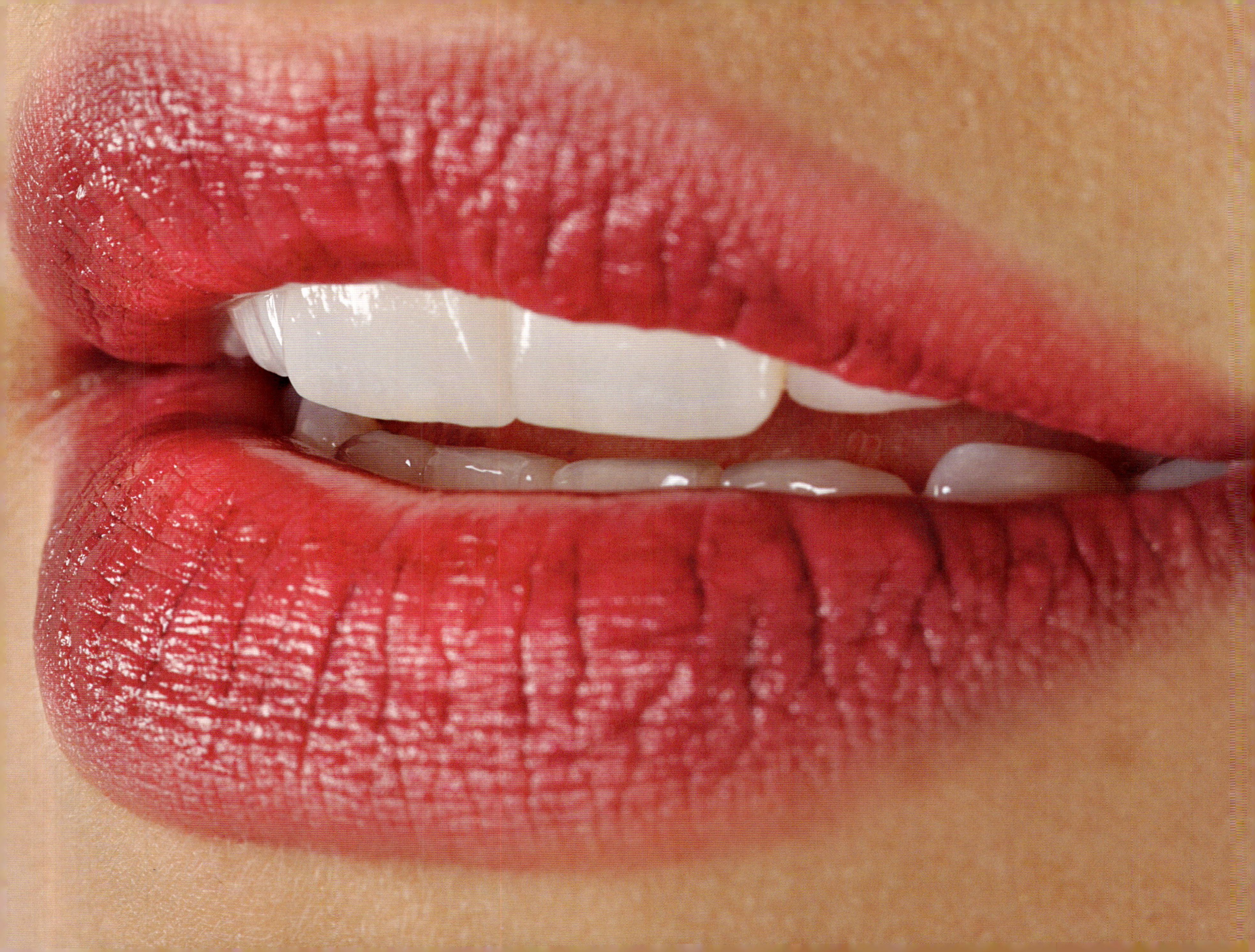

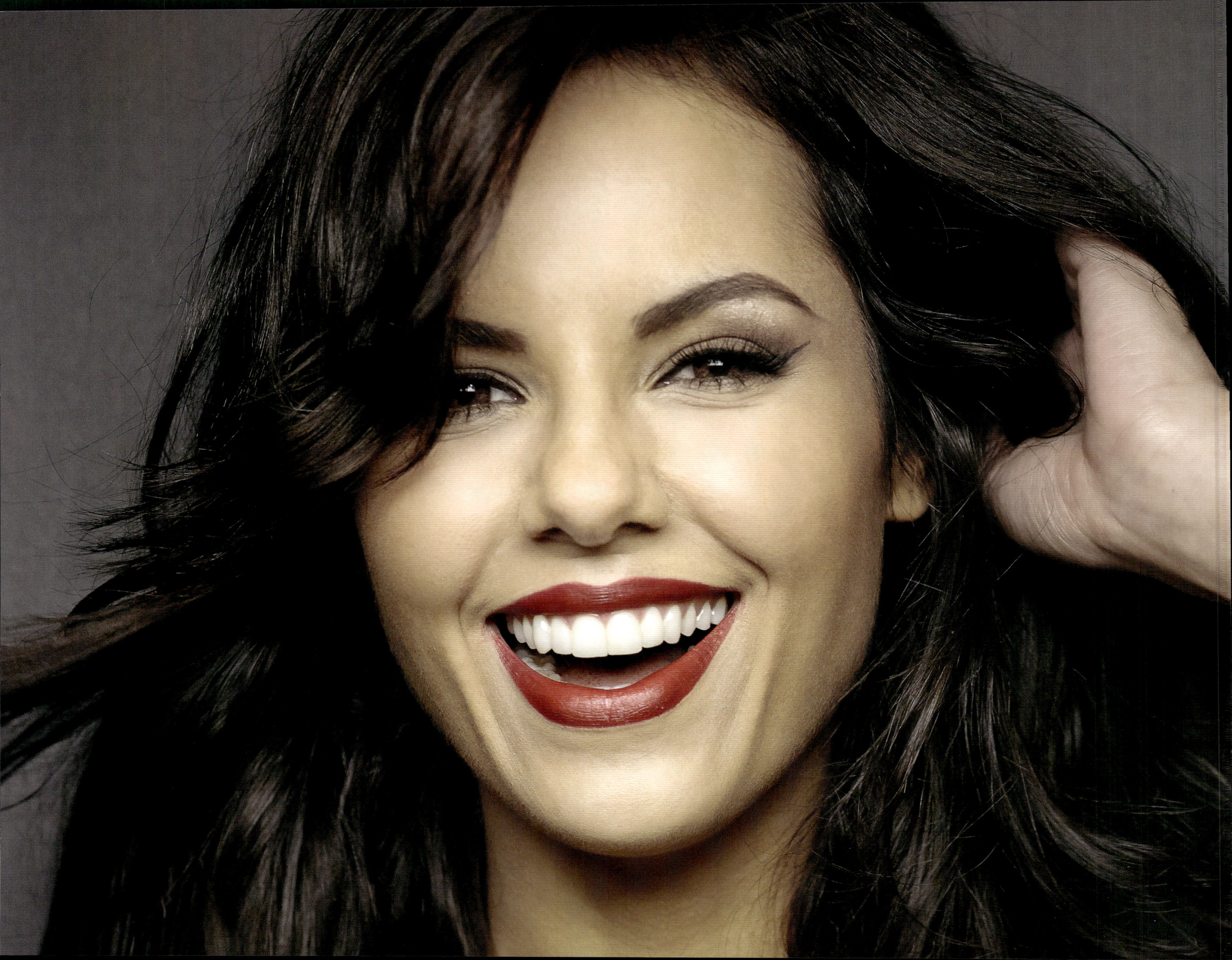

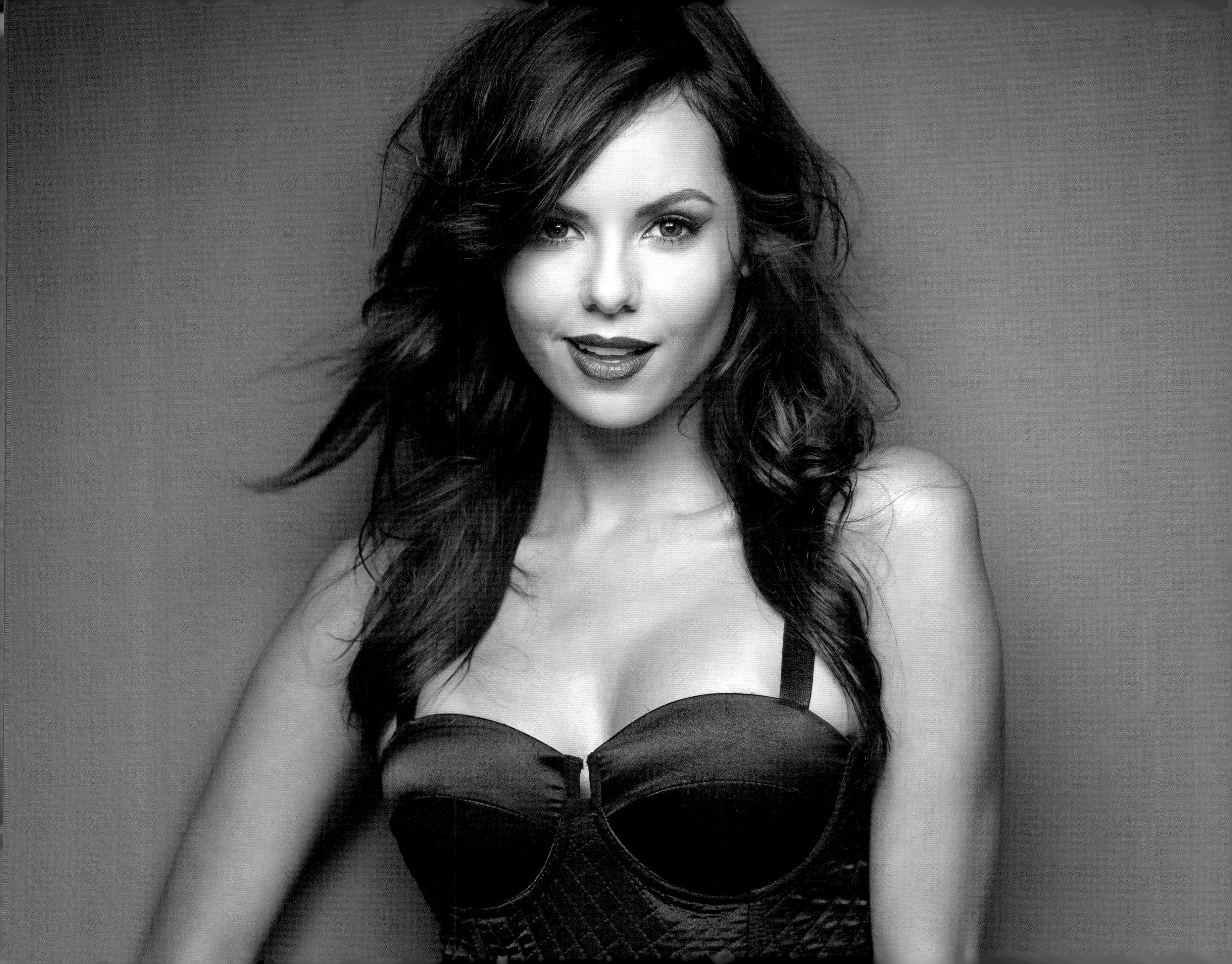

LEITURAS RECOMENDADAS

- Adolfi D, Scopin de Andrade O, Vernazza GJ, Adolfi MC. *Functional and Esthetic Protocol for Oral Rehabilitation.* Quintessence Dent Technol 2013; 36: 139-161
- Martignoni M, Shonenberger AJ. *Precision Fixed Prosthodontics: Clinical and Laboratory Aspects.* Quintessence Pub 1990, Chicago, USA
- Massironi D, Pascetta R, Romeo G. *Precision in Dental Esthetics-Clinical and Laboratory Procedures.* Quintessence Pub 2007, Milan, Italy
- Magne P, Belser U. *Bonded Porcelain Restorations in Anterior Dentition: A Biomimetic Approach.* Chicago: Quintessence 2002
- Scopin de Andrade O, Kina S, Hirata R. *Concepts for an Ultraconservative Approach to Indirect Anterior Restorations.* Quintessence Dental Technol 2011; 34: 103-119
- Scopin de Andrade O, Romanini JC, Hirata R. *Ultimate Ceramic Veneers: A Laboratory-Guided Ultraconservative Preparation Concept for Maximum Enamel Preservation.* Quintessence Dental Technol 2012; 34: 29-43
- Vailati F, Bruguera A, Belser UC. *Minimallly Invasive Treatment of Initial Dental Erosion Using Pressed Lithium Disilicate Glass-Ceramic Restorations: A Case Report.* Quintessence Dental Technol 2012; 35: 65-78
- Duarte S Jr, Phark JH, Blatz M, Sadan A. *Ceramic Systems: An ultrastructural study.* Quintessence Dental Technol 2010; 33: 42-60
- Paul SJ, Schärer P. *The dual bonding technique: a modified method to improve adhesive luting procedures.* Int. J Periodontics Restorative Dent 1997 Dec; 17(6): 536-545.
- Magne P. *Immediate dentin sealing: a fundamental procedure for indirect bonded restorations.* J Esthet Restor Dent 2005: 144-154.
- de Andrade OS, de Goes MF, Montes MA. *Marginal adaptation and microtensile bond strength of composite indirect restorations bonded to dentin treated with adhesive and low-viscosity composite.* Dent Mater 2007 Mar; 23(3) 279-287.
- Scopin de Andrade O, Giannini M, Hirata R, Sakamoto Jr, A. *Selamento imediato da dentina em prótese fixa. Aplicação e considerações clínicas.* R Dental Press Estet, Maringá, PR, Brasil, 2008; 5(1): 55-68.
- Scopin de Andrade O, Borges G, Stefani A, Fujiy F, Battistella P. *A step-by-step ultraconservative esthetic rehabilitation using lithium disilicate ceramic.* Quintessence Dental Technol 2010; 33: 114-131.
- Calamia JR, Calamia CS. *Porcelain laminate veneers: reasons for 25 years of success.* Dent Clin North Am 2007 Apr; 51(2): 399-417.
- Magne P, Magne M, Magne I. *Porcelain Jacket Crowns: Back to the Future Through Bonding.* Quintessence Dent Technol 2010; 33: 89-96.
- Edelhoff D, Sorensen JA. *Tooth structure removal associated with various preparation designs for anterior teeth.* J Prost Dent 2002; 87: 503-509.
- Bacherini L, Brennan M, Bocabella L, Vigiani Paolo. *Esthetic Rehabilitation of a Severely Discolored Dentition with Minimally Invasive Prosthetic Procedures (MIPP).* Quintessence Dent Technol 2013; 59-76.

REFERÊNCIAS BIBLIOGRÁFICAS

1. Chandler NP. *The radiographic assessment of pulp size: validity and clinical implications.* N Z Dent J. 1989 Jan 85(379): 23-6.

2. Scopin de Andrade O, Kina S, Hirata R. *Concepts for an Ultraconservative Approach to Indirect Anterior Restorations* Quintessence Dental Technol 2011; 34: 103-119

3. Scopin de Andrade O, Borges G, Stefani A, Fujiy F, Battistella P. *A step-by-step ultraconservative esthetic rehabilitation using lithium disilicate ceramic.* Quintessence Dental Technol 2010; 33: 114-131

4. Scopin de Andrade O, Romanini JC, Hirata R. *Ultimate Ceramic Veneers: A Laboratory-Guided Ultraconservative Preparation Concept for Maximum Enamel Preservation.* Quintessence Dental Technol 2012; 34: 29-4

5. Borges GA1, Sophr AM, de Goes MF, Sobrinho LC, Chan DC. *Effect of etching and airborne particle abrasion on the microstructure of different dental ceramics.* J Prosthet Dent. 2003 May; 89(5) : 479-88.

6. Magne P, Belser U. *Bonded Porcelain Restorations in Anterior Dentition: A Biomimetic Approach.* Chicago Quintessence 2002.

7. Kyrillos, Marcelo; Moreira, Marcelo; Calicchio, Luis. *A Arquitetura do Sorriso.* Editora Quintessence 2012.

8. Tarnow DP, Magner AW, Fletcher P. *The effect of the distance from the contact point to the crest of bone on the presence or absence of the interproximal dental papilla.* J Periodontol. 1992 Dec; 63(12) : 995-6.